Schmerzlose Operationen.

Örtliche Betäubung mit indifferenten Flüssigkeiten.

Psychophysik

des

natürlichen und künstlichen Schlafes.

Von

Professor Dr. C. L. Schleich.

Fünfte verbesserte und vermehrte Auflage.

Mit 33 Abbildungen im Text.

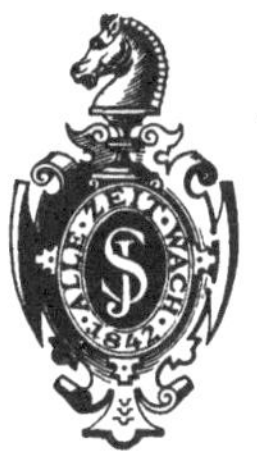

Berlin.
Verlag von Julius Springer.
1906.

ISBN 978-3-642-50470-9 ISBN 978-3-642-50779-3 (eBook)
DOI 10.1007/978-3-642-50779-3

Softcover reprint of the hardcover 1st edition 1906

Vorwort zur ersten Auflage.

Wer es unternimmt, an lange überkommenen Gepflogenheiten der Praxis oder an bisher unwidersprochenen Grundanschauungen der Theorie zu rütteln, kommt leicht in die Gefahr, für einen unliebsamen Friedenstörer gehalten zu werden. Er entgeht bei irgendwelchen taktischen oder formellen Fehlern seinerseits diesem Geschick selbst dann nicht, wenn die wesentliche Berechtigung zu seinem Angriff nicht nur durch eine folgerichtige Kritik, sondern sogar durch den positiven Vorschlag einer neuen, besseren Methode nachgewiesen werden kann.

Das, was man lange gewohnt war, zu tun, gewinnt leicht den Anschein einer Berechtigung: Tradition wird Gesetz. Die stillschweigende Sanktion des Gewohnten verleitet häufig dazu, die erprobten Vorzüge eines Verfahrens dessen ebenfalls klar zutage liegenden Schädlichkeiten gegenüber unberechtigt weit in den Vordergrund zu rücken und die üble Kehrseite der gangbaren Münze möglichst selten und an nicht allzu hellem Tage zur Schau zu stellen.

Das trifft nirgend so zu als bei der Frage der allgemeinen Narkose. Es wäre an sich eine Torheit, wollte jemand den Segen verkennen, welchen die Inhalationsanästhesie im allgemeinen gestiftet hat. Aber das darf nicht abhalten, auch ihre Schattenseiten und ihre Gefahren auf das grellste zu beleuchten in demselben Augenblick, in welchem man für die überwiegende Mehrzahl aller chirurgischen Eingriffe ein ungefährlicheres Verfahren der Anästhesie einzuführen in der Lage ist.

Nachdem ich die Ehre gehabt habe, mein anfangs so heftig abgelehntes Verfahren der Infiltrationsanästhesie dem Deutschen Chirurgenkongreß 1894 praktisch zu demonstrieren, und ich mir die Anerkennung der Bedeutung meiner guten Sache aus dem Munde eines der ersten unserer Fachchirurgen, E. von Bergmanns, erkämpft habe, ist der mir anfangs gewordene Widerstand im Schwinden begriffen. Immer mehr Kollegen überzeugen sich von der Leistungsfähigkeit dieses meines Verfahrens zur lokalen Analgesie. Die Ablehnung durch meine Fachkollegen hat mich nicht abgeschreckt, zumal da mir jede Form von Skepsis als ein beinahe physiologisches Filter für die kristallhelle Reinheit und absolute Unzersetzlichkeit eines wissenschaftlichen Fortschritts geradezu im Dienste der Wahrheit zu funktionieren scheint. Schließlich erweist sich das brauchbare Neue beständiger als der Staub, den es aufgewirbelt hat.

In folgendem ist der Versuch gemacht, eine Analyse der allgemeinen Narkose auf psycho-physikalischer Basis, eine Psychophysik des Schlafes überhaupt zu geben, ferner die prinzipielle Unmöglichkeit der Ungefährlichkeit irgend eines Inhalationsanästheticums zu erweisen unternommen worden. Mitteilungen von Experimenten an Tieren und diesbezügliche Erfahrungen an Menschen sollen die bisher ganz außer acht gelassenen Beziehungen zwischen Siedepunkt des Narcoticums zur Körpertemperatur des Narkotisierten klarlegen. Durch Einstellung der Siedepunkte verschiedener Äthergemische auf die Körpertemperatur des Individuums, welches narkotisiert werden soll, ist durch meine hier zuerst publizierten Versuche und Prüfungen an Mensch und Tier die begründete Hoffnung gegeben, daß es durch zielbewußtes Individualisieren bei der allgemeinen Narkose gelingen wird, auch die Gefahren der Inhalationsanästhesie erheblich zu beschränken. Der Streit, ob Äther oder Chloroform, bedarf doch für die Allgemeinheit der Ärzte dringend einer prinzipiellen Klärung.

Endlich ist dieser Arbeit die gesamte Technik aller Operationen, welche ich innerhalb der letzten drei Jahre mit meiner Infiltrationsanästhesie auszuführen Gelegenheit hatte, — die Zahl derselben erreicht bald das dritte Tausend — eingefügt. Ich hielt es für meine Pflicht, die Methodik, wie sie sich bis jetzt herausgebildet hat, bis ins kleinste Detail zu beschreiben. Natürlich spielt auch hier die Übung und das praktische Erlernen eine entscheidende Rolle. Eine schriftliche Darstellung kann immer nur ein Hilfsmittel sein, den hartnäckigen Zweifler zu überzeugen, ganz und voll wird dies nur der Augenschein zu leisten imstande sein, welcher sich schon bei so vielen Herren Kollegen als das kräftigste Argument erwiesen hat.

Den Herren Dr. Nathanson und Wittkowski sage ich meinen besten Dank für die Anfertigung der Zeichnungen zur Infiltrationsanästhesie und zur Histologie der Hirnrinde.

Berlin, Juli 1894.

Schleich.

Vorwort zur zweiten Auflage.

Trotz der allgemeinen Ablehnung, welche der Chirurgenkongreß 1892 meinen Reformbestrebungen zur Frage der Anästhesie bei Operationen hat zuteil werden lassen, hat sich doch meine Infiltrationsanästhesie zunächst in weiten Kreisen der praktischen Ärzte, dann aber auch unter den Fachchirurgen selbst langsam die ihr auf die Dauer nicht zu versagende Beachtung errungen. Zahlreiche Veröffentlichungen durch Mehler, Steinthal, Bloch, Gottstein aus Mikulicz' und Hofmeister aus v. Bruns' Kliniken, von Würdemann, Parvin, Ferrier, Bloch, Tennies in Amerika und eine große Zahl anerkennender, oft begeisterter Dankschreiben von Kollegen haben meine Erfahrungen durchaus bestätigt. Die von so vielen mir zugetraute Übertreibung der Leistungsfähigkeit der Methode ist nach diesen exakten Prüfungen nicht vorhanden, und die offene Ableugnung der Richtigkeit meiner neuen Beobachtungen von jenen, welche niemals auch nur den leisen Versuch damit angestellt haben, ist ganz allmählich verstummt.

Hat doch auch in jüngster Zeit mein Verfahren der Siedepunktseinstellung der Narcotica auf die Körpertemperatur zwecks Anästhesie in den Fällen, welche für die Infiltrationsmethode ungeeignet bleiben, endlich die ersehnte Bestätigung durch Ruge (Charité-Annalen 1896) und durch Noack (Gießen) erfahren. Damit steht für mich zu hoffen, daß mein System der Anästhesie dereinst volle Anerkennung zum Segen der Leidenden und zur Freude der Ärzte sich wird erringen können.

Berlin, April 1897.

Schleich.

Vorwort zur dritten Auflage.

Die dritte Auflage ist wider Erwarten schnell nötig geworden, augenscheinlich infolge der neuen Publikationen der Kollegen Briegleb, Ruge, Noack, Krecke, Custer und Reinhold. Namentlich meinem Freunde Briegleb danke ich an dieser Stelle noch einmal für die Wärme und die Begeisterung, mit welcher er sich meiner gerechten Sache angenommen hat. Aber auch den Autoren, welche, wie Kollege Krecke, in einigen Punkten von den meinigen abweichende Erfahrungen gemacht haben — sie beziehen sich meist auf technische Dinge —, spreche ich meinen nicht weniger aufrichtigen Dank aus. Ich werde fortfahren, jeden Einwurf auf seine Berechtigung zu prüfen, und bin zu jeder Modifikation meines Verfahrens erbötig, falls sie dem Leidenden nützt.

Berlin, November 1897.

Schleich.

Vorwort zur vierten Auflage.

Meine Herren Kritiker sind fast durchgehend der Meinung, daß die rasch sich folgenden Auflagen dieses Buches der beste Beweis seien für den Sieg, den meine Sache gegen den anfangs einmütigen Widerstand meiner chirurgischen Kollegen erfochten hat. Ohne Zweifel haben hieran den allergewichtigsten Anteil gerade diejenigen Chirurgen, welche wie Mikulicz, v. Bruns, v. Hacker, Bier, Hofmeister und Gottstein sich durch das voreilige Votum des Chirurgenkongresses von 1892 nicht abhalten ließen, das neue Verfahren zu prüfen. Wirklich populär aber ist die Methode der Infiltrationsanästhesie vornehmlich durch das Eintreten einer großen Zahl von praktischen Ärzten für dieselbe geworden. Mit Freuden statte ich an dieser Stelle gerade diesen Kollegen meinen wärmsten Dank ab. Denn es ist nun einmal meine unerschütterliche Ansicht, daß die eigentliche Richterinstanz für die Brauchbarkeit irgend einer medizinischen Methode der praktische Arzt und namentlich der im Landbezirke tätige Arzt ist und bleiben wird. Denn den Bedürfnissen der Zugänglichkeit für den breitesten Kreis ärztlicher Hilfeleistung muß ein Verfahren entsprechen, nicht den Monopolisierungs- und Spezialisierungsgelüsten Weniger, wenn es sich einen dauernden Platz in der Reihe unentbehrlicher Mittel zum Wohle der Leidenden erwerben kann. Es erfüllt mich mit Genugtuung, daß meine Voraussage, daß die Infiltrationsanästhesie auf den Schultern der allgemeinen Ärzteschaft auch zu den Emporen der Wissenschaft ihren Weg finden werde, verhältnismäßig so schnell sich erfüllt hat.

Auch für meine Reform in dem Gebiet der Inhalationsnarkose haben sich begeisterte und streitbare Stimmen erhoben. Wie Würdemann in Amerika als Erster für die Infiltration eintrat, so sind auch Prof. William Meyer und Dr. Maduro in New York für die Siedepunktseinstellung der Narcotica warme Fürsprecher geworden; auch Prof. Carl Beck aus New York hat mir sein lebhaftes Interesse für diese neue Form der allgemeinen Narkose bekundet. Den deutschen Autoren Ruge und Noack hat sich Dr. Johannes Müller in Nachprüfung und Anerkennung meiner Inhalationsmethode angeschlossen. Ich darf außerdem hoffen, daß die technische Vereinfachung der Herstellung der Gemische, welche im Text ausführlich angegeben ist, auch dieser Methode die verdiente Verbreitung schaffen wird. Man sollte meinen, daß eine Narkosenform, welche in mehreren tausend Fällen keinen einzigen Übelstand, sondern nur Vorzüge vor den gewohnten Narkotisierungsformen aufwies, wohl Anspruch auf breiteste Beachtung hätte. Aber auch hier tröstet mich die nun schon mehrfach mir sich aufdrängende Überzeugung, daß der mangelnde Beifall der Schule und ihrer Vertreter kein Argument gegen wissenschaftliche Tatsachen bildet. Bedauerlich bleibt, daß meine laute und lebhafte Forderung nach einem systematischen Unterricht in den Methoden der chirurgischen Schmerzstillung noch immer nicht den Weg zu den Behörden gefunden hat. Aber, ich denke, auch hier muß dem brauchbaren Neuen doch endlich freie Bahn gewährt werden.

Berlin, Oktober 1898.

Schleich.

Vorwort zur fünften Auflage.

Der große Aufschwung, welchen die lokale Anästhesie in dem letzten Dezennium genommen hat, und an dem man mir gerechterweise einen erheblicheren Anteil nunmehr nicht mehr abzusprechen Neigung haben dürfte, hat an den Grundgesetzen der Infiltrationsanästhesie nicht nachhaltig zu rütteln vermocht. Wohl aber hat im Laufe der Zeit die Technik der Infiltration Modifikationen und Erweiterungen unter unseren Händen erfahren, welche es mir willkommen erscheinen lassen, daß diese neue Auflage gerade jetzt nötig wurde.

Vor allem mußte eine einheitliche, auf der Hemmungslehre aufgebaute Theorie des Schmerzes berücksichtigt werden. Auch für die Schmerzstillung am Krankenbett und die Inhalationsnarkose habe ich einige neue und interessante Gesichtspunkte gewonnen, welche ich gleichfalls gerne dem alten Stamme der „Schmerzlosen Operationen" eingereiht habe.

Berlin, September 1906.

Schleich.

Inhaltsverzeichnis.

Die allgemeine Narkose oder die Inhalationsanästhesie.

I. Stand der Inhalationsanästhesie.

II. Psychophysik des Schlafes und der schlafähnlichen Zustände.

Die örtliche Narkose und die Anästhesie durch Infiltration.

Die allgemeine Narkose
oder die Inhalationsanästhesie.

I. Stand der Inhalationsanästhesie.

1. Allgemeine Betrachtungen über die Gefahren der Narkose.

Es sind jetzt fast 65 Jahre verflossen, während welcher die allgemeine Narkose sich ein scheinbar unerschütterliches Bürgerrecht unter den mächtigsten Hilfsmitteln der ärztlichen Kunst erworben hat. Keine Vornahme unseres Berufes erschien dauernder und fester begründet. Ohne allen Zweifel hat die Narkose an dem staunenswerten und oft bewunderten Aufschwung der Chirurgie während der letzten Dezennien neben der Antisepsis und Asepsis den allererheblichsten Anteil gehabt. Zahllose operative Eingriffe wären ohne sie unmöglich gewesen, und viele von ihnen haben nach verschiedenen Richtungen das Gebiet chirurgischer Leistungsfähigkeit erweitert und sicherer umgrenzt. Wenn auch die allgemeine Narkose in den letzten 10 Jahren erheblich verbessert und ihre Anwendungsbreite nicht unbedeutend eingeschränkt ist, Resultate, zu deren Gewinnung auch die Arbeiten des Verfassers einiges beigetragen haben, so erscheint es trotzdem auch heute noch wünschens- und erstrebenswert aus sehr mannigfachen Gründen, die Anwendung der allgemeinen Narkose möglichst zu beschränken. Vor allem deshalb, weil die Narkose an sich ihre unbestreitbaren Gefahren hat; ganz zu schweigen von dem Heer von Übelständen und Unannehmlichkeiten, welche ihr anzuhaften oder zu folgen pflegen. Sie muß daher naturgemäß in dem Augenblicke an Terrain verlieren, wo ihr ein Hilfsmittel gegenübergestellt werden kann, welches ohne jede Gefährdung des leiblichen Wohles der uns anvertrauten Kranken das nämliche Postulat der Humanität erreicht — das heißt: die nötige Operation ohne Schmerz zu vollziehen. In dem Augenblicke also, wo ein solches Verfahren im Bereich des Könnens und der Ausführungsmöglichkeit des einzelnen liegt, wird die Chloroformnarkose oder ein anderes Mittel, welches irgend welche Gefahr für Leben und Gesundheit des zu Operierenden mit sich bringt, überall da zu unterlassen sein, wo dieses neue Verfahren denselben humanen Indikationen Genüge tut.

Es ist leider nicht zu leugnen, daß gerade unter den Chirurgen von Fach die leicht erklärliche Neigung besteht, den Grad dieser dem Verfahren der allgemeinen Betäubung anhaftenden Fährnisse nicht allzu hoch anzuschlagen und im Vergleich mit seinen Vorteilen die Übelstände als einmal unvermeidliche Anhängsel anzusehen. Alle diejenigen z. B., welche den prozentualen Anteil an Todesgefahr immer nur im unsicheren und darum milden Lichte der Statistik erblicken, argumentieren aber mit einem Trugschluß. Denn die Tatsache, daß nur „Einer" von zweitausend chloroformierten oder von zehntausend ätherisierten Menschen stirbt, enthält logisch nicht den geringsten Beruhigungsgrund für denjenigen, welcher im Augenblicke narkotisiert werden soll. Wie groß ist denn nach obigem Quotient $^1/_{2000}$ oder $^1/_{10000}$ die Gefahr für den einzelnen? Die gewöhnliche Ausflucht: „die Gefahr ist nicht so groß", windet sich nur unberechtigter Weise um die Schwierigkeit herum. Für den einzelnen ist die Gefahr doch nicht $^1/_{2000}$ oder $^1/_{10000}$! Wovon? Wer ist von allen, die narkotisiert werden, dieser Unglückliche? Da eins von hunderttausend Lotterielosen den Hauptgewinn beanspruchen darf, hofft nicht jeder, der ein Los kauft, auf die Möglichkeit, der eine Glückliche zu sein? Warum fürchtet der Laie nicht die sehr viel größere dunkle Chance des Narkosentodes? Dieser logisch unbegreifliche Optimismus mag dem Publikum unausrottbar eingeimpft sein, die wissenschaftliche Medizin dürfte mit so vagen Beruhigungsmitteln nicht arbeiten. In der Tat haben ja Forschungen der letzten Jahre seit meinem Angriff gegen die Alleinherrschaft und den Mißbrauch der Narkose nur die Gefahren der Narkose in noch helleres Licht gesetzt. Die anfänglich z. B. von Küster behauptete absolute Unschädlichkeit des Äthers (es sollte unter 27000 Ätherisierten nur ein Todesfall sich ereignen) hat sich leider als unzuverlässig erwiesen, indem durch Poppert und Mikulicz nachgewiesen wurde, daß, wenn man nur die Gefahren fürs Leben überhaupt ins Auge faßt und nicht nur die Todesfälle auf dem Operationstisch zählt, der Äther durchaus ebensoviele Opfer fordert wie das Chloroform. Mit der Tatsache von einem Todesfall auf eine bestimmte Zahl von Narkosen mit Äther, Chloroform und irgend einem anderen differenten Mittel besteht ohne jede Frage für jeden, der narkotisiert werden soll, die Möglichkeit, dieser eine zu sein. Darum besteht aber auch für jeden bei der Narkose eine nicht genauer berechenbare direkte Lebensgefahr. Dazu kommen viele andere indirekte Gefahren der Narkose, welche immer deutlicher und gewisser sich herausstellen, je ernster man beginnt, dieser Frage auf den Leib zu rücken. Da sollte also bei alleroberflächlichster Betrachtung des schon jetzt vorliegenden Materials niemandem das Recht abgesprochen werden, diese im Einzelfalle völlig inkommensurablen Gefahren an und für sich schon zur Basis eines Bestrebens zur Auffindung besserer Hilfsmittel zu machen. In der Tat sind der Anzeichen genug und mit Leichtigkeit aufzufinden, daß die gesamte Ärztewelt einschließlich der Fachchirurgen sich gelegentlich der ungeheuren Gefahr der allgemeinen Narkose sehr wohl bewußt wird.

Ich kann vor meinen ärztlichen Lesern darauf verzichten, die Situation zu schildern, welche sich einzustellen pflegt, sobald die ängstliche Meldung des Narkotisierenden erfolgt: „der Atem ist fort, Puls schlägt nicht mehr“. Diese unheimliche Stille vor der jeden Augenblick drohenden Katastrophe, dies Aufatmen aller, wenn es dank der staunenerregenden Hilfskräfte des Organismus und einem unermüdlichen Rettungseifer der Ärzte noch einmal gut abging, spricht beredt genug für den Nachdenkenden dafür, daß bisweilen unter der mit Scheingründen erworbenen Sorglosigkeit des Operateurs ein Vollbewußtsein der ungeheuren Verantwortlichkeit schlummert. Gewohnheit und Übung vermögen die stete Sorge auch dessen der die Gefahr mit Worten gering achtet, zwar zu beruhigen, nicht aber völlig zu ersticken. Wie aber, wenn der Patient leblos daliegt, getötet durch etwas, was doch nur ein Hilfsmittel, ein Werk der Milde und Humanität sein sollte? Dann möchte ich einen Chirurgen sehen, der, angesichts der erschütternden Tragik eines solchen Ereignisses, in der nackten Statistik von eins auf zweitausend auch nur einen Schimmer von Beruhigung und Trost findet*). Zumal dann, wenn er sich sagen muß, daß bei einem anderen Verfahren und bei nicht hartnäckigem Widerstand gegen die wirklichen Fortschritte der medizinischen Kunst der Tod eines Menschen hätte vermieden werden können. Daß aber gerade diejenigen Fälle, welche zu den sogenannten „kleinen Operationen" Veranlassung geben, zum Narkosetod führen, erweist schon eine oberflächliche Betrachtung des Materiales. Es läßt sich aber aus 100 von mir gesammelten Narkose-Todesfällen der Beweis führen, daß es 90 Prozent sind an solchen Fällen, welche mit Leichtigkeit unter der Infiltrationsanästhesie hätten gefahrlos anästhesiert werden können. Nicht heftig genug kann protestiert werden gegen die gerade von ärztlichen Beratern unserer Tageszeitungen zur Beruhigung des hier und da durch nackte Zeitungsnachrichten von Narkosetoden geängstigten Publikums beliebten Verdunkelungen des Tatbestandes, wodurch der Anschein erweckt werden soll, als seien nur herzkranke Individuen wirklich von der Narkose bedroht. Ich will zur Ehre dieser populären Autoren annehmen, daß sie wirklich glauben, was sie als wissenschaftliche Wahrheit verkünden, aber es muß ihnen endlich einmal gesagt werden, daß diese ihre Ansicht eine fahrlässige Ignoranz bedeutet. Ein einziger Blick in die jedem zugänglichen Narkosestatistiken muß sie belehren, daß keinerlei Zusammenhang zwischen konstatiertem Herz-, Nieren- oder Lungenleiden besteht, daß ein kerngesunder Mensch ebenso bedroht ist, wie ein konstitutionell oder funktionell belasteter. Das ergibt die Einsicht in die Geschichte der Narkosetode ebenso unzweideutig wie die Tatsache, daß in der überwiegenden Zahl es sogenannte unbedeutende Operationen waren, denen sonst gesunde Menschen erlagen.

Das wird ja meist zugegeben — auch den Erfahrensten überrascht meist der Tod des zu Betäubenden, er kommt oft gerade dann, wenn er am wenigsten erwartet werden konnte, im Beginn der Narkose, bei blühenden, robusten Naturen — was heißt das anderes, als: die Gefahr ist nun einmal inkommensurabel, ihr Herannahen oder ihr Bestehen häufig unerkennbar, sie ist immer gegenwärtig, wo Inhalationsnarkose eingeleitet werden soll?

---

*) Das Motiv ist dichterisch sehr ernst verwertet bei Tschechow, Onkel Wanja, übersetzt von Scholz.

Aus dieser allen mehr oder weniger deutlichen Besorgnis gegen die Anwendung des Chloroforms und der anderen Inhalationsanästhetica entspringt nun meiner Ansicht nach ein ziemlich allgemeines Bestreben, die Narkose zu ersetzen oder zu verbessern. Die Frage ist eben eine durchaus offene und wird sicherlich noch zu manch lebhafter Diskussion auch auf dem deutschen Chirurgenkongreß Veranlassung geben, selbst wenn der Kongreß 1894 eine solche unbegreiflicherweise glaubte ablehnen zu müssen, und der von 1896 an sogar auf seine Narkosestatistik ganz verzichtet hat. Wäre solche Gefahr nicht vorhanden, woher denn sonst das immer wieder auftauchende Verlangen nach neuen Inhalationsanästheticis oder nach einer Statistik der bei der Narkose zu beobachtenden Unglücksfälle? Aus welchem Grunde denn sonst hat noch vor etwa 15 Jahren die Berliner Hufelandsche Gesellschaft die von Bornträger in so trefflicher Weise, freilich ohne Berücksichtigung der Frage der lokalen Anästhesie, beantwortete Preisfrage über die Grenzen der strafrechtlichen Verantwortlichkeit der Ärzte bei der Anwendung der Narkose ausgeschrieben? Ja in der Sitzung der freien Vereinigung der Berliner Chirurgen vom 11. Januar 1892 hat in der Diskussion über Chloroformnarkose Herr v. Bardeleben das bedeutsame und wirklich beherzigenswerte Wort gesprochen:

„Ich glaube, wir werden den Chloroformtod nicht aus der Welt schaffen, solange wir Chloroform anwenden!“

Nun, das sind doch Anzeichen von genügendem Gewicht, deren Zahl ja leicht vermehrt werden könnte, welche die Annahme stützen, daß die gesamte ärztliche Welt (namentlich die der praktischen Ärzte) von einer mehr oder weniger latenten Sorge und Zaghaftigkeit bei der Anwendung der allgemeinen Narkose nicht loskommen kann. Für den unbefangenen Beobachter scheint auch nichts begreiflicher. Gerade für den praktischen Arzt liegt die Sache schwieriger als für den Chef eines Krankenhauses oder einer Universitätsklinik; denn es gibt in Fällen, wo der Medicus practicus der Narkose des Patienten bedarf, eben nur eine Persönlichkeit, die für beides zu gleicher Zeit die volle Verantwortlichkeit übernimmt, sowohl für die Operation wie für die Narkose. Der Patient sucht einen Arzt auf, verlangt von ihm persönlich Hilfe und Schutz auch gegen die ihm während der Behandlung drohenden Gefahren. Anders steht es, wenn der Patient sich einem Krankenhausdirektor zuwendet oder sich in eine Klinik begibt. Hier führt wohl der Chef der Anstalt die Operation persönlich aus, aber die Verantwortlichkeit für die Narkose trägt derselbe gar nicht persönlich, das glaubt er gar nicht zu können, denn die Gewohnheit hat es längst sanktioniert, daß die Verantwortung für Operation und Narkose nicht in einer Hand liegt. Das ist gewiß nicht ganz im Sinne des Patienten, welcher der stillschweigenden Meinung sein dürfte, daß die von ihm gesuchte Autorität ihn mit ihrer Erfahrung und ihrem Namen gleichmäßig vor allen Gefahren während der Operation persönlich schützte. Wie, wenn alle Patienten wüßten, daß die Narkose oft unendlich viel gefährlicher ist, als selbst die größte Operation!

Und dieser gefährlichste Akt des Heilverfahrens liegt meist in der Hand — nun sagen wir der jüngsten Assistenten!

Welche Reihe von Mißständen ergibt sich daraus für das gewöhnliche Getriebe einer großen Anstalt, auf deren Beseitigung mit aller Energie gedrungen werden müßte, selbst wenn gar kein prinzipieller Ersatz für eine große Anzahl von Narkosen empfohlen werden könnte! Die hinter der Szene oft von Wärterinnen, von frommen Schwestern, hoffentlich meist von jüngeren Medizinern, Famulis und Unterassistenten Chloroformierten werden hintereinander dem Operateur hereingetragen. Dieser, der verantwortliche Chef, hat von der Einleitung der Narkose, häufig ihrem gefährlichsten Akte, überhaupt nichts gesehen. Das Schicksal des Patienten kann schon entschieden sein, ehe er ihn überhaupt zu Gesicht bekommen hat. Während der Narkose aber hält sich der Operateur, ohne daß er die individuelle Giftempfänglichkeit des Falles auch nur im entferntesten zu beurteilen imstande ist, jeden Augenblick für berechtigt, in die Narkose hineinzureden, oft in heftiger, durch gestörte Narkose gereizter Weise. Wie oft mag schon durch ein solch heftiges: „Geben Sie doch mehr Chloroform!" das Unglück beschleunigt sein! Denn wie selten vermag ein Famulus, ein junger Assistent dem Herrn Chef gegenüber seine augenblicklich bessere Einsicht in die Sachlage gebührend zu vertreten, wie selten besitzt er dazu die nötige moralische und wissenschaftliche Reife! Und nun erst der chloroformierende Laie! Ist die Operation dann vorüber (die Narkose aber noch nicht), so wird schon der „nächste Fall" hereingetragen, während um die nicht minder gefährlichen Nachwirkungen der Narkose der Chef, der eigentlich Verantwortliche, vermöge des allgemein üblichen, bei der Indolenz der meisten Chirurgen in Narkosefragen schwer auszurottenden Entlastungssystemes sich erst dann zu bekümmern pflegt, wenn schon etwas Erhebliches sich zugetragen hat, d. h. vielfach, wenn es zu spät ist.

Überhaupt ist sicherlich bei fast allen, welche heutzutage mit Überlegenheit die Gefahren des Chloroforms als übertriebene hinzustellen sich bemühen, und welche gewöhnlich als die eigentlichen Autoritäten in der Chloroformfrage sich ansehen, die erkleckliche Spanne Zeit von 10—20 Jahren verstrichen, seit sie einer täglichen, persönlichen Übung im Chloroformieren vermöge der allgemeinen Arbeits- und Verantwortlichkeitsteilung oblagen. Ja, man kann ein großer Chirurg und eine Autorität der Diagnostik und operativen Therapie ersten Ranges sein, ohne mehr von der Technik des Chloroformierens zu verstehen als irgend ein Famulus oder ein Unterassistent. Denn vornehmlich von der weit zurückliegenden Beobachtungsepoche, in welcher die Autoritäten von heute selbst noch Famuli und Unterärzte waren, kann doch im wesentlichen ihre persönliche Erfahrung über das Chloroformieren datiert werden. Es dürfte unbestreitbar sein, daß, während die ärztlichen Unterbeamten unserer Kliniken täglich mehrmals diese Kunst auszuüben Gelegenheit haben, oft Jahre vergehen, bis ein Oberarzt durch ganz außergewöhnliche Ereignisse gezwungen wird, einmal selbst Maske, Zungenzange und Chloroformflasche wieder zur Hand zu nehmen. Jene haben die frischen, zahllosen Eindrücke lebendig vor Augen, bei diesen hat sich im Laufe der Jahre vieles verwischt und verdunkelt, unter einem natürlichen, optimistischen Einflusse der ganze Ernst der Frage verhüllt und gemildert. Man berufe einmal einen Chloroformkongreß von allen denjenigen, welche tagtäglich zu narkotisieren haben, also die englischen Chloroformatoren, die Chloroform-Famuli und Unterärzte unserer klinischen Rieseninstitute, man dürfte überrascht sein, wie anders sich die Anschauungen dieser eigentlichen Sachverständigen formulieren würden als die jener, welche bis heute in der Narkosefrage einem unbegreiflichen Optimismus huldigen. Ich erinnere mich noch ganz gut, daß wir als Famuli häufig recht lebhaft die Verschiedenheit der Ansichten unserer

Chefs und unserer eigenen in bezug auf die Gefährlichkeit und den Mechanismus des Chloroformierens unter uns diskutiert haben und ketzerisch schon vorahnten, daß der Wunsch und die Ungeduld allmählich Vater und Mutter aller Gedanken zur Narkosefrage bei unsern Vorgesetzten geworden waren. Ich möchte beinahe behaupten, eine ganze Anzahl von Chirurgen steht unter dem Einflusse der Autosuggestion in bezug auf die Chloroformfrage. Man hat es stillschweigend angenommen, daß die Gefahr gering sei, und daran kann dann auch ein „persönliches Erlebnis von 4 oder 14 eigenen Chloroformtodesfällen"*) nichts ändern. Das fällt dem autosuggestiven Dogma gegenüber nicht ins Gewicht!

Gibt es nun einmal — und das ist der Unterschied von den Unfällen in der Privatpraxis — gibt es ein Unglück in einer großen Klinik, so sind der Buckel gar viele, auf welche die Last verteilt werden kann, während in der Privatpraxis ein oder höchstens zwei Ärzte ihren Namen und Ruf für lange mit dem unseligen Ereignis verknüpft sehen. Das Publikum erfährt nicht einmal den Namen des eigentlich Verantwortlichen. Daß im übrigen in der Tat die Sorge um die Gefahr des Chloroforms oder eines anderen Inhalationsanästheticums für die sich uns anvertrauenden Kranken nicht unbegründet ist, das geht schon hervor aus der gerade unter Ärzten, auch Chirurgen, ziemlich allgemein verbreiteten Narkoseangst für den Fall, daß sie selbst einmal in die Lage kommen, dieselbe bei sich anwenden lassen zu müssen. Ich habe aus dem Munde mehrerer Chirurgen gehört, welche doch gewohnt waren, täglich 3 bis 4 Menschen unter ihren Augen chloroformieren zu lassen, „ehe ich mich chloroformieren ließe, hielte ich lieber alles aus", oder „das Operierenlassen wäre nicht so schlimm, aber vor dem Chloroform habe ich wirklich Angst"! **) — Es ist wohl nicht Zufall, daß in den Reihen der nach meinem Verfahren ohne Chloroform Operierten sich die stattliche und immer wachsende Zahl von über 400 Ärzten befindet! In der Tat, der Arzt empfindet immer noch

*) Ausspruch eines unserer ersten Chirurgen.

**) Diese und ähnliche in Anführungsstrichen mitgeteilte Aperçus sind tatsächlich mir gegenüber geschehene Kundgebungen aus dem Munde berühmter Chirurgen.

am besten, wie es um die behauptete relative Ungefährlichkeit des Chloroforms oder eines anderen Mittels bestellt ist, wenn er es selbst einnehmen soll.

Würde ein gleicher Prozentsatz anderer Berufsklassen sich meiner Methode anvertrauen, so würde in der Tat das einen ungeheuren Sieg meiner Bestrebungen darstellen. In der Tat glaube ich, daß allmählich auch der Laie sich diese in nüchternen Zahlen zum Ausdruck gelangende bessere Einsicht der Ärzte, sobald ihr eigenes Wohl in Frage kommt, aneignen wird. Wozu also der immer noch nicht verstummte, mit Vorliebe von Chirurgen dem Laien gegenüber zur Schau getragene Optimismus in der Narkosenfrage? Glaubt man dem Ansehen der Wissenschaft zu schaden, wenn man Unzulänglichkeiten offen eingesteht?

Der Arzt selbst vermeidet für sich und seine Angehörigen die Narkose, wo er nur irgend kann — nun, das sollte man mit seinen Kranken ebenso machen. Denn das, was den Arzt am besten zu seinem Berufe befähigt, das ist jenes Maß von Phantasie, welches es ihm ermöglicht, sich jeden Augenblick in die Lage des Leidenden vor ihm zu versetzen und seine Hilfeleistung danach zu gestalten, wie er sie für sich selbst und die Seinen in der Seele und an Stelle des Patienten auf das lebhafteste fordern möchte. Da wird man oft in der Lage sein, einem Kranken die Narkose zu widerraten, weil ihre Gefahr in keinem Verhältnisse steht zu der Geringfügigkeit des Eingriffes, für welchen der Schmerz erspart werden soll, auch ohne daß man die Möglichkeit hätte, mit einem anderen Mittel als dem der allgemeinen Narkose dasselbe Ziel, die Schmerzlosigkeit des Eingriffes, zu erreichen. In dem Augenblick aber, wo ich die Wahl habe zwischen der Narkose mit ihren Gefahren und einer technisch völlig zulänglichen, nun nach dem Ausspruch sehr vieler Autoritäten, wie z. B. v. Mikulicz', absolut ungefährlichen anderen Art, schmerzlos zu operieren, kann es nicht zweifelhaft sein, daß für mich als Arzt eine Verpflichtung besteht, das Ungefährliche dem Gefährlichen vorzuziehen. Es kommt einzig darauf an, nachzuweisen, daß in der Tat erstens die Narkose und namentlich die verbreitetste Form derselben, die Chloroformnarkose, aber auch die Äthernarkose, gefährlich ist, und zwar gefährlicher, als die meisten Chirurgen es zugeben wollen, und zweitens, daß es in der Tat schon jetzt eine Form schmerzloser Operationsmethode gibt, welche in fast 90 Prozent aller Fälle, welche sonst nur mit Narkose hätten operiert werden können, bei voller Leistungsfähigkeit eine Gefahr ganz und gar ausschließt.

Das nachzuweisen und die Technik dieses Verfahrens anzugeben, ist der Zweck dieser Arbeit, zu deren Vollständigkeit jedoch die Kritik des Standes der Narkosenfrage und namentlich der Nachweis gehört, daß die vielfach unterschätzten Gefahren und Unzulänglichkeiten der Narkotisierungs-Methoden allein und durch ihr eigenes Gewicht die Forderung rechtfertigen, die Narkose nur bei äußerster Notwendigkeit in Anwendung zu ziehen.

Wie aber bei dem Rest unbedingt erforderlicher Narkosen die Gefahren derselben sicher durch einige neue Gesichtspunkte für die Inhalationsphysik noch erheblich herabgemindert, wenn nicht völlig beseitigt werden können, soll durch die einbegriffene Publikation meiner Versuche an Tieren und Erfahrungen am Menschen über die Beziehungen des Siedepunkts der Narcotica zur Körpertemperatur des zu narkotisierenden Individuums nachzuweisen versucht werden.

Drittens ist dem Werke eine Analyse der psychophysischen Hirnmechanismen im gesunden und krankhaftem Schlafzustande eingefügt. Es könnte manchem befremdlich erscheinen, diese den Ärzten im ganzen ungeläufigen psychologischen Deduktionen an dieser Stelle publiziert zu finden.

Und in der Tat sind mir freundschaftliche und unfreundschaftliche Ratschläge genugsam geworden, welche sämtlich darauf abzielen, diese Kapitel dem gütigen Leser zu ersparen. Ich meine aber, dem wirklich sich in die Narkosenfrage vertiefenden Forscher muß eine solche umfassende Analyse der psychologischen Phänomene bei der Narkose durchaus willkommen sein, und andererseits sind mir gerade namhafte Psychologen, wie Dessoir und Moll, und Philosophen, wie der Neukantianer Ferdinand Schmidt, dankbar gewesen für diese Ergänzung unseres Wissens und unserer Anschauungen über die Seelentätigkeit aus der Fundgrube täglicher Beobachtung narkotisierter Menschen. —

2. Kritik der Statistik.

Die Frage von der relativen Gefährlichkeit oder Ungefährlichkeit der Narkose überhaupt knüpft gewöhnlich an die Statistik. Wir haben eine Statistik der Äther-, der Chloroform-, der Bromäthyl-, der Pentalnarkose, wenngleich auch sehr verschieden an Umfang. Wollte man sich nach der Statistik ein Urteil bilden, so stände für Chloroform die Sache so, daß nach den verschiedenen Statistiken die Gefahr eigentümlicherweise in den einzelnen Ländern recht erheblich verschieden zu sein, ja daß sogar innerhalb desselben Reiches in der Hand der Operateure die direkte Tödlichkeit des Chloroforms eine auffällig inkonstante Größe aufzuweisen scheint. Da kommen bei dem einen auf viele Tausende Chloroformnarkosen 101 Todesfälle (Kappeler), Silk (England) zählt 377, Comte (Genf) findet 232 und Duret (Paris) 241, Gurlt 45. Die Berechnungen von dem Eintritt eines Todesfalles ergeben demnach das schwankende Verhältnis von 1 : 3000, 1 : 2600, 1 : 2000, 1 : 1250, 1 : 1050, d. h. also, wenn man ernstlich diese Statistiken deuten wollte: nach der einen (England) ist das Chloroform fast dreimal so gefährlich wie nach einer andern (Deutschland). Daß das Chloroform in den verschiedenen Ländern eine solche verschiedene chemische Valenz besitzen sollte, ist nicht ganz wahrscheinlich, noch mehr aber fällt es auf, daß England, das eigentliche Land der exakten Narkose mit seinen gelehrten und angestellten Chloroformateuren, mit seiner viel größeren Wachsamkeit in der Chloroformfrage, tatsächlich den höchsten Prozentsatz an Chloroformmortalität erreicht, fast dreimal höher eben als Deutschland, welches erst seit wenigen Jahren überhaupt daran gegangen ist, Chloroformstatistiken aufzustellen. Es muß offen eingestanden werden, daß die bisherigen Ergebnisse mehr als bescheiden sind. An der allgemeinen Statistik des Deutschen Chirurgen-Kongresses beteiligten sich meist ungefähr 60 Chirurgen. Was will das sagen angesichts der Zahl von 23000 Ärzten und 6 bis 700 Chirurgen Deutschlands, welche alle mehr oder weniger täglich Narkosen anwenden. In der Tat erfahren wir anscheinend aus England viel mehr von Tod durch Narkose als bei uns. Dr. J. Fredr. W. Silk teilt in „The Lancet“, Vol. I, Mai 1892, eine Aufstellung mit, nach welcher innerhalb des Zeitraumes von 1881 bis 1891 377 Todesfälle durch Narkose vorkamen, und nach einer anderen Mitteilung im British med. Journal 1880 wurden in den Jahren 1870 bis 1880 hundertzwanzig Fälle bekannt, bei welchen unter der Narkose der Tod eintrat. Nun erfahren wir aus England:

1890	42	Todesfälle
1889	36	„
1888	33	„
1887	39	„
1886	28	„
1885	25	„
1884	34	„
1883	31	„
1882	31	„
1881	28	„
1866	52	„

also in einem Jahre z. B. 7 Todesfälle mehr, als bei uns eine über viele Jahre ausgedehnte Untersuchung ergeben hat, nämlich 45 in der Gurltschen Statistik*). Das muß doch seine Gründe haben, wenn wir nicht annehmen wollen, daß unser deutsches Chloroform um soviel ungiftiger ist als das englische, was tatsächlich falsch wäre, oder wenn wir uns nicht zu der kühnen Behauptung versteigen wollen, man verstände bei uns das Chloroformieren besser als in England. Am wahrscheinlichsten bleibt es daher anzunehmen, daß bei uns weniger von diesen Katastrophen kundgegeben wird als in England, eine Erklärung, die um so näher liegt, als ja, wie schon gesagt, nur 60 Ärzte in Deutschland überhaupt von den ca. 23000 zu der Chloroformstatistik beigesteuert haben. Beherzigt man nun das, was ein so ruhiger Beobachter wie Silk ganz ohne Scheu ausspricht, daß auch in England leider ebenfalls sehr vieles nicht in die Öffentlichkeit gelangt, daß also auch die englischen Ziffern viel zu niedrig gegriffen sein dürften, so geht man gewiß nicht fehl, wenn man annimmt, daß in jedem Jahre auf der ganzen Erde mehrere

*) Zeitweise ist im Lancet in jeder Nummer von einem oder mehreren Narkosetoden die Rede, und die Statistik der Jahre 1890—1905 weist in England noch sehr viel höhere Werte gegen die Vorjahre auf.

hundert Todesfälle an Chloroform vorkommen. Diese Tatsache allein genügt, um den Satz zu rechtfertigen: Chloroform ist ein lebensgefährliches Mittel. Ob dabei nur diese jährlichen Todesfälle sich auf 1 Million oder auf 2 Millionen Chloroformierter verteilen, das scheint mir eine sehr müßige Fragestellung und Untersuchung. Die Möglichkeit allein, daß in einem Jahre mehrere hundert Menschen an einem Mittel sterben, welches nur eine Beihilfe, eine Unterstützung eines Heilverfahrens darstellt, mit dem aber keineswegs an sich irgend ein Leiden therapeutisch beeinflußt werden kann oder soll, diese Tatsache ist an sich geradezu erschütternd. Welch ein Aufsehen erregt es beispielsweise, wenn solche Unglücksfälle, Schiffskatastrophen u. s. w. plötzlich solche Summen zeitigen. Darüber erhebt sich ein allgemeines Geschrei nach Remedur, und alle Erfinder machen mobil, die gleiche Zahl in der Hand der Ärzte Verunglückter, sich in längeren Abständen und einzeln ereignend, pflegt die Interessierten wenig zu alterieren. Man vergegenwärtige sich doch das Fürchterliche einer solchen Situation: Eine junge Frau wird durch ihren Mann wegen Sterilität veranlaßt, sich von einem Gynäkologen untersuchen zu lassen. Derselbe konstatiert Hymen imperforatum. Eine einfache kleine Diszision soll in Narkose vorgenommen werden, der Ehemann wartet vor der Türe. Da, kurz nachher stürzt ein Arzt heraus: „Ihre Frau ist tot, vom Chloroform!“ Ein andermal sollte ein 22jähriger, blühender junger Mann an einem Ulcus glandis von Kirschgröße operiert werden, er atmete das Chloroform während 5 Minuten ein, dann war er tot. Ein junges Mädchen bestand darauf, sich ein paar Zahnwurzeln unter Chloroform entfernen zu lassen, der Zahnarzt zog einen Arzt hinzu, man tat ihr den Gefallen, und nach ganz kurzer Narkose war sie eine Leiche. An einer Frau wurde zweimal der Bauchschnitt ausgeführt, eine extrauterine Frucht mit Sack exstirpiert, es trat Heilung ein. Welch ein glänzender Erfolg der operativen Heilkunst! Nach einigen Monaten stellt sich in der Bauchnarbe eine Diastase der Recti ein, man rät ihr, eine kleine Nachoperation ausführen zu lassen. Sie starb in der Narkose. Nun, diese Beispiele lassen sich aus der Literatur in einem langen Faden immer so fortspinnen, bis die Tausende hergezählt sind, welche der Narkose zum Opfer gefallen sind. Kaum eine Nummer des „Lancet“ kann man zur Hand nehmen, wo nicht ein Bericht über eine solche Katastrophe erstattet wird. In der Tat eine wundersame Lektüre angesichts der immer wieder hörbaren Phrase von der relativen Ungefährlichkeit der Narkose! Freilich bei uns in Deutschland ist man auch zurückhaltender mit der Veröffentlichung solcher Unglücksfälle, man will die öffentliche Meinung nicht beunruhigen, da man ja selbst dabei leidlich ruhig bleibt. Sagte mir doch ein angesehener Chirurg nach lebhaften Beteuerungen, daß die Chloroformnarkose „nicht so gefährlich sei", auf meine Frage: „wie viele Chloroformtode er denn erlebt habe" — völlig naiv: „vier". Man muß staunen über diese herzlose Logik. An einem Heilmittel oder Hilfsmittel zur Heilung als Nebenwirkung 4 Todesfälle persönlich erlebt, und doch ist das Mittel „völlig ungefährlich". Setzen wir einmal den Fall: von der Nebenwirkung des Chinins hätten alle berühmten Kliniker eine ähnliche Anzahl tödlicher Intoxikationen erlebt; wer von den Ärzten würde noch den Mut haben, das Chinin als Malariaantidot zu verwenden, selbst wenn seine Heilkraft gegen Malaria noch größer wäre, als sie es ist? Man denke sich, von 2000 Syphilitikern stürbe einer mit Sicherheit plötzlich nach einer Inunktion oder Injektion von Quecksilber, und jeder beschäftigte Syphilidologe kenne 3—4 solcher Fälle, wer würde da das Quecksilber harmlos zu nennen den Mut haben? Es genügt eben die Tatsache, daß auch innerhalb seiner physiologischen Dosierung ein Heilmittel überhaupt eine letale Nebenwirkungen haben kann, um es mit dem Stempel „gefährlicher Handhabung" zu versehen. Dabei kommt es meiner Ansicht nach wenig darauf an, ob die Zahl dieser bekannt gewordenen tödlichen Nebenwirkung sich zu der Schlafwirkung wie 1 : 2000 oder 1 : 10000 verhält. Ist es nun aber nicht ebenso sicher zu erwarten und logisch unabweislich, daß ein Mittel, welches in extremster Wirkung sogar den Tod veranlassen kann, auch sonst in mehr oder weniger schwerer Weise die Gesundheit zu bedrohen imstande ist? So kann ich auch den Wert einer Chloroformstatistik nur dahin anerkennen, daß sie, vorausgesetzt, daß sie ein wirklich objektives Bild der Tatsachen bietet, wohl geeignet ist, jemandem, der nun einmal durchaus nicht an die eminente Gefahr der Narkose glauben will, endlich die Augen zu öffnen, nicht aber, daß sie imstande ist, als Beruhigungsmittel für die schrankenloseste Anwendung der Chloroformnarkose zu dienen.

Könnte man eine Statistik anfertigen über den Prozentsatz akuter und chronischer Nephritis, Pneumonien, Herzmuskeldegeneration, schwerer Gastritis, Psychosen, Lähmungen, Apoplexien, welche außer dem plötzlichen Tode ebenfalls der Narkose zur Last fallen, so würde freilich das Dogma von der Ungefährlichkeit der Narkose eine schwere und nachhaltigere Erschütterung erfahren als durch die Milde des Verhältnisses von 1 : 2000 Todesfälle, welches doch eigentlich nur für eines Laien Einsichtslosigkeit beruhigende Momente enthält.

Es könnte doch allzu leicht im Einzelfall ein Arzt sein Gewissen mit dem Trugschluß beruhigen: „eins auf 2000, warum soll jetzt gerade der 2000ste daran kommen!" Es kann ferner durch die müßige, nackte Zählung der Eindruck hervorgerufen werden, als säße die Fehlerquelle oft rein zufällig in der mangelnden Reinheit des Chloroforms, in seiner fehlerhaften Verabreichung, in besonderen Nebenumständen. Konnte doch Sédillot den Satz wagen: „Le chloroforme pur et bien employé ne tue jamais", von dem ein deutscher Pharmakologe sehr sinnig behauptet, „daß er für den größeren Teil aller zu chloroformierenden Menschen gilt." Der leidenden Menschheit genügt auch die Tatsache, daß es für einen kleinen, ganz kleinen Teil der Menschen bei aller Vorsicht tödlich werden kann. Denn, so wichtig selbstverständlich das immerwährende Betonen äußerster Reinheit des Präparates, sachgemäßester Verabfolgung, Ausschaltung aller kontraindikatorischen Momente sein mag, die eigentliche Ursache, warum das Chloroform und alle ähnlichen verdunstenden Inhalationsgifte im Einzelfall immer wieder als höchst gefährlich anzunehmen sind, liegt darin, daß neben vermeidbaren Fehlerquellen die Hauptgefahr innerhalb einer uns nicht oder nur zu spät erkennbaren inneren Anlage des einzelnen Individuums besteht. Hier wie überall in der Medizin bei Krankheitsursachen und -Wirkungen ist eine persönliche Gleichung, wie ich es nennen möchte, im Spiele (genau wie bei physiologischem Sehen, beim astronomischen „Blick"), die einzig und allein ausschlaggebend sein kann für die Frage, ist Chloroform gefährlich oder nicht. Die Frage lautet jedesmal, wie mag diese Person da vor mir sich zum Chloroform oder zu einem anderen Inhalationsnarcoticum verhalten, ist es für sie auch gefährlich, besitzen ihre

Nervenzellen ein toxisches Affinitätsmaß unter oder über der gefährlichen Grenze?*)

Ob Chloroform oder Äther gefährlicher ist, das dürfte aus demselben Grunde in dieser allgemeinen, generalisierenden Weise augenscheinlich gar nicht zu entscheiden sein. Für den einen mag Äther giftiger sein als Chloroform, und umgekehrt, nur daß wir leider bislang keine Möglichkeit gehabt haben, solche individuelle Gleichung gegenüber den Inhalationsanästheticis vor dem Ablauf der Narkose aufzustellen.

Denn auf die Frage: ob diese Person, die ich zu chloroformieren gedenke, durch solche besondere ungünstige Giftempfindlichkeit gefährdet ist oder nicht, auf diese Frage ist schlechterdings keine Antwort zu geben. Das ist aber der Kernpunkt der Sache.

Das Chloroformieren mag in der Tat für viele eine harmlose Vornahme sein, aber wie erkenne ich die Unglücklichen heraus, bei welchen ein paar Atemzüge davon genügen, um ein blühendes Leben unter den Händen von Ärzten zu vernichten? Die Wissenschaft weiß bisher auch nicht einen einzigen stichhaltigen Hinweis zur Erkennung der verhängnisvollen Veranlagung zu geben. Selbstverständlich meine ich hiermit jene Mehrzahl der Fälle, bei welchen ohne Nachweis irgend welcher angeblich disponierender und die Narkose verbietender Momente der Tod überraschend, verblüffend, plötzlich, völlig unvermutet hereinbricht, ohne zu warnen oder sich anzuzeigen. Denn die angeblichen Kontraindikationen gegen das Narkotisieren wie Lungenleiden, Herzfehler, Anämie und Chlorose, Alkoholismus, Morphinismus, zu jugendliches und zu hohes Alter sind bei näherem Zusehen gar keine wirklichen Prädispositionsmomente, denn die durch sie gesteigerte Affinität zum Gifte beruht auf Vermutung und entspricht nicht einmal der Erfahrung. Daraus allein, aus der ängstlichen Aufstellung von Prädispositionsmomenten für die Chloroformgefahr, welche, genau untersucht, es gar nicht sind, kann man schon erschließen, wie völlig ratlos wir in bezug auf diese persönliche Gleichung bisher sind. So kann es denn kommen, daß, während wir theoretisch immer eine gewisse Schwächung, ein

*) Auch hier zeigt sich wieder einmal, wie phrasenhaft einlullend der oft mißbrauchte Ausdruck des „Individualisierens“ ist.

Darniederliegen, ein Elendsein als Gefahr bei der Narkose auszugeben gewohnt sind, die Erfahrung uns zeigt, daß gerade die kräftigsten, blühendsten, augenscheinlich gesundesten Individuen im Alter von 24 bis 36 Jahren, also in dem der vollsten Reife, einen Prozentsatz von 23,3 aller Todesfälle ausmachen, während die gebrechlichen und allgemein Kranken nur 9 Prozent der Gesamtmenge ausmachen (Lewin, Nebenwirkungen der Arzneimittel). So kommt es, daß mehr blühende, kräftige, gut ernährte Kinder dem Chloroform erliegen als abgemagerte, nervöse, selbst skrofulöse.

So wenig stimmt unsere Theorie von den prädisponierenden Momenten bei Chloroformtod. Wer wäre nicht schon erstaunt gewesen, zu sehen, wie auffallend gut ein Herzkranker, ein fast Verbluteter, ein im Chok befindlicher, ein notorischer Potator die Narkose überstand! Das legt doch jedesmal die Frage nahe, ob das Wesen der Intoleranz gegen die Narkose nicht in etwas bislang uns völlig Inkommensurablem, Unverständlichem, nicht Erkennbarem zu suchen ist. Und in demselben Maße, wie man genötigt ist, diese inkommensurable Größe ehrlich anzuerkennen, in demselben Maße wächst die Unmöglichkeit, ihr prophylaktisch zu begegnen, Kontraindikationen aufzustellen, die Narkose an richtiger Stelle zu unterlassen, in demselben Maße wächst für den Arzt die Verpflichtung, alles, was an Vorsichtsmaßregeln aufbietbar ist, anzuwenden, bereit zu halten und gewärtig zu sein, jeden Augenblick dem Tode in das Angesicht sehen zu müssen. Und weil dies so ist, ist auch die Gefahr der Narkose mit keiner Statistik zu verhüllen oder zu verringern, und obschon die Statistik vielleicht mit Unrecht beschuldigt ist, „eine wissenschaftliche Lüge“ zu sein, sie könnte daran nichts ändern, wenn sie ewig lautere Wahrheit spräche. Daraus folgt für den Arzt folgende Verpflichtung:

1) nur zu narkotisieren, wenn die Schwere und Gefahr des Leidens, der Krankheit größer oder gleich groß ist den Gefahren einer Narkose, d. h. nur bei Krankheiten, welche unoperiert das Leben gefährden*);

---

*) Chloroformanwendung bei Trauerfeierlichkeiten, um Angehörigen das Geräusch beim Zunageln des Sarges zu ersparen, ist vor einigen Jahren in einer

2) nur zu narkotisieren, wenn auf keine andere ungefährlichere Weise in diesen Fällen den humanen Postulaten der Schmerzlinderung oder Schmerzlosigkeit Genüge geschehen kann;
3) bei jeder Narkose, die unumgänglich ist, alles so zu erwägen und einzurichten, als wäre der Kranke einer der wenigen, für welchen die Narkose ihre besonderen Gefahren hat.
4) Wissenschaftlich auf das allergewissenhafteste den Stand der Narkosenfrage zu verfolgen: vor allem, leicht durchführbare Vorschläge zur Entfährdung der Narkose einer Prüfung zu unterziehen.

So wenigstens würde am sichersten jener unglückselige Schematismus vermieden werden können, welcher, ohne daß es dem einzelnen völlig zum Bewußtsein kommt, an die Stelle des vorsichtigen Abwägens die gewerkmäßige Routine setzt. So kommt es sonst, daß den Medizinern, wenn auch häufig ohne alle Berechtigung, so doch hier und da ein wenig zutreffend, der Vorwurf gemacht werden konnte, ihre Mitmenschen wie Material zu behandeln. Gerade so, wie es unsinnig wäre, den Typhus im Menschen als eine besondere Wesenheit für sich bekämpfen zu wollen, statt den gesamten individuellen Organismus, den erkrankten Einzelnen zu behandeln, genau wie es irrtümlich ist, einen Cholerakranken als ein Nährsubstrat für Cholerabazillenkolonien anzusehen, ebenso unangänglich ist es, bei der Narkose auch nur einen Augenblick zu vergessen, daß es sich hier um eine sehr verwickelte biologische Reziprozität zwischen Giftdosis und Nervenzelle des einzelnen handelt; vermöge dieses höchst individuellen Verhältnisses der wechselnden Affinität des einzelnen zu der an sich ziemlich konstanten toxischen Valenz des Narcoticums kann a priori in keinem Fall erschlossen werden, wie hoch sich für denselben die Gefahr einer eventuellen Narkose belaufen wird. Denn wir entbehren jedes Wertmessers, jeder Substitutionsgröße des unbekannten Faktors x in dieser komplizierten persönlichen Gleichung. Darum bleibt nichts übrig, wenn

---

norddeutschen Stadt von einem Arzte geleistet worden und kann wohl nur unter dem Kapitel „grober Unfug“ abgehandelt werden.

wir uns selbst und unseren Klienten gegenüber offen und wahr bleiben wollen, als uns einzugestehen, daß wir kein Recht haben, die Gefahren einer Narkose als „gering“, „verschwindend klein“, als „übertrieben“ darzustellen. Nur in den Fällen, bei welchen die durch das operativ zu beseitigende Leiden an sich gesetzten Gefahren der eventuellen Narkosegefahr völlig die Wage halten, während auf keine andere Weise der humanen Forderung, die Schmerzen der Operation zu ersparen, genügt werden kann, nur in diesem Fall ist meiner Ansicht nach die Narkose statthaft: allein angesichts der Tatsache, daß überhaupt schon in der Narkose Menschen zugrunde gegangen sind, vollends aber in einer Zeit, wo es gelingt, mit anderen ebenso vollendet wirkenden, aber notorisch unschädlichen Methoden der Analgesie auf operativem Wege die größte Mehrzahl chirurgischer Leiden zu beseitigen.

Nun ist aber mit der Aufstellung einer Statistik keineswegs die Gesamtgröße der Gefahr der Anwendung narkotischer Inhalationen umgrenzt. Denn die bisher angeführten Statistiken erörtern ja nur den einen Spezialfall, bei welchem eine andere Deutung als die: „Tod infolge Chloroforms“ schlechterdings unmöglich erscheint. Hat man doch unbegreiflichereise sogar eine ganze Reihe dieser Todesfälle auf Grund der Obduktionsberichte aus der Rubrik Chloroformtod zu eliminieren versucht, weil, wie man sagt, „hier oder dort eine individuelle Disposition, eine besondere Organerkrankung, nicht aber das Chloroform als die eigentliche Todesursache angeschuldigt werden mußte!“ Ja, wenn man so denkt, dann müßte man doch überall diese individuelle Disposition haftbar machen. In der Tat! Das Chloroform, der Äther allein und an sich bedeutet keine Gefahr für den Organismus, er erhält sie erst dadurch, daß sicherlich eine nicht geringe Anzahl von Menschen unerkennbar von dieser allgemeinen Organisation abweichen. Der Grund dieser persönlichen Empfindlichkeit ist uns eben in den meisten Fällen völlig unbekannt, und die Sektion legt es uns nur in einer verschwindend kleinen Anzahl von Fällen nahe, einen organischen Herzfehler, eine zu enge oder atheromatöse Aorta, eine latente Nephritis, eine adhäsive Pleuritis dafür verantwortlich zu machen. Nichtsdestoweniger steht doch auch hier außer Frage, daß das Chloroform in diesen Fällen den Tod veranlaßte, wenn auch hier der innere individuelle

Grund, seine Gefährlichkeit, so grob, so sinnfällig war, daß eben die Obduktion ihn klarlegte. Aber niemand dürfte bestreiten wollen, daß, wenn eine andere, ungefährliche Methode der Schmerzlosigkeit in diesen Fällen angängig gewesen wäre, der tödliche Ausgang vermeidbar geworden wäre.

Auf jeden Fall aber — fort mit Narkose rein zu Unterrichtszwecken! Es ist einfach empörend, eine Frau zu narkotisieren, um 25 Ärzte ihren Unterleibstumor palpieren zu lassen! Solche Narkosen mögen dem akademischen Lehrer und dem Schüler nützen, was aber nützen sie den Patientinnen und — was schaden sie ihnen? Vor der allgemeinen Moral ist es mehr als verwerflich, einen schon Leidenden zu, wenn auch edlen, egoistischen Zwecken auszunützen. Wollen wir solche Übelstände, die sich haben einschleichen können, weil sie ganz intra muros geschehen, erst abschaffen, wenn die allzeit sensationslustige Öffentlichkeit sich ihrer Tatsächlichkeit bemächtigt hat, und es einen Skandal auf Kosten unseres Standes gegeben hat?

Daß der praktische Arzt die Verpflichtung hat, die wissenschaftlichen Kontroversen über Narkose genau im Auge zu behalten, folgt ohne weiteres aus der Anerkennung der Gefahr jeder einzelnen Narkose. Es besteht eben gerade bei der Narkose ein erhöhtes Maß strafrechtlicher und moralischer Verantwortlichkeit, und mir scheint, daß das Außerachtlassen wichtiger Fortschritte seiner Wissenschaft ohne weiteres jeden in Konflikte, zum mindesten in solche des eigenen Gewissens bringen muß.

3. Was alles die Statistik nicht erwähnt.

Nun ist aber in der Tat diese direkte Lebensgefahr durchaus nicht der einzige Maßstab, nach welchem die Gefährlichkeit, z. B. der Chloroformnarkose, bemessen werden muß. Gibt es doch hier eine ganze Reihe von indirekten Bedrohungen des Lebens, welche erst in neuerer Zeit die allgemeine Aufmerksamkeit auf sich gelenkt haben. Denn zum Glück nicht immer äußert sich die Gefahr des Mittels direkt durch die Synkope, bei welcher zuallermeist jeder Versuch, das entflohene Leben zurückzurufen, fehlschlägt, wenn auch immer wieder neue Rettungsmethoden empfohlen und ebenso schnell wieder in ihrem Werte bestritten werden. Viel häufiger äußert sich ganz ebenso überraschend und unabhängig von der Vortrefflichkeit des Präparates oder seiner Anwendung die Chloroformintoxikation durch den Symptomenkomplex, welchen wir Asphyxie nennen. Diese schließt wahrlich in sich keinen geringen Grad von Gefahr für das Leben. Es ist doch genau derselbe Zustand etwa, in welchem sich ein Ertrinkender, ein durch Erhängen oder Kohlenoxydgas Erstickender befindet, nämlich in dem des völligen Stillstandes der Atmung und des Herzschlages; genau so auf der haarscharfen Grenze zwischen Tod und Leben balanciert der im Chloroformschlaf plötzlich ohne Atmung und Puls befindliche Organismus. Und dieser recht bedenkliche Zustand tritt so häufig ein, daß wir, schon auf Grund unserer deutschen Statistik, sagen können, unter dreihundert und neunzehn Chloroformierten läuft einer Gefahr zu ersticken.

In englischen Statistiken fällt auch diese Ziffer weit ungünstiger für das Chloroform aus, und wenn man bedenkt, daß die Mehrzahl aller Chirurgen von einem glücklich verlaufenden Erstickungsanfall noch viel weniger Aufhebens zu machen geneigt sein dürften, weil doch ein glücklicher Ausgang leicht zu einer gewissen optimistischen Unbekümmertheit disponiert, so kann man ruhig annehmen, daß Asphyxien aller Art sicherlich unter hundertfünfzig Narkosen sich einmal ereignen. Aber bleiben wir einmal bei der objektiv gewonnenen Zahl 319. In Berlin dürften täglich mindestens hundertfünfzig Narkosen vorgenommen werden; das macht aufs Jahr 171 Chloroformasphyxien, und wenn wir die Mortalität auf 1 : 2600 annehmen, 21 tödliche Chloroformierungen. Wem diese Ziffer von 150 Narkosen täglich in Berlin zu hoch erscheinen sollte, den bitte ich zu bedenken, daß wir in Berlin 30 öffentliche, gewaltige Kliniken und Polikliniken, in denen Chirurgie oder Frauenheilkunde betrieben wird, besitzen, bei welchen die Zahl von durchschnittlich 2 Narkosen täglich sehr karg bemessen erscheinen muß, und daß außerdem 75 Privatanstalten für Chirurgie, Gynäkologie, Augenheilkunde etc. bestehen, welche täglich eine Narkose im Durchschnitt leisten sollen, dann bleiben noch 45 Narkosen, welche täglich sich auf die stattliche Zahl von 80 sonstigen Anstalten, in welchen Narkosen nötig werden, und auf die große Zahl von etwa 2000 praktizierenden Ärzten und ebensoviel Zahnärzten verteilen. Bei dieser Rechnung ist sicherlich die Zahl der Narkosen überall zu gering angenommen, immerhin wirft die hohe Wahrscheinlichkeit, daß Berlin im Jahre etwa 54000 Chloroformnarkosen liefert, mit der dadurch laut der Statistik sich ereignenden Zahl von jährlich 21 Todesfällen ein grelles Licht auf das, was nicht zur Kenntnisnahme selbst wissenschaftlicher Publizistik kommt. Wir müßten nach der Statistik in Berlin jährlich 20 Todesfälle erleben, aber kaum 3—4 kommen zu unserer Kenntnis. Daß sie sich in der Tat ereignen, könnte ich leicht nachweisen, da gerade mir häufiger die Kunde von neuen Unglücksfällen zugetragen zu werden pflegt. Ich kann auf Grund dieser Daten auch auf das bestimmteste versichern, daß nur ein verschwindend kleiner Bruchteil der sich in Berlin ereignenden Narkosentode in die wissenschaftliche Statistik übergeht. Mir persönlich waren, um eins herauszugreifen, schon 4 Äthertode bekannt geworden, als noch in allen wissenschaftlichen Arbeiten der Satz prangte, daß es gar keinen Narkosetod durch Äther gäbe! Wenn man bedenkt, daß unsere Statistik auf diese Weise nur einen kleinen Bruchteil wirklich ereigneter Narkosentode wiedergibt, so muß man dem Wiener Chirurgen Albert beipflichten, wenn er schreibt, daß der Narkosentod viel, viel häufiger ist, als wir glauben möchten!

In bezug auf die Gefahr eines Erstickungsanfalles aber mag zugegeben werden, daß es häufig den gewissenhaften, schnellen und zielsicheren Bemühungen gebildeter Ärzte gelingen wird, den Übergang der Erstickung in Agonie zu verhindern, aber es muß jedermann J. Silk zustimmen, welcher die Asphyxie des Chloroformierten als ein Ereignis für die Ärzte schildert, bei welchem „Jeder Zuschauer sein Herz bis in den Hals schlagen fühlt, während das Leben des Patienten an einem dünnen Faden hängt“. Unstreitig vermehrt also die Asphyxie (1 : 319) sehr erheblich die Gefahr der Narkose überhaupt. Denn was würde es uns helfen, angesichts einer eingetretenen Atemlosigkeit, angesichts der Cyanose oder des Kollapses der Gesichtszüge daran zu erinnern, daß ja nicht alle Asphyktischen dem Anfalle erliegen. Hier hängt das Schicksal des Patienten ab von der größten Erfahrenheit, Kaltblütigkeit, Energie und oft körperlichen Leistungsfähigkeit des ärztlichen Personals.

Solches Ereignis gleicht in der Tat den kritischen Momenten auf dem Schlachtfelde, bei Feuersgefahr, bei dem Nahen eines großen Unglücks, und gar leicht kann die elementare Gewalt der drohenden Katastrophe Panik und allgemeine Kopflosigkeit hervorrufen. An nichts aber kann man deutlicher die Größe der Gefahr eines solchen Zwischenfalles ermessen als an dem tiefen und erleichterten Aufatmen aller um die Rettung Bemühter, wenn der Atmungsrhythmus sich wieder einstellt. Und der Skeptiker mag oft im Zweifel bleiben, was gegebenenfalls mehr Anerkennung verdient, die Energie ärztlicher Hilfsleistung oder die Unüberwindlichkeit der Leben erhaltenden Natur.

Ist bei der Synkope und der Asphyxie, soweit wir sie bisher betrachteten, bis jetzt alles unberücksichtigt geblieben, was die unglücklichen Zwischenfälle anders aufzufassen gebietet als Unabänderlichkeiten ohne mögliche Voraussicht, denen jeder unterworfen sein kann, so wird doch leider die Gefahr der Narkose dadurch noch komplizierter, daß im Beginn sowohl wie im Verlauf derselben allerhand Unglück sich ereignen kann, welches mehr eine zufällige, im Einzelfalle sich versehentlich oder unversehentlich einstellende Gefahr darstellt. Aspirierte Gebisse, ein Stückchen Kautabak, ein im Moment der Extraktion auf den Kehldeckel gefallener Zahn, Füllung der Trachea mit Blut oder Erbrochenem, alles das hat oft genug arge Situationen und die Notwendigkeit der Tracheotomie, eine Pneumonie, bisweilen auch wohl den Tod direkt oder indirekt zur Folge gehabt. Ich meißelte einst einen Processus mastoideus unter Narkose auf. Nach Eröffnung des Cavum tympani nahm ich eine Ausspülung der Höhle vor. Plötzlich trat Asphyxie ein. Bei der künstlichen Respiration hörte ich Trachealrasseln. Wir stellten die elfjährige Patientin buchstäblich auf den Kopf, es floß Spülwasser zum Munde heraus. Durch eine abnorm weite Tuba Eustachii mußte das Spülwasser in den Larynx geflossen sein. Die Atmung trat wieder ein. Ein mir befreundeter Chirurg machte unter meiner Assistenz die Operation einer riesigen Umbilikalhernie, welche inkarzeriert war. Im Moment der Reposition trat Asphyxie ein. Die künstliche Atmung erwies den Larynx als undurchgängig. Die Tracheotomie zeigte, daß Larynx und Trachea mit Mageninhalt gefüllt waren. Bei der Reposition der Darmschlingen hatte der gesteigerte intraperitoneale Druck aus dem vollen Magen wie an einem großen Gummiballon den Inhalt hochgepumpt. Der Exitus trat ein. Ich erwähne diese beiden Fälle nur, weil sie seltene und wenig bekannte Formen der Asphyxie in der Narkose darstellen, und weil sie zeigen, wie unvermutet Komplikationen der Narkose auftreten können. Aus dem zweiten Falle habe ich gelernt, vor jeder komplizierteren Herniotomie den Magen auszuspülen.

Wieviel größer aber würden uns die Gefahren der Chloroformnarkose erscheinen, wenn wir ein Mittel hätten festzustellen, in wieviel Fällen das Chloroform oder der Äther seine schädliche Wirkung weniger im Momente seiner Anwendung und im Verlaufe seiner Einwirkung entfaltet, sondern wo die gefährlichen Folgezustände erst stunden-, tage-, jahrelang nach dem Aufhören der Narkose in Erscheinung treten.

Man sollte in der Tat es doch für mehr als wahrscheinlich halten, daß diejenigen, welche, in ihr Bett gebracht, nach lange ertragener Narkose 6—8—10 Stunden nach der Operation verscheiden, infolge der langen und anhaltenden künstlichen Intoxikation sterben. Wie häufig aber der Tod sehr bald nach der Operation eintritt, auch ohne daß erheblich viel Blut geflossen war, ohne daß lebensgefährliche Verletzungen gemacht wurden, und ohne daß irgendwelche Infektion angenommen werden kann, das wird jeder Sachkundige vermuten, wenn er die Operationsgeschichten daraufhin aufmerksam durchliest. Da finden wir meist angegeben, daß wenige Stunden nach der Operation der Tod an Erschöpfung, an allgemeiner Schwäche, unter Somnolenz, welche sich unmittelbar an die Narkose anreihte, in tiefem Kollaps nach der Operation u. s. w. eintrat. Wenn wir aber hier überall die Hauptschuld dem Chloroform beimessen, so können wir dafür allerdings nicht den exakten wissenschaftlichen Beweis erbringen, aber es dürfte bei einiger Überlegung niemandem zweifelhaft sein, daß in vielen solchen Fällen unabweisbaren Kollapses nach der Operation das Chloroform oder ein anderes inhaliertes Anästheticum einen der schwerwiegendsten Faktoren ausmacht. Niemand wird bestreiten können, daß einer ungeheuren Anforderung an die Widerstandskraft des Organismus ein entsprechendes Absinken seiner vitalen Energie nachfolgen muß. Es ist eine biologische Grunderfahrung, daß der

Anspannung die Abspannung, daß der Schwingungsweite im Sinne der Reizung eine gleich große Amplitude der Depression zu folgen pflegt. Diese Depressionsbreite kann von einer Exkursion sein, daß sie unter die zum Bestand vitaler Funktionen notwendige Reizschwelle absinkt. Das kann sicher um so mehr der Fall sein, als wie in unserem Falle neben der Narkose noch andere Schädlichkeiten (Blutung, Chok, Abkühlung, Verletzungen, Infektionen etc.) eingewirkt haben. Aber, da wir guten Grund haben anzunehmen, daß heutzutage der chirurgische Eingriff mit seinen technischen und aseptischen Vorbedingungen an sich nur in den allerseltensten Fällen die Depression bis zu ihrer letalen Grenzlinie verschieben würde, so ist es mehr als wahrscheinlich, daß in vielen Fällen solcher postnarkotischen, tödlichen Kollapse das Chloroform die indirekte Ursache für den Tod wurde. Vor allem scheint mir dies Verhältnis für Infektionen stattzuhaben. Ein infizierter Organismus gebraucht seine Herzkraft zur Abwehr in gänzlich ungeschwächter Aktion. Jede Herabsetzung der Triebkraft des Herzens bedeutet Progredienz der Infektion, genau wie man, wie Gottsteins schöne Experimente zeigen, durch Giftdosen Tiere gegen Mikroorganismen empfänglich machen kann, gegen welche sie sich von Natur sonst immun verhalten. Das beweist, daß Veränderungen der Zirkulation, Herabsetzung der vitalen Energie im allgemeinen eine Disposition für die Infektion abgibt. Narkotisieren wir also Infizierte, so müssen wir uns klar sein, daß wir die lokalen Bedingungen für die Elimination der Noxe zwar verbessern, die allgemeinen aber im Sinne der progredienten Schädlichkeit verschlechtern. Das erfordert gerade für Infektionen eine möglichst spärliche Anwendung der Narkose. Die sonst erfolgenden Todesfälle aber entziehen sich natürlich gänzlich unserer statistischen oder sonstigen Kontrolle. Da die Beurteilung der Ursachen eines tödlichen Kollapses eine völlig subjektive Angelegenheit ist, der amtlichen Registratur aber durch „Tod an Herzschwäche“ auf den Totenscheinen völlig Genüge getan ist, weil die Weisheit der Katasterbeamten sich auf die Verschiedenartigkeit der Ursachen der Herzschwäche nicht erstreckt, so haben wir leider auch nicht den geringsten Anhalt für die Bestimmung der Höhe dieser postnarkotischen Mortalität. Das aber scheint mir außer aller Frage, daß sie höher ist als das für die Synkope formulierte

Verhältnis von 1 : 2600. Es dürfte das 10 fache noch nicht genügen. Wer jemals in einem großen klinischen Getriebe gearbeitet hat, dürfte es nicht leugnen können, daß unter 2 bis 300 schweren Operationen immerhin einmal ein Kollaps oben geschilderter Weise tödlich ablaufen kann und tatsächlich abläuft. Ebensowenig kann bestritten werden, worauf schon von Volkmann hingewiesen hat, daß wahrscheinlich eine ganze Reihe von Todesfällen unter protrahierter Nachwirkung des Chloroforms sich ereignen mögen, und in der Tat, wenn von Terrier (L'Union médicale 1884) in $^2/_3$ aller Fälle, von Luther in 95 % aller Fälle unmittelbar nach der Narkose, aber auch längere Zeit nachher Eiweiß im Harne nachgewiesen ist, so muß man doch zugestehen, daß man einen zwingenderen Beweis für die schwerste Schädigung des Organismus als Albuminurie gar nicht zu bieten vermag. Was heißt denn Eiweiß im Harn nach Einführung toxischer Substanzen? Doch wohl zum mindesten eine schwere Läsion, wenn nicht partielle Vernichtung allerwichtigster sekretorischer Zellkomplexe! Vielleicht mag auch dies Ereignis für viele Individuen einen nicht tragisch zu nehmenden Prozeß bilden, aber es gibt doch sicherlich Konstitutionen, für die eine mehr oder weniger durable nephritische Störung zum Blättchen auf der Wage wird, mit welchem das labile Gleichgewicht ihres Daseins unwiderruflich dahinsinkt.

Meiner Meinung nach ganz folgerichtig zieht Luther allein angesichts dieser ihn erschreckenden Tatsache von 95 % Eiweißausscheidung nach der Narkose die Konsequenzen: einmal Nephritiker überhaupt nicht zu narkotisieren und zweitens die Narkose nur dann anzuwenden, wenn sie unumgänglich notwendig wird. Nun, wenn schon aus einer Seite der Angelegenheit sich logischerweise so strenge und zwingende Forderungen aufstellen lassen, so kann man es doch niemand verargen, daß er aus dem Gesamtbilde der Narkose nur das nämliche herausliest, zumal er sich redlich bemüht, auch den Faktor der Notwendigkeit der Narkose um einen beträchtlichen Teil zu verkleinern, und daß er auch denjenigen die Wohltat ersparter Schmerzen zukommen lassen möchte, welche, schon belastet mit schweren Leiden wie Herzfehler, Nierenkrankheit u. s. w. nun auch noch bei notwendig gewordenen chirurgischen Eingriffen der Segnungen der Humanität entbehren müßten. Die Frage der nephritischen Störungen verdient übrigens durchaus weiter verfolgt zu werden; die Zahl der Fälle, bei welchen nach dem Narkosentod ganz frische nephritische Veränderungen (Blutungen, Fettembolie der Glomeruli, parenchymatöse Trübungen, nekrobiotische Vorgänge) gefunden worden sind, ist keineswegs gering. Es ist bei nachgewiesener Albuminurie in einem so hohen Prozentsatz die Möglichkeit durchaus nicht von der Hand zu weisen, daß auch, wenn die Narkose und ihre Nachstadien anscheinend gut überstanden werden, dieser einmalige Insult der Nieren zu dem Anfang dauernder Nephritis in einer Reihe von Fällen führen kann; wenigstens sehen wir diese Möglichkeit bei allen sonstigen, durch direkte Läsionen des Nierenparenchyms eingetretenen Albuminurien. Auch hierin liegt eine Gefahr der Narkose, deren Umfang sich im Augenblick nicht bemessen läßt, deren mögliches Eintreten aber von allen denen nicht bestritten werden dürfte, welche in der Narkose keinen schematischen Mechanismus sehen, um dem Operateur die Situation zu erleichtern, sondern dieselbe als einen recht schweren und, wenn umgehbar, willkürlichen und unberechtigten Eingriff in das Getriebe eines menschlichen Organismus verstehen und dementsprechend das höchste Maß persönlicher Verantwortlichkeit zu würdigen bereit sind. Denn tatsächlich wächst mit jedem Jahre die Zahl der nach Narkose in der Literatur auftauchenden Folgeerkrankungen. Arhythmie und Insuffizienz des Herzmuskels, Nephritis chronica, Apoplexie, chronische, gastrisch-duodenale Katarrhe, Lähmungen, Neuritiden und sogar Psychosen sind von den verschiedensten Autoren offen auf die Narkose bezogen worden, und da jeder derselben am Schlusse seiner Mitteilung aus dem Faktum der Folgeerkrankung eine Kontraindikation zur Narkose ableitet, so wird man in absehbarer Zeit die Zahl der nicht narkotisierbaren Fälle verzehnfacht finden und damit langsam und sicher sich meinen Forderungen nach energischer Einschränkung der Narkose erfreulich nähern müssen.

Ich will hier bei der Betrachtung der direkten und indirekten Gefahren und dem Nachweis, daß dieselben größer und naheliegender sein dürften, als man es gemeinhin darzustellen beliebt, verzichten, das Heer von Unannehmlichkeiten passieren zu lassen, welches dem Verfahren außerdem noch anhaftet. Es genügt, einige Punkte zu markieren, welche nur selten deutlich und in voller Tragweite hervorgehoben werden. Erstens pflegt dem Laien und dem jungen Mediziner die Narkose so dargestellt zu werden, als handle es sich um eine zauberhafte, milde und angenehme Wirkung eines geradezu himmlischen Traumgiftes, und als könne es eigentlich nichts Schöneres geben, als sich einmal in diese selige Betäubung versetzen zu lassen. Nun sehe man aber einmal der Einleitung einer Narkose aufmerksam zu. Die Maske bedeckt Nase und Mund des Patienten, er atmet einen irritierenden, Husten und Speichelfluß auslösenden Stoff ein — er will frische Luft holen, sich aufrichten, um Aufschub bitten; 3—4 Hände drücken den Kopf gewaltsam nieder; er bekommt Angst, der Atem will ausbleiben, das Herz jagt, die Pulse klopfen, die Gedanken verwirren sich — — die Furcht, zu sterben, drängt sich gewaltsam auf; er remonstriert, er kämpft — es nutzt nichts, mit einer gewissen Unerbittlichkeit wird er von starken Armen darnieder gepreßt, obwohl er rast, um sich schlägt und tobt. So gewaltsam wehrt sich instinktiv der Organismus gegen diesen Eingriff in seinen Mechanismus. Denn es ist ein Vergiftungsprozeß, den er durchzumachen hat. Bei Kindern spielt sich nun vollends derselbe Vorgang noch viel heftiger ab, weil ihre Furcht durch keinerlei intellektuelle Beruhigungsmittel gemildert werden kann, ihre Angst ist genau so groß, als wenn sie jemand mit den Händen erwürgen wollte; denn ihr Verstand vermag nicht zu begreifen, daß das Schreckliche, was man da mit ihnen macht, eine der größten Segnungen bedeuten soll, welche die medizinische Kunst kennt. Aber auch bei Erwachsenen, selbst bei der hysterischen Lust am „Eingeschläfertwerden“ tritt doch bei Verwirrung des intellektuellen Mechanismus die Lebensangst der unterbewußten Triebe fast stets in elementarster Weise in die Erscheinung. Man suche es also nicht so darzustellen, als sei das Chloroform ein Zaubertrank, der unterm Spiel der Phantasie in eine Welt ohne Schmerzen hinüberleite; das würde sehr wenig der Schilderung unserer kleinen Patienten entsprechen — wenn sie davon reden könnten. Aber man sehe ihre Todesangst, wenn sie zum zweiten Male dieses Zaubertrankes teilhaftig werden sollen — nur mit Gewalt sind sie zu bändigen. Nicht anders können jene die Sache auffassen, welche rundweg erklären: — „Alles will ich noch einmal ertragen, aber das Chloroform — nie wieder“. Das hat man doch dutzendfach die Chloroformierten stöhnen hören. Dazu kommen die störenden Zwischenfälle während der Narkose, welche oft genug die Operation abzubrechen nötigen und eine gewisse Unruhe, Spannung und Ablenkung von der Operation zum Operierten bedingen. Wie häufig muß der ruhige Gang der Operation auf das brüskeste abgebrochen werden, um die Atmung, den Herzschlag zu beobachten, den Kiefer zu heben, den Schleim auf dem Larynx mit Finger und Handtuch wegzuwischen, die Zunge anzuklemmen und gewaltsam hervorzuzerren, dem Patienten den Leib zu pressen, die Rippenbögen zur künstlichen Atmung zu umgreifen, das Erbrechen abzuwarten — — genug der Schilderung, welche allen Ärzten so bekannt sind, so gewöhnliche Ereignisse bilden, daß unsere Psyche sich damit völlig abgefunden hat, so daß es viele gibt, die das qualvoll Widerliche solcher Situation überhaupt nicht mehr empfinden, und die nur ein olympisch erhabenes Lächeln für eine etwas menschlichere, unbefangenere und vom Berufsdünkel nicht so angekränkelte Empfindungsweise übrig haben. Und nun erst die Nachwehen, die ja die Patienten bei vollem Bewußtsein durchkosten müssen. Das permanente Erbrechen, nach Gerhardi fast die alleinige Ursache der Bauchbrüche nach Laparotomien (Münch. med. Wochenschrift 1897, Nr. 6), stunden- und tagelang, dabei die Zerrung der frischen Wunden, dieser Ekel vor dem Geruch des Narcoticums, der immer wieder aufsteigt und den Brechakt veranlaßt, der völlige Appetitmangel, die Schlaflosigkeit, die tiefe Depression, der Zusammenbruch aller vitalen Energie — ein Zustand zwischen Tod und Leben. Man möge mir darum ruhig den Vorwurf machen, daß ich mit unnützem Aufwand die Widerwärtigkeiten der Narkose Revue passieren lasse; wenn man so fest wie ich überzeugt davon ist durch eine viele Hunderte von Fällen umfassende Erfahrung (Verfasser hat unter v. Langenbeck, v. Bergmann, Helferich, Olshausen ungezählte Narkosen geleitet), daß für die erdrückende Mehrheit der Menschen die Einleitung und die Wirkung der Narkose ein abcheulicher Zustand ist, so kann man sich damit trösten, daß nur eine intensive Beleuchtung der Schattenseiten dem unseligen Narkosenschematismus steuern kann. Sollte ich damit Kollegen ohne Absicht verletzen, so mögen sie mich entschuldigen mit dem Willen, der gewiß auch meine Tadler beseelt — dem Mitmenschen zu nützen.

4. Chemische und allgemeine Betrachtungen. Physiologische Unmöglichkeit ungefährlicher Narcotica.

Das alles, die Gefahren und die Übelstände, will wohl bedacht sein, ehe man einem Patienten die Chloroformnarkose anrät, und es ist gewiß recht und billig zu fordern, daß, wo dieselbe im Interesse des Patienten und in unserem eigenen umgangen werden kann, sie auch umgangen werden soll. Daß in der Tat dieses Bestreben lebendig ist, ersehen wir aus den dauernden Versuchen, das Chloroform durch ein ungefährlicheres und milderes Inhalationsanästheticum zu ersetzen. Die Kette der neu empfohlenen Mittel reißt nicht mehr ab: da taucht immer wieder der vielgepriesene Äther auf, dann das Bromäthyl, das Methylenbichlorid, das Pental, das Äthylchlorid. Dann die gemischten Narkosen, Äther-Chloroform, Chloroform-Alkohol, Äther-Alkohol-Chloroform und neuerdings Bromäthyl-Chloroform. Ebenso zahlreich sind die Versuche, das Chloroform selbst in tadellosester Weise darzustellen, deren letzter die Gewinnung desselben mittels der Pictetschen Gefriermethode bedeutet, in der irrtümlichen Voraussetzung, durch völlige chemische Reinheit allen Gefahren begegnen zu können nach dem oben zitierten Satze: Le chloroforme pur ne tue jamais. Von jedem neuempfohlenen Mittel, von jeder neuen Kombination zur allgemeinen Narkose nun wird im Beginne die Behauptung aufgestellt, daß sie absolut unschädlich seien. Bald aber melden sich die Unglücksfälle auch hier. Man warnt, es wird vergessen. Dann macht man Vergleichsstatistiken, so vor allem Äther contra Chloroform. Da heißt es, unter 25000 Äthernarkosen und 2600 Chloroformnarkosen — je ein Todesfall. Also: der Äther ist hundertmal weniger gefährlich als das Chloroform. Beweis: die Statistik. Ja, vergißt man denn, daß die Äthernarkose, anfangs in den Händen sehr weniger, ausgezeichneter Beobachter, lange in einem gewissen Experimentalstadium unter verdoppelter, verdreifachter Aufmerksamkeit und Sorgfalt angewendet wurde und jetzt durch neuere Methoden schon wieder stark zurückgedrängt ist? Die Äthernarkose ist niemals so populär geworden wie die Chloroformnarkose, wenigstens in Deutschland und England, sonst würde sie genau so viele Unglücksfälle ergeben haben, abgesehen davon, daß überhaupt die viel zahlreicheren Kontraindikationen, ihr Ausfall bei allen Störungen des Tractus respiratorius, ihre Nichtanwendbarkeit bei Operationen an Kopf und Hals, ferner die bedeutend höhere Zahl der Asphyxien (1 : 110) ihrer allgemeinen Verbreitung hinderlich im Wege stehen. Man führe alle die Postulate aus, welche im Laufe der Zeit für die Chloroformnarkose sich als zwingend notwendig herausgestellt haben, und man wird vielleicht den statistischen Ausdruck für die größere Gefährlichkeit des Chloroforms auf die Mortalität bei Äthernarkose herabdrücken können, aber die Giftigkeit beider, ja aller allgemeinen Betäubungsmittel an sich, wird man niemals aus der Welt schaffen. Das ist eine physiologische Unmöglichkeit. Wie auch sollte ein Vergiftungsvorgang des Gehirns, wie er bei allen allgemeinen Narkosen sich abspielt, jemals zu einem harmlosen Dinge sich gestalten? Kann man denn Gifte ungiftig machen, ohne ihre beabsichtigte Wirkung aufzuheben? Das Gift soll das Bewußtsein vernichten, das Gefühl, die Bewegung lähmen, dabei aber für alle andern nahe verwandten Mechanismen des Zentralapparates indifferent sein? Wie kann man sich die Natur so medizinisch vorstellen? Weil wir diese und jene allgemeinen Störungen des Organismus mit einem besonderen Krankheitsnamen belegt haben, von denen die gleichgültige Natur doch nichts weiß, sondern die nur anthropomorphe, armselige Hilfsbegriffe für etwas, was wir nicht ganz begreifen, darstellen, suchen wir gläubig nach den Kräutern, die sicherlich, wie wir hoffen, für jede Krankheit gewachsen sein müssen — und weil wir ein Mittel brauchen, welches Bewußtsein, Empfindung und Bewegung im Gehirn lähmt, glauben wir daran, eins zu finden, welches von allen nervösen Apparaten gerade nur die medizinisch gewünschten unschuldigsterweise affiziert. Die so natürliche naheliegende Gefahr für die lebenswichtigen Funktionen möchten wir so gerne aus den Gesetzbüchern der Natur und aus unserem Bewußtsein wegstreichen.

Das ist ganz im allgemeinen a priori über die Wirkung der allgemeinen Narkosemittel aus dem Studium der Vergiftungen zu entnehmen. Die Lehre von den spezifischen Affinitäten der Arzneimittel zu bestimmten Organgruppen schmeckt in der Tat so stark nach einer Teleologie, die sich so vollendet mit der Bedürfnisfrage der Ärzte deckt, daß ihre Existenz nicht gerade wahrscheinlich ist. Ebensowenig entspricht es pharmakologischen Grundsätzen, wenn man von der willkürlichen und theorielosen Kombination zweier Gifte derselben Gruppe eine zweckentsprechendere Verwendung erhofft, als sie jedes für sich zu bieten vermag. In dem Falle, wo in der Tat die giftigen Wirkungen durch Kombination gemildert werden sollen, wird man unter Umständen auch erwarten müssen, die willkommenen Potenzen zu verringern, und zudem versteht man schwer die Strenge auf der einen Seite in betreff absoluter chemischer Reinheit des Chloroforms und auf der andern Seite die planloseste Mischung, d. h. Verunreinigung mit so heterogenen Stoffen wie z. B. Bromäthyl. Gibt man aber, wie das ebenfalls neuerdings geschehen ist, im Beginne der Narkose Bromäthyl und später Chloroform, angeblich, um Chloroform zu sparen, so kann jene Auffassung nicht verstanden sein, welche behauptet, daß es gefährlich sei, zweimal zu narkotisieren: gerade so wie es die Gefahr des Opiumrausches nicht verringern kann, wenn man ihn durch Alkohol zu unterstützen geneigt sein sollte. Die bisherigen Narkosegemische stellen sämtlich Versuche dar, durch gleichsam antagonistische Wirkung auf chemischem Wege eine Linderung der Giftwirkung zu erzielen. Wir werden sogleich sehen, daß allerdings Mischungen von Narcoticis Linderung der toxischen Valenz hervorbringen können. Das geschieht aber sicher nicht auf chemischem Wege, sondern auf Grund einer bisher noch nicht in Betracht gezogenen Reihe physikalischer Bedingungen der Narkose. Man hat eben bisher keinerlei Beweise dafür beibringen können, daß zwei verwandten chemischen Gruppen angehörige Präparate, das Chloroformyl ($CH\,Cl_3$) und das Bromäthyl (C_2H_5Br), sich auf chemischem Wege gegenseitig unschädlicher machen sollten. Sollte das Formyltrichlorid (Chloroform) durch eine Äthylverbindung (Bromäthyl) weniger verunreinigt werden als durch Alkohol, Aldehyd oder Äthylen? Dabei muß auch die Möglichkeit im Auge behalten werden, daß die vitale Energie der Körperzellen mit beiden Stoffen eventuell Umlagerungen vornehmen kann, deren Natur doch erst sehr sorgfältig studiert werden müßte, ehe man ins Blaue hinein ohne jedes wissenschaftliche Prinzip ein Narcoticum mit einem andern kombiniert und, wohlgemerkt, in Dosen verwendet, von dessen schädlicher Einwirkung im einzelnen jedermann schon seine Erfahrungen gemacht hat. Auch in diesem nicht gerade zielbewußten Tasten nach Korrekturen der Narkose, wie sie heute ist, erkennen wir wohl nicht allzu schwer ein stillschweigendes Zugeständnis, daß mit der Narkose durchaus nicht alles so sein sollte, wie es sein müßte, wenn die Inhalationsanästhetica in der Tat die allgemeine Verwendung verdienten, welche sie im Augenblick finden. Zu solchen kombinatorischen Experimenten ist aber unser chemisch-physiologisches Wissen von der Wirkungsart dieser Gifte in der Tat ein zu beschränktes.

5. Physik der Narkose. Siedepunkt und Körpertemperatur.

Anders steht die Frage, wenn man die Wirkungsweise der Narcotica weniger auf ihre chemische Differenz hin betrachtet, sondern den mehr physikalischen Mechanismus ihrer Einverleibung und ihrer Ausscheidung aus dem Organismus und die aus diesen physikalischen Bedingungen resultierenden Gefahren zu analysieren sucht. In der Tat haben ja chemisch alle diese verdunstenden ätherischen Substanzen an sich ziemlich die gleiche dynamische Valenz, wenigstens kommt es bei der Beurteilung der Giftigkeit der einzelnen Narcotica sehr viel weniger auf diese ihre chemische Affinität zum Körper an als auf die physikalischen Bedingungen, welche sie im Organismus für ihre Aufgabe und Abnahme vorfinden. Sie alle wirken im großen und ganzen, von Idiosynkrasien abgesehen, in kleinen Dosen erregend, in großen schlafbringend, in allergrößten tödlich. Das ist natürlich um so mehr der Fall, je verwandter chemisch-konstitutionell diese Stoffe sind. Betrachten wir einmal alle diejenigen Narcotica, welche Chloride bestimmter Kohlenwasserstoffgruppen bilden, so ist in der Tat starke chemische Differenz nicht nachweisbar, so beim Äthylchlorid, beim Äthylenchlorid, beim Äthylidenchlorid und dem Chloroform. Immerhin wird voraussichtlich dem Organismus die Aufnahme eines Narcoticums dieser Gruppe um so leichter werden, je flüchtiger es ist, und seine Abgabe um so schwerer, je weniger Verdunstungsneigung es besitzt. Nun ist einleuchtend, daß ein Narcoticum, welches z. B. schnell verdunstet, auch schnell wieder durch den Respirationsakt eliminiert werden kann, und daß ein schwer verdunstendes Gas auch länger im

Körper verweilt und deshalb bei fortgesetzter Inhalation leichter zur gefährlichen Aufspeicherung gelangen kann.

Ein Körper ist aber um so leichter zu verdunsten geneigt, je niedriger sein Siedepunkt ist, und er verdunstet um so weniger schnell, je höher sein Siedepunkt liegt. Nun tritt die Frage auf: wie verhält sich der Siedepunkt der einzelnen gebräuchlichen Narcotica zur Temperatur des Organismus, welcher das Gas aufnehmen soll? Ganz offenbar kann dieser Faktor, die Körpertemperatur des Menschen von 38° angenommen, nicht gleichgültig sein für Form und Art, mit welcher die einzelnen different siedenden Äther im Organismus agieren. Ob ein Narcoticum bei 15° siedet wie das Äthylchlorid oder bei 65° wie das Äthylenchlorid, das kann für denselben Organismus von 38° Temperatur nicht ohne Differenzen in der Wirkungsweise sein. Trotzdem ist diese naheliegende Fragestellung in den so zahlreichen Chloroform- und Ätherdebatten fast aller Länder bisher nicht aufgetaucht, und ich habe dieselbe deshalb zum Gegenstand einer experimentellen Untersuchung gemacht, deren Ergebnisse allerdings meine ursprüngliche Ansicht von dem Einfluß und den Beziehungen des Siedepunkts der Inhalationsmittel auf den Mechanismus der Narkose nicht nur bestätigt haben, sondern uns auch durch Ausgleichsmöglichkeiten dieser Differenz von Siedepunkt und Körpertemperatur zu sehr einfachen Hilfsmitteln geführt haben: zielbewußt auf physikalischem Wege fast alle Gefahren der allgemeinen Narkose auch beim Menschen zu beseitigen.

Betrachtet man die Geschichte der Narcotica, so könnte man fast auf den Gedanken kommen, daß wir auch instinktiv von einer Verwendung hochsiedender Äther zu solchen mit niedrigerem Siedepunkt und einer unbewußten und rein empirischen Annäherung an die Körpertemperatur zugestrebt haben, denn abgesehen von dem früher schnell verlassenen Aether sulfuricus gab es Narkosen mit Alkohol, der bei 78° siedet, vor der siegreichen Einführung des Chloroform, welches bei 65° keine Wärme mehr aufnimmt. Dann kommen die Empfehlungen von Gemischen von Äther-Chloroform-Alkohol, welche je nach der Überdosierung mit Äther eine Siedepunktnormierung immer näher zur Temperatur des Organismus (ca. 45°—52°) zeigen, und schließlich langte man zur Empfehlung des

Aether sulfuric. (S. = 34,5°) und bei dem Bromäthyl (39°) an. Beim Pental (S. = 27°) und beim Äthylchlorid*) (S. = 15°) machte dann diese unbewußte Herabsetzung des Siedepunktes der gesuchten Narcotica endlich Halt, worin ebenfalls, wie wir sehen werden, sich eine instinktive Korrektur und eine Rückwärts-Annäherung zum Siedepunkt von 34,5° beim Äther annehmen läßt. Der zentrale Punkt von ca. 38° S. war erreicht, als das Bromäthyl von 39° S. empfohlen wurde. Leider erwies sich wegen des fremdartigen, den andern Äthylgruppen fehlenden Bromgehaltes dieser Stoff chemisch so different, daß sein physikalischer Vorzug vom Siedepunkt in der Höhe der Körpertemperatur nicht eindeutig genug zur Erscheinung kam. Im allgemeinen nun sehen wir, daß je höher der Siedepunkt eines narkotischen Inhalationsmittels liegt, die erzielte Narkose um so tiefer und langdauernder sich gestaltet. So ist die zweimal (1 Arbeiter, 1 Student) von mir beobachtete Alkoholnarkose (S. = 78°) nach Genuß mehrerer Flaschen Kognak im Anschluß an wahnsinnige Wetten so ungeheuer tief und nachhaltig gewesen, daß man noch 8 Stunden nach Einlieferung des Alkoholnarkotisierten in die Klinik alle Operationen analgetisch hätte ausführen können. So ist ferner die Chloroformnarkose ungleich nachhaltiger und tiefer als jene mit Bromäthyl oder Aether sulfuricus (S. = 65°, = 39, = 34,5). Ja, wer jemals mit Bromäthyl narkotisiert hat, wird mir zugestehen, daß die Narkose von kürzester Dauer ist, kürzer als mit irgend einem anderen Mittel. Und für den Aether sulfuricus ist es ja jetzt allgemein bekannt, daß nur mit besonderen physikalischen Hilfsmitteln eine einigermaßen tiefe Narkose erzwungen werden kann. Eine gleiche Beziehung wie jene

*) Das Äthylchlorid wurde von mir zuerst zu Zwecken der allgemeinen Narkose bei Tieren angewandt und experimentell studiert. Danach wurde es von Soulier beim Menschen erprobt und empfohlen und neuerdings in der v. Hackerschen Klinik versucht. Weiter unten ist berichtet über die Rolle, welche das Äthylchlorid für die Siedepunktseinstellung zu spielen mir berufen scheint. Ich glaube beanspruchen zu können, gelegentlich der Einführung des Äthylchlorids in die Praxis der Narkose berücksichtigt zu werden, da vor meinen Publikationen über allgemeine Narkose mit Äthylchlorid in diesem Buche (1894) von niemandem an die Verwendbarkeit dieses Stoffes zu Narkosezwecken gedacht worden ist. Übrigens mehren sich die Berichte über Äthylchloridnarkose-Todesfälle.

von der Tiefe und der Nachdauer des narkotischen Schlafes zur Höhe des Siedepunktes des verwandten Narcoticums finden wir auch in dem Verhalten des Narkoseeintritts zu demselben Faktor. Wir wollen der Kürze halber das oft wiederkehrende Verhältnis: Körpertemperatur zum Siedepunkt durch den Quotienten $\frac{S}{T}$ ausdrücken. $\frac{S}{T} = \frac{65}{39} = 1{,}6$ würde also heißen: die Temperatur des Narkotisierten war vor Beginn der Narkose $= 39$; das verwandte Narcoticum siedete bei 65^{0}. Je größer nun dieser Quotient ist, desto leichter leitet sich im allgemeinen die Narkose ein, je niedriger sein Wert, desto längere Zeit braucht man, bis die Inhalation zum Schlafe führt. Das ergibt sich schon aus einem einfachen Vergleich der verschiedenen Narkosen am Menschen. Es ist das aber auch experimentell im ganzen für die Inhalation nachweisbar. Wir werden sehen, daß dieser Satz in gewissen Grenzen auch dann richtig ist, wenn der Nenner größer wird als der Zähler unseres Quotienten. Wird z. B. Aether sulf. verwandt, so ist $\frac{S}{T} = \frac{34{,}0}{38} = \frac{17}{19} = 0{,}8$.

Meine Versuche nun, welche ich nach dieser Richtung hin angestellt habe, sollten womöglich den Grund dieser rein aus den Erfahrungen abzuleitenden Tatsachen auffinden. Mir schien es von vornherein mehr als wahrscheinlich, daß diese Differenz des Verhaltens bei Eintritt, Dauer und Tiefe der Narkose der einzelnen Mittel bei ziemlich konstanter Körpertemperatur der einzelnen Individuen nicht sowohl von der chemischen Konstitution als von einem differenten physikalischen Verhalten der ätherischen Körper von verschiedenem Siedepunkt gegenüber der gleichen Temperatur des Organismus abhängig sei. Um der Frage näher zu treten, bedurfte ich einiger physikalischer Vorstudien über den Siedepunkt der ätherischen Substanzen.

Verstehen wir unter Siedepunkt denjenigen Temperaturgrad, bei welchem eine Flüssigkeit bei gleichbleibendem Atmosphärendruck und Thermometerstand und bei freier Kommunikation mit der Luft keine Wärme mehr aufnimmt, so müßte genau genommen der Siedepunkt aller reinen ätherischen Substanzen eine ebenso konstante Größe sein wie der Siedepunkt des reinen Wassers. Nun findet man aber in den Lehrbüchern durchweg für eine ganze Reihe von ätherischen Substanzen den Siedepunkt keineswegs auf einen Temperaturgrad normiert, sondern in Schwankungen von 1—2°, ja von 1—5° Celsius. Wenn man an die Prüfung des Siedepunktes bei Äthern herantritt, so hat das nun in der Tat gewisse Schwierigkeiten. Selbstverständlich ist dazu wegen der Feuersgefahr nur die Probe über dem Wasserbade geeignet. Zweitens müssen bekanntlich die Gefäße eine möglichst weite Öffnung zu freiester Kommunikation mit der atmosphärischen Luft haben, weil in einem enghalsigen Gefäß der dampfende Äther so schwer auf der Oberfläche lastet, daß die tieferen Schichten der Flüssigkeit, ohne zu verdampfen, über den Siedepunkt hinweg erhitzt werden können und schließlich wie in einem geschlossenen Gefäß auf einmal explosiv entweichen. Daraus würden aber für die Siedepunktsbestimmungen Fehlerquellen entstehen. Ich bediene mich daher zu kleinen Proben offener Meßzylinder oder sehr weiter Reagenzgläser, in welchen der Thermometer frei hineinhängend belassen wird oder freihändig hineingehalten und gleichzeitig die Temperatur beobachtet wird, natürlich ohne die Wände des Gefäßes zu berühren, da die Temperatur des Gefäßes über den Siedepunkt des Äthers hinaufsteigt. Drittens ist die Beimengung anderer ätherischer Substanzen zu dem angeblich reinen Präparat ebenfalls die Quelle von Fehlern, weil andere ätherische Beimengungen ebenso wie Zusatz von Kochsalz zum Wasser den Siedepunkt verschieben oder einen Siedeverzug veranlassen können.

Für viele mag ein Unterfangen, Äther und ähnliche Substanzen so mischen zu wollen, daß daraus Flüssigkeiten von einem anderen Siedepunkte entstehen, etwas Befremdliches haben. Man wird geneigt sein anzunehmen, daß es eine falsche Voraussetzung sei, auf welcher sich meine Anschauung aufbaue, insofern als es nicht gelingen werde, zwei ätherische Substanzen in einer Weise zu mischen, daß daraus ein bestimmter Siedepunkt der Flüssigkeit entstehe. Nun in der Tat, eine oberflächliche Auslegung des Gesetzes der fraktionierten Destillation scheint das auch völlig illusorisch zu machen. Bei der fraktionierten Destillation gehen ja tatsächlich die verschiedenen Äther je nach ihrem konstanten Siedepunkt (Partiarsiedepunkt) über; auf diesem Gesetze ruht die Möglichkeit, sie voneinander zu trennen. Das ist aber noch nicht dasselbe, als wenn ich zwei ätherische Substanzen so miteinander mische, daß das Gemisch bei einer bestimmten Temperatur rein physikalisch zu sieden beginnt. Findet doch ferner bei der fraktionierten Destillation, wie allgemein bekannt, keine exakt reine Trennung der einzelnen Äther statt, sondern es wird von dem einen und dem anderen immer noch etwas „mitgerissen". Diese mitgerissenen Beimengungen sind es ja gerade, welche den Siedepunkt der reinen Äther etwas variabel erscheinen lassen. Nun ist in bezug auf den Siedepunkt zunächst ein Unterschied zwischen echten Lösungen und rein physikalischen Mischungen zu machen, ein Unterschied, der so fein ist, daß ich mich nicht darauf einlassen kann, hier Definitionen zu versuchen. Immerhin weiß man aber in der Physik schon lange, daß flüssige und feste Körper, wenn letztere gelöst werden, den Siedepunkt der Lösung verschieben. So verschiebt Na Cl - Zusatz den Siedepunkt des Wassers. Wir wollen nun untersuchen, was geschieht, wenn wir Äther und ätherische Substanzen miteinander mischen. Dabei will ich von vornherein bemerken, daß z. B. Chloroform und Äther genauer gesprochen sich nicht mischen, sondern daß Chloroform sich in Äther auflöst, und ferner, daß Äthylchlorid das Chloroform ebenfalls löst. Herr Dr. Weidig, New York, der Chemiker einer der größten amerikanischen chemischen Fabriken, hat sogar, wie er mir brieflich mitteilte, auf Anregung meiner Arbeiten über diesen Gegenstand ein Mischungsverhältnis hergestellt, in dem weder freies Chloroform noch freier Äther mehr enthalten ist. Er nennt dieselbe Molekularmischung; dieselbe siedet bei 52° und ist von Prof. William Meyer in New York, der sich völlig auf den Boden meiner Anschauungen über Siedepunktsnarkose gestellt hat, zur Narkose mit hervorragend günstigem Resultat verwandt worden. Meine Experimente nun, welche beweisen können, daß in der Tat ätherische Körper ihren Siedepunkt gegenseitig verschieben, weil sie sich ineinander lösen resp. sich gegenseitig binden, sind folgende:

Experiment 1. Man nehme eine 4 cm-Schicht Chloroform in ein offenes Reagenzglas und lasse eine Röhre Äthylchlorid so in dasselbe hineinsieden (bei der Temperatur der Hand, Siedepunkt des Äthylchlorids beträgt 15° Celsius), daß der spritzende Strahl senkrecht in die Chloroformschicht hineinsprüht. Dann kann man ohne Verpuffen des Äthylchlorids die Flüssigkeitssäule in dem Verhältnis der Äthylchloridmenge anwachsen und im Glase ansteigen sehen. Die Temperatur in dem Gemenge beträgt direkt gemessen weit mehr als der Siedepunkt des Äthylchlorids. Das Gemenge verdunstet auch in anderem Verhältnis als Chloroform.

Schlußfolgerung: Wenn gemischte Äther in jedem Falle aus dem Gemenge bei der konstanten Temperatur ihres Siedepunktes ausdampften, so müßte Äthylchlorid das Gemenge in dem Moment verlassen, in welchem die Temperatur 15^0 anzeigt. Da das nicht geschieht, so muß der Siedepunkt des Gemenges höher geschoben sein durch die Mischung eines tief siedenden mit einem höher siedenden Äther.

Experiment 2. Man tue ein Gemenge von Chloroform und Äthylchlorid (in obiger Weise gewonnen) in ein Schälchen warmen Wassers, und, wenn unter Beifügung einiger Körnchen Kohle oder Eiweißpulver das Gemenge zu sieden beginnt, messe man seine Temperatur. Der Siedepunkt des Gemenges ist höher als der des Äthylchlorids (15^0) und tiefer als der des Chloroforms.

Experiment 3. Man gieße zu diesem Gemenge aus 1 und 2 etwas Chloroform zu: Das Gemenge beginnt noch später zu sieden.

Experiment 4. Man lasse noch ein Röhrchen Äthylchlorid in das Gemenge einströmen: Das Gemenge siedet bei niedrigerer Temperatur als 2.

Schlußfolgerung: Es ist möglich, Äthylchlorid und Chloroform in verschiedenem Verhältnis zu mischen, ohne daß das Äthylchlorid bei seinem Partiarsiedepunkt von 15^0 ausdampft. Der Punkt, bei welchem das Gemisch zu sieden beginnt, befindet sich um so näher an 15^0, je mehr Äthylchlorid, und um so näher an 65^0, je mehr Chloroform dem Gemenge beigefügt ist. Es ist also möglich, den Siedepunkt des Gemenges beliebig auf- und abwärts zwischen 15^0 und 65^0 zu verschieben.

Experiment 5. Man mische Aether sulfur. und Chloroform in demselben Verhältnis und schüttle. Man bemerke und messe die recht beträchtliche, schon fühlbare Temperaturerhöhung im Gemenge.

Experiment 6. Man gebe zum Gemenge einen Tropfen Jodlösung oder ein Jodkörnchen. Das Gemenge färbt sich, auch mit Wasser geschüttelt, rein gelblich. Man gebe zu reinem Chloroform oder zu Chloroform in irgend einem anderen Gemisch einen Tropfen Jod. Man erhält mit Wasser geschüttelt die wundervolle Violettreaktion, selbst bei Anwesenheit von nur Spuren von freiem Chloroform.

Experiment 7. Man nehme das Chloroform-Aether sulf.-Gemenge mit dem Tropfen Jodlösung und verschütte bis auf ein Viertel des Volumens, fülle dann langsam Chloroform zu. An einer haarscharfen Grenze gibt es Violettfarbe auch ohne neuen Jodzusatz beim Schütteln mit Wasser. Auf Jodzusatz wird diese Farbe natürlich intensiver.

Schlußfolgerung: Ebenso wie Äthylchlorid und Chloroform verschieben auch Aether sulf. und Chloroform gegenseitig ihren Siedepunkt, wahrscheinlich im Verhältnis ihrer Molekulargewichte (?); denn: Zutaten des einen oder des anderen erhöhen oder erniedrigen den Siedepunkt zwischen 65 und 34,5° Celsius.

Experiment 8. Nimmt man ein Gemisch von Äthylchlorid oder Aether sulf. und Chloroform, so beginnt die Flüssigkeit bei einer bestimmten Temperatur zu sieden. Ist die Temperatur der Wärmequelle sehr erheblich höher als diese Temperatur im Beginne des Siedeprozesses des Gemenges, so hält sich diese Siedetemperatur eine Zeitlang konstant; sehr bald beginnt aber die Temperatur anzusteigen und wird allmählich gleich der Temperatur des Mediums.

Schlußfolgerung: Die hergestellten Gemische beginnen*) zu sieden bei einem dem Mischungsverhältnis ent-

*) Das allein ist wichtig bei einer eventuellen Verwendung solcher Mischungen zu Narkosezwecken. Denn es werden ja immer frische Mengen auf die

sprechenden Siedepunkt. Ist die Wärmequelle höher, so hält sich der Siedepunkt nicht dauernd konstant; d. h. bei dauernd höherer Temperatur, als dem Siedepunkt des Gemisches entspricht, zersetzt sich die physikalische Bindung (die Lösung), und die Äther gehen fraktioniert über.

Experiment 9. Wird die Temperatur nur wenige Grade über dem Siedepunkt des Gemenges eingestellt und konstant erhalten (Thermostat), so siedet das Gemenge unter absoluter Konstanz seines Siedepunktes (wenige Grade tiefer), und Zusatz von Jod zum siedenden Gemenge gibt keine Reaktion auf freies Chloroform. Gießt man aber einen Teil der jodhaltigen, siedenden Flüssigkeit in ein Reagenzgläschen mit heißem Wasser oder auf eine Schale heißen Wassers, so erscheint augenblicklich die violette Chloroformreaktion (freies Chloroform).

Schlußfolgerung: Höhere Temperaturen, als dem Siedepunkt des Gemenges entsprechen, zersetzen die physikalische Bindung von Aether sulf. und Chloroform mit ihrem verschiebbaren Siedepunkt. Gründe, welche für lockere chemische Bindung sprechen, sind:

1. Verschiebung des Siedepunktes.
2. Verschwinden der Chloroformreaktion im Gemisch.
3. Wiedererscheinen der Reaktion bei Chloroformüberschuß.
4. Verändertes spez. Gewicht des Gemenges.
5. Veränderte Lichtbrechung im Gemenge.
6. Wärmeentwicklung bei der Mischung.
7. Dissoziation der Verbindung bei Temperaturen über dem Siedepunkt des Gemenges.

Aus diesen Versuchen und Überlegungen geht mit absoluter Deutlichkeit hervor, daß es gelingt, den Siedepunkt in gewollter Weise zu verschieben, und daß das Gemenge unzersetzt dauernd siedet, sobald die Temperatur nicht wesentlich höher liegt

---

Maske aufgeschüttet und verdunsten unter derselben konstanten Temperatur des Körpers und des Zimmers, in dem die Narkose stattfindet.

als der bestimmte Siedepunkt des Gemenges. Das ist der Fall, wenn Äthergemische, deren Siedepunkte sehr nahe der Körpertemperatur liegen, mit der Atmung aufgenommen werden, sie sieden bei der Aufnahme und bei der Ausscheidung durch die Lungenluft. Wenn im Experiment 8 die gemengten Gase sich dissoziieren, so ist das der Fall der fraktionierten Destillation; hier wird der Siedepunkt deshalb nicht konstant gefunden, weil die bei bestimmter Temperatur siedenden Gemenge durch die steigende Wärme dissoziiert werden. Die lockere Bindung einzelner Äthergemische ist stark genug, um den Siedepunkt gegenüber den beiden Komponenten zu verschieben, sie ist aber zu schwach, um eine erhebliche Erhitzung über diesen Siedepunkt hinaus zu ertragen. In der Luft über dem Gemisch im Siedekolben ist das Gemenge schon dissoziiert, und die einzelnen Gase dampfen über im Verhältnis zu ihrem Partiarsiedepunkt.

Im menschlichen Körper ist die Temperatur konstant. Ein auf sie eingestelltes Gemenge (S = T) vermag physikalisch dauernd ohne Fraktionierung sich im Körper zu halten.

Siedet man z. B. Aether sulfur. von dem bekannten Siedepunkt von 34 - 34,5° Celsius in einem Reagenzgläschen über dem Wasserbade, so gelingt es allenfalls, namentlich unter Anwesenheit von kleinen Haftteilchen für die Äthergase, z. B. Spuren von Eiweißpulver oder Kohle, mit dem Thermometer im Augenblicke des Aufsteigens von Ätherbläschen die konstante Temperatur von 34—35° abzulesen. Das jedoch nur dann, wenn man den Thermometer nicht allzu tief in die unteren Schichten der Flüssigkeit senkt, weil augenscheinlich sonst die tiefsten Schichten durch den Druck der darüberliegenden Äthermasse plus den gespannten Ätherdämpfen eine Temperatursteigerung (Wärmeaufnahme) weit über den bekannten Siedepunkt von 34,5° C. veranlassen.

Da es nun auf diese Weise gelingt nachzuweisen, daß man durch Mischungen von Äthern höherer und niederer Siedepunkte beliebig den Siedepunkt eines ätherischen Gemisches zu bestimmen und zu variieren vermag, so sind wir auch in der Lage, im Experimente den Siedepunkt eines narkotischen Inhalationsgemisches und die Körpertemperatur in beliebiger Weise innerhalb gewisser Grenzen gegenseitig zu verschieben.

Ich bediene mich dazu ausschließlich einer Schüssel mit Wasser von etwa 60° Temperatur, das man durch Nachschütten kochenden Wassers ungefähr in gleicher Temperatur beliebig lange erhalten kann, fülle ein Reagenzgläschen bis zu $^1/_3$ mit dem zu prüfenden Gemisch und halte dasselbe in der linken Hand in das Wasserbad. Die rechte Hand hält den Thermometer, der zunächst direkt im Wasserbade auf ca. 60° eingestellt wird. In dieser Temperatur wird der Thermometer in das Reagenzglas bis unmittelbar über die siedende Flüssigkeitssäule eingesenkt und zur Beschleunigung der Probe zeitweise in die Flüssigkeit eingetaucht, dann aber immer wieder schnell emporgehoben und über die siedende Schicht frei in die verdampfenden Gase gehalten. Das Minimum, welches jetzt die Quecksilbersäule erreicht, und auf welchem die Temperatur der Ätherdämpfe sich konstant erhält, ist der Siedepunkt. Diese Methode des Absinkenlassens der Quecksilbersäule bis zur Konstanten, umgekehrt, wie sonst üblich, des Aufsteigenlassens derselben bis zur Konstanten, ist bequemer und führt schneller zum Ziele.

Man kommt meiner Meinung nach in der gesamten Thermometrie leichter zum Bestimmen und Ablesen der Temperatur, wenn man aus einer höheren Temperatur die Thermometersäule zu einer niedrigeren absinken läßt, als wenn man umgekehrt die Quecksilbersäule aus niedrigerer Temperatur zur höheren ansteigen läßt. Beispielsweise messe ich mein Badewasser schneller, wenn ich den Thermometer am Ofen bis über 30° habe zeigen lassen und nun die Quecksilbersäule bis zu 25° abfallen lasse im zu bestimmenden Badewasser. Das geht sehr schnell, und das Minimum ist eine zuverlässigere Grenze als das Maximum, bei welch letzterem man länger warten muß, ob nicht noch nachträgliches Steigen eintritt. Bei der Thermometrie am Krankenbett befolge ich die gleiche Methode, d. h. der Thermometer wird mit 42° eingeführt und sein Absinken auf die Körpertemperatur beobachtet. Wiederum ist das Minimum der Indikator.

Ebenso mache ich es nun auch bei der Siedepunktsbestimmung. Ich lasse die Quecksilbersäule weit über die ungefähre Siedetemperatur im Wasserbade ansteigen und senke mit diesem Indikator den Quecksilberkolben bis unmittelbar über die siedende Flüssigkeitsschicht. Das erreichte Minimum, welches eine Zeitlang wenigstens konstant ist (wegen Strahlung und Zersetzung kann nachträgliche Erhöhung eintreten), zeigt den Siedepunkt an. Mischt man z. B. Chloroform mit Aether sulfur. in verschiedenen Verhältnissen, so ergibt sich folgende Skala des variierten Siedepunktes:

10 Tl. Chloroform (S. = 65°)
10 Tl. Aether sulf. (S. = 34,5°) } aa S. = 60° C. (siedet bei)

5 Tl. Chloroform
15 Tl. Aether sulf. } 1 : 3 S. = 48° C.

5 Tl. Chloroform
25 Tl. Aether sulf. } 1 : 5 S. = 45° C.

5 Tl. Chloroform
40 Tl. Aether sulf. } 1 : 8 S. = 40° C.

5 Tl. Chloroform
45 Tl. Aether sulf. } 1 : 9 S. = 38° C.

Ebensolche Verschiebungen des Siedepunktes hochsiedender ätherischer Substanzen nach unten zur Annäherung an die Körpertemperatur lassen sich nun auch mit anderen narkotischen Mitteln als dem Chloroform anstellen. So kann durch Vermischung von Aether Petrolei (S. = 60°), Äthylenchlorat (78°), Äthylidenchlorat (60°) mit Aether sulfur. (34°) oder Äthylchlorid (S. = 15°) eine ganze Reihe von Kombinationen versucht werden, deren Siedeeinstellung auf die Körpertemperatur vorgenommen werden kann. Auf diese Weise gelingt es, im Experiment die verschiedensten narkotischen Gemische unter dem einen Gesichtspunkte des Verhältnisses von S : T zu studieren.

Ich habe an Tauben, Kaninchen, Katzen von den Warmblütern und von den Kaltblütern an Fröschen, Fischen und Krebsen experimentiert, und zwar erstens durch Inhalation unter einer Glasglocke in einer reinen oder giftgemischten Gasatmosphäre; zweitens habe ich in einer andern Fragestellung die Äther und Äthergemische subkutan einverleibt.

Durch Vergleiche der narkotischen und anderen Wirkungen hochsiedender Äther wie durch Parallelversuche mit tiefsiedenden Äthern und Äthergemischen konnte die Tatsache der größeren Unschädlichkeit der auf K.-T. eingestellten Siedegemische sowohl vor den höher wie tiefer in Beziehung zur K.-T. siedenden Äthern und Gemischen bis zur Evidenz erwiesen werden. Auch ließ sich der wahrscheinliche Grund dieser milderen Wirkung allein in der Leichtigkeit auffinden, mit welcher bei eingestelltem Siedepunkt die Respiration fast allein, ohne Zuhilfenahme der parenchymatösen Organe Niere, Leber, Darmdrüsen, Haut etc. die Regulation von Aufnahme und Abgabe des narkotischen Gases zu ermöglichen imstande ist.

Das ergab sich aus folgenden sehr zahlreichen Versuchen: Je 3, möglichst gleichgewichtige Tiere derselben Art werden nach vorheriger Bestimmung der Körpertemperatur der einzelnen zu je einer Versuchsreihe benutzt. 3 Tauben (K.-T. = 41°), 3 Katzen (38,5), 3 Kaninchen (38,0) werden je zu gleicher Zeit unter eine Glasglocke von gleichem Kubikinhalt gesetzt. Der abgeschliffene Rand der Glocke wird mit Fett oder Vaselin bestrichen. Jede Glocke gleitet auf einer geschliffenen Gasplatte.

In Glocke 1 wird durch Abziehen der Glocke bis an den Rand von unten her eine gemessene Menge Chloroforms auf einem Wattebausch eingeführt, dann die Glocke zurückgeschoben, so daß keine Luftlücke entsteht.

In Glocke 2 erhält das Tier einen Wattebausch, getränkt mit einer Äthermischung, deren Siedepunkt in oben beschriebener Weise identifiziert ist mit der Temperatur des Tieres, also bei Tauben S. des Gemisches = 41, bei Kaninchen = 38, bei Katzen = 38,5 im Mittel.

Das Gemisch besteht aus:

I.
1. Chloroform,
2. Aethylen. chlorat.,
3. Aethyliden. chlorat.,
4. Aether Petrolei $\widehat{aa}$.

oder II.
1. Chloroform,
2. Aether Petrolei $\widehat{aa}$

Für die Versuche der neuen Narkose am Menschen empfehle ich aus später noch zu erörternden Gründen 3 Gemische:

I		II		III	
S. = 38°		S. = 40°		S. = 42°	
Chloroform	12 Tl.	Chloroform	12 Tl.	Chloroform	= 12 Tl.
Aeth. sulf.	36 -	Aeth. sulf.	36 -	Aeth. sulf.	= 36 -
Äthylchlorid	6 -	Äthylchlorid	4,5 -	Äthylchlorid	= 1,5 -

Den obigen nicht eingeklammerten Gemengen werden so viel Aether sulfuricus-Teile beigemischt, bis das Gemenge auf dem Wasserbade bei der Temperatur des betreffenden Tieres siedet. T wird durch Messung im Rectum bestimmt und die innere Kernwärme des Körpers noch um 1 Grad höher angenommen.

Für die Körpertemperatur von 38⁰ genügen so 3 Teile des Gemisches der hochsiedenden Substanzen (Chlorof., Aethylen. chlor., Aethyliden. chlor., Äthylchlorid), während vom Aether sulfur. 7 bis 8 Teile dazu gehören, um den Siedepunkt des ersten Gemisches so weit herabzudrücken.

Die verwandte Menge ist dieselbe wie unter Glocke 1. Unter einer Glocke 3 wird dem betreffenden Tiere Aether sulfuricus in gleicher Menge wie Tier 1 und 2 verabfolgt.

Anfangs wurden in den sehr zahlreichen Versuchsreihen extrem hohe Dosen gegeben, da ja eine eventuell letale Dosis nötig wurde, um die relative Schädlichkeit der 3 Narcotica gegeneinander abwägen zu können, so z. B. bis zu 100 und 150 Gramm. Selbstverständlich kann man auch für die Tierexperimente obige Petroläther, Schwefeläther und Chloroformgemenge verwenden, nur muß der Aether Petrol., wie er im Handel zu haben ist, möglichst nahe bei 65⁰ sieden.

Die von uns, Herrn Dr. Wittkowski und mir, aufgezeichneten Protokolle über diese Versuche muß ich mir versagen hier ausführlich mitzuteilen, ich kann mich darauf beschränken, nur die Summe aller Beobachtungen, welche im wesentlichen dasselbe ergaben, zu ziehen.

Natürlich wurden die Versuche zahlreich variiert.

Unter Glocke 1 wurden statt Chloroform auch die anderen hochsiedenden Äther: Äthylen- und Äthylidenchlorid, Aether Petrolei (auch Alkohol) verwandt; für Glocke 2 wurden auch gemischt: Chloroform und Aether sulf. allein (1 : 9), Chloroform, Alkohol, Aether sulf. (1 : 1 : 8), Chloroform, Äthylchlorid, Aether sulf. (1 : 4 : 3), Chloroform, Aether Petrol., Aether sulf. etc., Alles Kombinationen, deren einzig Gemeinsames der gleiche Siedepunkt von der K.-T. war.

Unter Glocke 3 kam auch bisweilen das bei 15⁰ schon siedende Äthylchlorid zur Verwendung, welches, um seine Verdunstungsverhältnisse zu retardieren, auf Eisstücken eingeführt wurde. Äthylchlorid als Narcoticum für Menschen zu empfehlen, wie das durch Dr. Henning und später von Frankreich aus nach diesen meinen Studien geschehen ist, kann nach meinen experimentellen Resultaten nicht empfohlen werden. Es wird sich schon herausstellen, daß in dem erheblichen Kontrast seines Siedepunktes zur Lungenwärme eine schlummernde Gefahr liegt. Schon die Geschichte des Pentals (S. = 28°) beweist, wie gefährlich ein Herabsteigen mit den Narcoticis unter die Körpertemperatur ist*).

Aus allen diesen Versuchen an Warmblütern ging hervor:

1. Tiere, welche der Inhalation mit hochsiedenden Substanzen ausgesetzt wurden, zeigten (S erheblich höher als T) schnelle toxische Narkose unter großer Exzitation, Atmungsstörungen, Krämpfen (Opisthotonus), komatösen Zuständen unter maximaler Pupillenweite unmittelbar nach narkotischem Stadium. Eintritt der Narkose in wenigen Minuten (Kaninchen ca. 2—4, Katzen 5—8 Minuten, Tauben 7—10 Min.).
2. Die Tiere mit eingestelltem Gemisch (S = T) zeigten protrahierten Eintritt der Narkose (um mehrere Minuten), fehlende Exaltation, keine oder geringe Spasmen, ruhigen, langdauernden Schlaf; Tod tritt erst sehr viel später ein als bei 1. Während des rein narkotischen Stadiums keinerlei Unregelmäßigkeit, aber Vertiefung, keine gesteigerte Frequenz der Respiration, enge Pupille. Bei Eintritt des komatösen Zustandes erst einsetzender Opisthotonus unter Pupillendilatation.
3. Die Tiere mit Aether sulfuricus (S niedriger als T) zeigen äußerst protrahierten Eintritt der Narkose (20—25 Minuten und mehr), große Jaktation und Erregung, heftige und gestörte, vermehrte und krampfhafte Respiration, Orthopnoë, krampfartige Anfälle von Unruhe ohne Narkoseneintritt; bei

*) Es ergab sich, daß sonst das Äthylchlorid bei Zimmertemperatur siedend, also auf einmal verdunstend, stürmischer wirkte als alle anderen Substanzen, da ja im Verhältnis zu den langsamer verdunstenden, höher siedenden Stoffen viel größere Dosen auf einmal den Atmungsorganen einverleibt wurden.

jedesmaligem Anfall wird die Pupille sehr weit, dann wieder enger, ohne daß Schlaf vorhanden ist, schließlich schnell eintretendes Koma und Tod häufig nach ganz kurzer Narkose.

Wohlgemerkt wurde zunächst in reiner Gasatmosphäre ohne jeden Luftzutritt experimentiert*).

Der Tod trat am schnellsten ein durchgehends bei Chloroform, dann beim Aether sulf. resp. bei Äthylchlorid, und bei dem Gemisch blieben die Tiere am längsten am Leben. Wurde im Narkosenstadium Luft hinzugelassen, eventuell die Tiere ganz aus der Gasatmosphäre entfernt, so war auffällig, daß die Tiere vom Chloroformtod oft nicht mehr zu retten waren, während das bei Äther und Äthylchlorid nur einige Male nicht gelang; vom Tod am Gemisch konnten selbst die sensibelsten, die Kaninchen stets gerettet werden.

Die Zeit, innerhalb welcher sich die Tiere von der Narkose erholten, war wiederum sehr verschieden. Die Restitutio zum wachen Zustande währte am längsten stets beim Chloroform, trat fast gleichzeitig beim Gemisch und beim Aether sulf. ein; nur waren die Äthertiere erheblich matter und konnten aus einmal eingetretenem komatösen Zustand überhaupt nicht mehr gerettet werden, während diese Rettung bei künstlicher Respiration, namentlich (bei Tauben leicht) beim Gemisch in der erheblichen Mehrzahl der Fälle gelang.

Die Sektion der Tiere, am deutlichsten bei den Tauben, ergab konstant Cyanose der inneren Organe, am höchsten ausgeprägt beim Äthertod. Multiple Hämorrhagien ebenfalls beim Äthertod am reichlichsten. Die Lungen zeigten folgenden auffallend konstanten Befund:

1. Beim Chloroformtod: groß, geringen Blutgehalt, lufthaltig.
2. Beim Tod am Gemisch: mäßig atelektatisch, leichtes Ödem, mäßigen Luftgehalt. Volumen bei gleicher Tierspezies etwas

*) Die CO_2-Füllung der Glasglocke durch die Exspirationsluft konnte die Symptomenreihe im Vergleich nicht stören, da alle 3 Tiere gleichmäßig demselben komplizierenden Faktor ausgesetzt waren. Bei den meisten Experimenten wurde übrigens in gleicher Weise Luft zugelassen.

kleiner als die Lungen der Chloroformtiere. Geringe venöse Hyperämie.

3. Beim Tod an Aether sulf. oder Äthylchlorid: ausgeprägteste Atelektase der Lungen, Volumen nur $^1/_3$ von 1, dunkle Schnittfläche, Venen weit gefüllt, Bronchioli auffällig weit, Oedema pulmonum. Absolutes Fehlen von Luftbläschen.

Wurden nun die Narkosen mit allen 3 Mitteln, dem Chloroform, dem temperierten Gemisch, dem Aether sulfur., vorgenommen durch Fesselung der Tiere und direkte asphyktische Inhalation durch fest aufgepreßten, getränkten Wattebausch, so starben mir am Chloroform viele, demnächst am Aether sulf. eine große Anzahl und erheblich weniger am temperierten Gemisch. Dabei war die Exaltation am deutlichsten bei Aether sulf. vorhanden; auch hier war ganz deutliche Dyspnoë und Cyanose in Anfällen vorhanden, während durch das Gemisch die ruhigste Narkose sich einleiten ließ. Wurden die Narcotica kungerecht unter Luftzutritt vorgehalten, so blieb auch so beim Chloroform der Tod, welcher bisweilen unmittelbar nach der Narkose eintrat, aus, das temperierte Gemisch lieferte sehr schöne, oft einstündige Narkosen bei ganz auffallend leichter Respiration und gleichmäßiger Herztätigkeit (auskultatorische Methode, die Herzgegend des Tieres wird direkt gegen das Ohr gehalten), während beim Chloroform oft Aussetzen des Pulses bemerkbar wird; beim Aether sulf. ist die Narkose meist nur auf dem Umwege der Cyanose und Dyspnoë zu erzielen. Es gewinnt den Anschein, als bedürfe der Eintritt der Narkose direkt des vorangegangenen cyanotischen Anfalles, derselbe erscheint geradezu wie eine notwendige Phase zum Beginn der narkotischen Wirkung des Aeth. sulf.

Nun wurden in einer ferneren Versuchsreihe die verschiedenen Narcotica nicht per pulmones, sondern durch Injektion ins Unterhautzellgewebe einverleibt, und zwar wiederum zunächst in absolut tödlichen Dosen. Kaninchen 6 g, Tauben 3 g, Katzen 8—10 g.

Hierbei ergab sich nun das überraschende Resultat, daß der Aeth. sulf. subkutan in hoher Dosis einverleibt fast momentan tötet, daß ferner auch in ertragbarer Dosis stets bei Aether sulf.

die allerschwersten Zustände herbeigeführt werden, und daß die bedrohlichen Erscheinungen deutlich von seiten der Lungen ausgelöst werden; daß ferner bei dem temperierten Gemisch auch bei tödlichen Dosen die Tiere sehr auffallend länger am Leben bleiben als beim Äther und beim Chloroform; und daß während einer völlig ohne Erregung wie der physiologische Schlaf eintretenden Narkose, welche stundenlang dauern kann, gegenüber dem Aether sulf. und dem Chloroform, beim temperierten Gemisch selbst auf subkutanem Wege absolut keine Atmungsstörungen zu bemerken sind. Ja, es gelingt z. B., Tauben, welche die hohe Dosis von 3 Gramm des temperierten Gemisches subkutan und intramuskulär eingespritzt bekommen haben (Brustmuskulatur), bei dauernder künstlicher Verstärkung der Respiration stundenlang in gleichmäßiger Narkose zu erhalten, ja, sie wieder in den Wachzustand zurückzubringen. So lebten zwei Tauben, welchen ich 3 g des bei 41^{0} siedenden Gemisches subkutan eingespritzt hatte, nach 2 stündiger Narkose noch 18 Stunden, während die so ätherisierten Tauben in wenigen Sekunden und die so chloroformierten nach Minuten verendeten, trotz in gleicher Weise vorgenommener künstlicher Respiration. (Sehr schnelles Schlagen und Drücken auf den Brustkorb). Dabei ist sehr bemerkenswert, daß nach einer jedesmaligen Serie schneller Respirationsbewegungen die Exspirationsluft ganz deutlich den charakteristischen Geruch des temperierten Gemenges annimmt, ein Beweis, daß die Lunge in der Tat die Gasevakuation vornehmlich und direkt übermittelt. Auch zeigte sich, daß nach solchen forcierten künstlichen Atmungen oft ein kurzes Eintreten von Narkosefreiheit einsetzt; die Tauben heben langsam und müde, aber aktiv den Kopf, bis die Membrana nictitans wieder vor den Bulbus gezogen wird. Aufwerfen in die Luft löst in solchen Momenten kurze Flügelschläge aus.

Aus diesen sehr zahlreichen, durch mehrere Monate kontinuierlich fortgesetzten Versuchen schon läßt sich mit Sicherheit schließen, daß der Siedepunkt des Narcoticums und die Körpertemperatur die allerwichtigsten Beziehungen in bezug auf Wesen und Verlauf der Narkose besitzen. Wir sehen ganz typisch die Narkose um so schwerer verlaufen, je weiter sich der

Siedepunkt des Narcoticums von dem Temperaturzentrum der Individuen (37°—41° C.) entfernt. Das trifft sowohl für einen Abstand des Siedepunktes oberhalb wie unterhalb der Temperaturgrenze zu, denn das bei 15° siedende Äthylchlorid macht für sich sehr schwere Symptome bei einer Temperatur von 38—41° des Versuchstieres*). Die Schwere der Narkose äußert sich bei $S > T$ in einer größeren Schnelle des Eintrittes der Giftwirkungen, einer kürzen Dauer des tieferen Narkosestadiums, des baldigen Überganges desselben in absolutes Koma und Tod bei tödlichen Dosen. Bei nicht tödlichen Dosen: schnellerer Eintritt der Narkose, größere Tiefe und längere Dauer der Narkose, langes Nachstadium (Nachschlaf) und tiefe Depression.

Am entscheidendsten scheint mir aber zu sein, daß im Verhältnis zu den beiden anderen Möglichkeiten, $S = T$ oder $S < T$, während solcher Narkosen der Atmungsrhythmus bei $S > T$ am wenigsten alteriert ist. Die Lungentätigkeit ist ganz entschieden um so weniger gestört, je höher (bis zu einer Grenze von 30—34° über der Körpertemperatur) der Siedepunkt des verwandten Narcoticums liegt. Erst in den Stadien des Überganges der Narkose in Koma und Tod treten Störungen der Respiration (in Zahl und Charakter der Respiration) auf.

Es ist für Jeden, der nach dieser Richtung hin die narkotisierten Versuchstiere aufmerksam beobachtet und vergleicht, ganz außer Frage: ein mit Chloroform, Äthylenchlorat, Äthylidenchlorat, Aether Petrolei (hoher Siedepunkt, 65°) narkotisierter Organismus zeigt in bezug auf die Atmung gar keine andere Alteration, als daß die schwere cerebrale Giftwirkung in den extremsten toxischen Grenzen eine auch primär zentral ausgelöste Alteration von Respiration und (wie wir später noch ausdrücklich besprechen werden) Zirkulation indirekt hervorruft. Während des Stadiums des narkotischen Schlafes aber, also bei geringeren Dosen, treten Respirationsstörungen nicht auf, vorzüglich dann nicht, wenn man das Narcoticum mit hohem Siedepunkt mit Luft gemischt verabfolgt. Die Atmung verändert aber diesen, ich möchte sagen, passiven Charakter (passiv gegenüber der Siedetemperatur des Narcoticums), je mehr sich im Experiment der Siedepunkt des temperierten Gemenges der K.-T.

*) Begründung s. u. S. 54 und 57.

nähert, er geht mit deutlicher Vertiefung der Atemzüge und zählbarer Frequenzzunahme einher, wenn die Siedetemperatur des Gemisches der Körpertemperatur angepaßt ist, und es kommt zu ganz turbulenten Respirationsstörungen, zu deutlicher Orthopnoë, Galopprhythmus der Atmung, unter gleichzeitiger Cyanose, wenn der Siedepunkt tiefer liegt als die Körpertemperatur. Diese Störungen lösen sich am heftigsten aus, je weiter sich der Siedepunkt nach unten von der Körpertemperatur entfernt.

Da man es in der Hand hat, den Siedepunkt durch Gemische beliebig zu verschieben, so ließ sich diese Fragestellung ganz exakt erledigen. Und, wenn wir nun sahen, daß auch bei verschobener Körpertemperatur (Taube 41°, Katze 38°, Kaninchen, fiebernd gemacht durch Injektion zersetzter Nährgelatine, 40°) dies Verhältnis von K : S immer dieselben Phänomene bedingt, wenn nicht nur die verschieden temperierten Tiere verschiedener Tierklassen, sondern auch die fiebernd gemachten Individuen derselben Art sich dieser Fragestellung gegenüber genau nach dem Verhältnis von S : T verhalten, so glauben wir mit Sicherheit daraus schließen zu können, daß der Siedepunkt in bezug auf den Respirationsmechanismus von allererheblichstem Einfluß ist*). Die Natur dieses Einflusses liegt auf der Hand: es ist die von der Körpertemperatur abhängige Fähigkeit der Lunge, die gasförmigen Substanzen mit größerer oder geringerer Leichtigkeit zu evakuieren**). Das unterhalb der Körpertemperatur siedende Gas wird bei Körpertemperatur in gespannter Dampfform die Lunge passieren; bei Gleichheit von Siedepunkt und Körpertemperatur wird das Gas mit größter Leichtigkeit mit dem Atmungsprozeß evakuiert werden können, und bei hochliegendem Siedepunkt wird durch die Respiration immer nur so viel den Körper durch die Lungen ver-

---

*) Wie man sieht, bestimmt T den Verdunstungsquotienten. Für den lebendigen Organismus ist also der Verdunstungsquotient abhängig von Siedepunkt und Körpertemperatur, $\frac{S}{T}$.

**) Vielleicht erklärt sich so die größere Leichtigkeit der Kreißenden, Narkosen zu überstehen. Sie besitzen zwei Organe zur direkten Gasevakuation, Lungen und die Placenta!

lassen, als dem Verdunstungsquotienten (z. B. des Chloroforms [65° Siedepunkt] bei 38° C. Körpertemperatur) entspricht. Ich verstehe unter Verdunstungsquotienten diejenige Zahl, welche angibt, wieviel von einer Flüssigkeit sich in einer Zeiteinheit bei einer bestimmten Temperatur und bei bestimmtem Barometerstand in Gasform verflüchtigt, d. h. aus dem flüssigen Zustand in den gasförmigen übergeht. Dieser Verdunstungsquotient ist für die Temperatur des Menschen für das Chloroform z. B. annähernd konstant, wohlgemerkt für den Teil des Chloroformdampfes, der vermöge des Respirationsmechanismus aus dem Körper entfernt wird. Für die Aufnahme bei der Inspiration (Inhalation) ist er natürlich abhängig von der äußeren Temperatur, in welcher sich die Substanz auf der Maske befindet; in den Bronchien nähert er sich dem der Exspirationsluft. Beim Aether sulf. z. B. mit dem Siedepunkt 34,5° ist der Verdunstungsquotient bei Temperatur von 38° $\frac{34}{38}$, gleich einem Bruchteil von 1, gleichsam aktiv, positiv geworden, d. h. bei der Ausatmung verläßt die narkotische Substanz die Kapillaren resp. die Alveolen unter einem gewissen Überdruck: denn die ganze an die Alveolen herangeführte, im Blute zirkulierende, chemisch gebundene Gasmenge hat das Bestreben, möglichst auf einmal die Lunge nach außen hin zu passieren. Meine Experimente mit Äthylchlorid (15° Siedepunkt) beweisen, daß die Differenz, welche zwischen Körpertemperatur und Siedepunkt von 15° C. liegt, = 23° C., für den Atmungsmechanismus noch viel erheblichere Störungen veranlaßt als der Aether sulfur. (34,5°); Differenz 4°. Der Verdunstungsquotient von letzterem ist bei der Applikation mit der Maske abhängig von der Temperatur der umgebenden Luft, also bei Zimmertemperatur z. B. $\frac{34,5}{15}$, der des Chloroforms $\frac{65}{15}$, d. h. es verdunstet mehr Aether sulf. in der Zeiteinheit als Chloroform, und zwar im Verhältnis von $\frac{15}{34} : \frac{15}{65}$ oder 2,25 : 4; also es verdunstet bei 15° Zimmertemperatur fast noch einmal so viel Äther als Chloroform; es gelangt also auch in der Zeiteinheit mindestens noch einmal so viel Äther in die Atmungsluft als Chloroform. Diese bisher nicht berücksichtigten Verhältnisse von Verdunstung und Temperatur könnten nun meiner Meinung nach uns der Frage von der größeren chemischen Valenz des einen oder des anderen Narcoticums etwas näher bringen. Denn nur, wenn man die Temperatur bei der Verdunstung der einzelnen Narcotica berücksichtigt und dieselbe so normiert, daß in der Zeiteinheit gleich viel Narcoticum in Gasform in die Lungen gerät, würde es gestattet sein, auf die chemische Giftwirkung einen Rückschluß zu machen. Es ist doch völlig einleuchtend, daß, wenn ich Äthylchlorid (siedet bei 15°) einatmen lasse, und zwar sagen wir einmal 20 g, im Momente des Aufschüttens aus dem Eisglase genau 20 g in die Atmungsluft eindringen, weil alles verdunstet, während, wenn ich 20 g Chloroform aufschütte, davon bei ca. 20° C. nur der 4.—5. Teil verdunsten und in die Lungen geraten kann. Wollte ich also auf diese Weise die Giftigkeit des Äthylchlorides mit der des Chloroforms vergleichen, so würde ich zu falschen Schlüssen kommen müssen. Ich meine also, daß in einer vorbehaltenen pharmakologischen Untersuchung die einzelnen Inhalationsmengen bei Prüfungen durch Atmungsaufnahme vermittelst der Temperatur ausgeglichen werden müßten, daß also z. B. erst die auf 75° erwärmten 20 g Chloroform gleich viel Substanz an die Lungen herantreten und zur Wirkung gelangen lassen würden, als wenn 20 g Äthylchlorid bei 20° C. eingeatmet werden. Wir müssen auf diese Verdunstungsverhältnisse aber auch bei unseren Narkosen entschieden Rücksicht nehmen.

Denn, dringt einmal das verdunstende Gas in die Lungen, Bronchien und Alveolen ein, so steigt der Verdunstungsquotient auch für das noch auf der Maske befindliche Gas. Es entsteht nicht nur bei der Inspiration über der narkotischen Substanz ein negativer Atmosphärendruck, der die verdunsteten Massen inspiriert, sondern dadurch, daß die verdunstete Gasmenge sofort höher temperiert wird, werden auch die Verdunstungsverhältnisse über der Substanz auf der Maske andere. Bei jeder Inspiration verdunstet also noch mehr, als dem Verdunstungsquotienten beim Atmosphärendruck entspricht. Das hat aber gewiß seine Grenze; denn ganz allmählich füllt sich ja der Bronchialbaum mit Gas an; unmöglich wird die ganze Gasmasse mit jeder Inspiration chemisch innerhalb des kreisenden Blutes gebunden, die Luftsäule über der Maske, also Mundhöhle, Rachenraum, Bronchialbaum, werden gefüllt, und so entsteht die Möglichkeit einer Überspannung der Gase, namentlich wenn der Siedepunkt des Gases unterhalb der Körpertemperatur liegt. Ob nun diese Füllung des Bronchialbaumes mit mehr oder weniger gespanntem narkotischen Gas auf die chemische Bindung desselben innerhalb der Kapillaren von Einfluß ist, darüber wissen wir nichts Sicheres. Es läßt sich nur vermuten, daß bei gesteigertem Partiardruck auch die Aufnahme des Gases vermehrt ist. Anders liegt aber die Sache für die Exspirationsluft. Denn nachdem die narkotische Substanz chemisch gebunden den Kreislauf passiert hat, wird sie an die Lungen zurücktransportiert und ganz selbstverständlich hier an der Stelle der physiologischen Evakuation*) von Gasen möglichst wieder abgegeben. Diese Abgabe erfolgt sicherlich genau entsprechend dem Verdunstungsquotienten des betreffenden Narcoticums bei Körpertemperatur, also es wird in einer Zeiteinheit vom Aether sulf. z. B. bei der Exspiration genau so viel mehr ausgeschieden als vom Chloroform, so viel mehr, als der Verdunstungsquotient des einen den des anderen bei 38⁰ übertrifft, d. h. $\frac{34,0}{38} : \frac{65}{38}$, also beinahe doppelt so viel. Das ist sowohl für die chemische wie physikalische Beurteilung des Narkosemechanismus von ungeheurer Wichtigkeit.

Ist die Lunge in der Tat in dieser Weise gewissermaßen das Ventil, innerhalb dessen der Organismus sich von den einmal aufgenommenen Gasen zu befreien sucht, so ist nach unserer Auseinandersetzung verständlich, warum im allgemeinen uns der Äther bei primärer Narkosewirkung klinisch verhältnismäßig so viel ungefährlicher erscheinen muß. Die Lunge hat bei dem einmal dem Organismus zugeführten Giftmaß Gelegenheit, bei einer jeden Exspiration genau so viel Äther zu evakuieren, als dem Verdunstungsquotienten des Äthers entspricht, d. h. es entweicht bei der Exspiration aus den Kapillaren in die Alveolen aller der Äther, welcher

*) Gase zu evakuieren selbst aus chemischer Bindung, das ist die spezifische Energie der Lungenkapillarendothelien und der Alveolarepithelien.

im Momente der Berührung von Blutstrom und Gefäßendothel der Lungenkapillaren chemisch freigegeben wird. Da für den Äther die Temperatur des Körpers von 38° eine sehr hohe ist, dieselbe wie für Wasser jene von 110°, so kann die chemische Bindung des Äthers, sei es an die Blutkörperchen, sei es an das Plasma, nur eine äußerst labile, eine gegenüber jeder Möglichkeit, ins Freie zu gelangen, lösbare sein. In dem Moment, in welchem der im allseitig geschlossenen Gefäßraume gebundene Äther die Nähe der für diesen Zweck spezifisch befähigten Alveolarepithelien im Kreislauf berührt, in demselben Moment wird er in den Prozeß der physiologischen Gasdissoziation in der Lunge mit einbegriffen, und vermöge der großen Spannkraft der schon bei 34° siedenden Substanz entweicht dieselbe bei Körpertemperatur sogar unter Überdruck.

Vom Chloroform aber kann nur so viel aus der chemischen Bindung weichen, als bei 38° in der Nähe der freien Alveolarräume von dieser Substanz abzudunsten vermag. Es verbleibt also trotz des Atmungsprozesses immer eine große Menge des Chloroforms wirksam und chemisch aktiv im Organismus. So kommt es, daß von Chloroform um so viel leichter Überdosierungen stattfinden können, als der Respirationsakt für sich allein gerade die höher siedenden Substanzen schwerer zu evakuieren vermag. Darum schädigt Chloroform auch erfahrungsgemäß so viel mehr die anderen parenchymatösen Organe für den Stoffwechsel, Nieren, Leber, Herz, als gerade die Lunge. Die pathologischen Befunde meiner Versuchstiere bestätigen in ausgedehntem Maße diese übrigens längst bekannten Tatsachen. Nur sind meine Versuche geeignet, einiges Licht über die Ursache dieser Tatsachen zu verbreiten. Da die Lunge aus den oben erörterten Gründen ungeeignet ist, Chloroform und andere hochsiedende Äther aus dem Blut schnell mit der Luft zu evakuieren, so werden zu seiner Ausscheidung die parenchymatösen Drüsen in Anspruch genommen; darum zeigen diese, wenn sie insuffizient geworden sind, wenn es zum Exitus kam, so reichlich Störungen, welche auf die schwersten Zelläsionen hindeuten, die wir akut auf toxischem Wege erzeugen können: auf die rapide Verfettung der Leberzellen bei Phosphorvergiftung, auf die akute gelbe Leberatrophie. Darum aber auch vermag bei nicht tödlichen Narkosen so häufig das schwerer evakuierbare Narcoticum so viel tieferen Schlaf zu erzeugen, darum der lange Nachschlaf, das Erbrechen, der akute Magenkatarrh, die katarrhalische Nephritis und darum die verhältnismäßig geringe Läsion und mangelnde Symptomenreihe gerade an der Lunge. Denn es ist erstaunlich, wie verhältnismäßig wenig die Lungen der Chloroformtiere affiziert erschienen.

Bei der Äthernarkose sehen wir nun aber in einem gewissen Gegensatze zu dem Chloroform gerade von seiten der Lungen die allerschwersten Störungen klinisch vermittelt und nach meinen Versuchen auch pathologisch-anatomisch demonstrierbar. Unstreitig läßt sich das auch durch den Mechanismus der Atmung und aus den physikalischen Beziehungen des Siedepunktes zur Körpertemperatur vollauf erklären. Da es bei Körpertemperatur der Lunge möglich ist, den Äther in Dampfform zu evakuieren, wird es verständlich, warum zunächst die Narkose um so viel langsamer eintritt als bei Chloroform, trotzdem der Verdunstungsquotient eine so viel größere Menge zu inhalieren und chemisch zu binden gestatten würde. Es gelangt vermöge dieser schnellen Regulation in der Lunge überhaupt nur wenig Äther im Anfang in die Zirkulation und zum Cerebrum. Erst wenn der ganze Bronchialbaum mit in- und exspirierten Ätherdämpfen gefüllt ist, wird mehr und mehr chemisch gebunden, und da mindestens ebensoviel Äther bei der Exspiration evakuiert wird, wie bei der erneuten Inspiration aufgenommen wird, so würde überhaupt die Narkose mit Äther nicht zu erzielen sein, wenn nicht ein klinisch allgemein bekanntes und experimentell stets wiedergefundenes Ereignis eintritt, nämlich die Cyanose: und zwar in den Fällen, in welchen mit der sogenannten asphyktischen Methode vorgegangen wird, mit absoluter Deutlichkeit und da, wo unter langsamer Regulation und Luftbeimengung narkotisiert wird, weniger störend und stürmisch, aber doch immer nachweisbar.

Wie entsteht bei der Äthernarkose der so häufig beobachtete dyspnoische und cyanotische Anfall?

Ich glaube beweisen zu können, daß er nichts ist als der Ausdruck dafür, daß der bei 34,0° schon siedende Aether sulf. bei der Exspiration durch Überdruck eine Retention der Kohlensäure bei der Dissoziation der Gase veranlaßt. Denn erstens fehlt dieser Anfall sowohl bei der Narkose mit höher siedenden Äthern, und zweitens fehlt er auch dann, wenn man mit Aether sulf. allein operiert, aber durch einen Zusatz von 1 Teil Chloroform auf 9mal so viel Äther den Siedepunkt desselben um die 4 Grad erhöht, deren er bedarf, um bei Körpertemperatur zu sieden. Ferner ist der cyanotische und dyspnoische Anfall genau so vom Unterhautzellgewebe, und zwar um so stärker zu erzeugen, je weiter der Siedepunkt der angewandten Äther tiefer unter die Körpertemperatur sinkt, was man mit Hilfe von Chloroform, Aether Petrol., Aether sulf. und Äthylchlorid in jeder beliebigen Höhe für das Experiment einstellen kann! (Natürlich zwischen 15 und 65° C.)

Für Chloroform und für das temperierte Gemenge kommt es aber auch vom Unterhautzellgewebe bei gleichen Dosen keineswegs zum dyspnoischen oder cyanotischen Anfall, der beim Aether sulf. geradezu etwas Verblüffendes hat, wenn man bedenkt, mit welcher Sicherheit wir der subkutanen Anwendung von Aether sulf. excitierende Wirkung zuzuschreiben pflegen. Das hat aber nur für kleine Dosen Geltung und ist sicherlich zum Teil nur der Ausdruck der vermehrten Herzaktion zum Zwecke der Kompensation des durch den Äther gestörten Gasaustausches in den Lungen. Spritzt man z. B. drei Tauben Chloroform, temperiertes Gemenge, Äther je 2 g subkutan ein, so gewinnt es den Anschein, als ob chemisch der Äther die differenteste Substanz von allen dreien wäre, was sie sicher nicht ist, so schnell stürzt das Tier zusammen unter fliegender Respiration, bei Opisthotonus und maximaler Pupillenweite, während selbst bei dem chemisch so viel differenteren Chloroform nichts dergleichen zu sehen ist. Bei dem auf 41° Siedepunkt eingestellten Gemisch aber sinken die Tiere langsam vornüber; der Kopf fällt auf die Brust; die Füße knicken ein; die Membrana nictitans zieht sich bei Tauben vor den Bulbus. Das alles geht so langsam und gemächlich, so ohne Respirationsstörungen vor sich, daß es gegenüber dem stürmischen Ablauf der Ätherinjektion schwer wird, diesen Unterschied vom chemischen Standpunkte aus zu begreifen. Ist doch, wenn Äther die giftigere Substanz wäre, unerklärlich, warum eine Flüssigkeit, welche 90 % Äther enthält, so abweichende Symptome hervorrufen kann. Nein, hier kann eben nur die physikalische Erklärung Verständnis vermitteln. Es ist der differente Siedepunkt beider Flüssigkeiten, die Anpassung des Gemenges an die Körpertemperatur, die günstige Disposition des Organismus, gerade ein Narcoticum von einem Siedepunkt gleich seiner Eigenwärme ohne Störung loswerden zu können — diese Faktoren sind es, welche den Schlüssel zu diesem sonst unerklärlichen Phänomen liefern.

Gerade die Identität des Verlaufes solcher subkutanen Ätherisation mit der durch Inhalation beweist auf das Evidenteste, daß meine Anschauung von der Ursache der Cyanose beim Äther die richtige ist. Der bei der Temperatur der Taube von 41° C. injizierte und sofort dampfende Äther wird auch sofort in den Lungen zu evakuieren versucht; er entweicht aber hier mit solcher stürmenden Gewalt, mit solchem Überdruck, einer so hohen Gasspannung, daß dabei die ebenfalls bei der Exspiration zur Evakuation tendierende Kohlensäure nicht die allseitig geschlossenen, nur in Stigmaten durchlässigen Kapillarräume verlassen kann. Der entweichende Äther stört die Dissoziation von CO_2, und zwar vielleicht schon innerhalb der Kapillare selbst. Die Folge bei tödlichen Dosen ist die Retention von aller CO_2, sichtbare Cyanose, Krämpfe, ungeheure Spannung in den Lungen, Unmöglichkeit arterieller Füllung der gedehnten Lungen, Stauung im linken Herzen und schneller Tod an Erstickung.

Dagegen vermag die subkutane letale Dosis von 3—4 g des temperierten Gemenges bei der Taube zunächst schnelle Narkose hervorzurufen, jede Exspiration befördert eine Menge des Gasgemisches heraus, was man direkt riechen kann, und die gleichmäßige Spannung des gerade bei 41° gasförmigen Gemisches ermöglicht es, ganz lange Narkosen nach solchen subkutanen Einverleibungen zu beobachten. Dabei ist natürlich auch der Respirationsakt gesteigert; denn die Lunge hat ja ebenfalls mehr zu leisten als normalerweise, aber sie bewältigt diese Arbeit unter den Bedingungen der Identität von Körpertemperatur und Siedepunkt des Narcoticums in den für den Fortbestand des Lebens trotz der Narkose günstigsten Bedingungen. Freilich hat auch diese Leistungsfähigkeit der Evakuation der Gase durch die Lunge ihre Grenze, obwohl es, wie wir gesehen haben, gelingt, durch künstliche Respiration auf Stunden den Exitus letalis hinauszuschieben, wobei man sich der Lunge geradezu wie einer Gaspumpe zur Evakuation des Giftes bedienen kann. Aber schließlich wird eben hier auch die Zelle leistungsunfähig, und auch hier tritt der Tod ein*).

Ist aber der Äther durch die Atmungsorgane eingeführt wie bei der Narkose am Menschen, so tritt in den allermeisten Fällen aus demselben Grunde eine Retention von CO_2 und deutliche Cyanose ein; ja erst durch dieselbe gelangt genügend Äther zur zentralen Wirkung. Denn ist einmal die CO_2 retiniert, so gewinnt sie ihrerseits durch Aufspeicherung im Organismus an Spannkraft, sie kommt in den Lungen der des dampfenden Äthers gleich, oder sie übertifft dessen Spannung, und in demselben Augenblicke vermag nun nicht mehr aller Äther in die Alveolarräume zu diffundieren, er selbst wird retiniert, und so kommt es, daß die Cyanose geradezu als eine notwendige Phase in der Äthernarkose erscheinen kann.

Allmählich reguliert sich in der Lunge dieses Mißverhältnis und die Narkose geht relativ ungestört vonstatten**).

Hier liegt einer der wunderbarsten Anpassungsmechanismen vor, welche die Natur aufweist. In der Tat hat der cyanotische Anfall meist „wenig zu sagen“, wie sich die Ätherfreunde ausdrücken, da ja in den meisten Fällen der Organismus durch CO_2-Überschuß sich wieder zu helfen vermag; immerhin ist auf diese Weise aber für mich völlig ausreichend erklärt, worin die auffällig häufigen oft schweren Lungenaffektionen ihren Grund haben — in der ungeheuren Leistung, welche der Lunge zugemutet wird, den unter so hoher Spannung stehenden

*) Die Tiere ohne künstliche Respiration erliegen viel früher der Dosis. Jede Serie künstlicher Respirationsstöße erleichert das Tier sichtlich und fördert nachweislich wie durch einen Pumpmechanismus riechbares Gas heraus.

**) Die Äthernarkose ist also nicht rein, sie wird kompliziert durch CO_2-Intoxikation.

Äther zu evakuieren, ohne durch CO_2-Retention den Fortbestand des Lebens zu gefährden; aus diesen Mehrleistungen entstehen dann jene Zustände von akuter Bronchitis und Pneumonie oft bedrohlichen Charakters. Dieses Zerren und Schieben der hochgespannten Gase des Äthers und der CO_2 in den Alveolarumkleidungen, in den feinsten Bronchien, diese erhöhte Spannung in den feinen Interstitien und an den zarten Alveolarepithelien wirkt geradezu wie eine Ursache zu einem akuten Emphysem der feinsten Bronchien und der elastischen Lungenmaschen, und wenn man einen solchen Zustand chronisch unterhalten könnte, so würde man auch solche Lungen sicher im Zustand eines echten Emphysemes experimentell erzeugen können. So aber finden wir naturgemäß die Lungen in den Ätherleichen total atelektatisch; denn, nachdem der Tod eingetreten ist, kann natürlich der in den Lungen befindliche Äther durch die Kommunikation nach außen abdunsten resp. entweicht im Augenblick der Eröffnung des Brustraumes, und gerade die vollendete Atelektase, der ungeheure Kollaps der Ätherlunge in den Leichen ist für mich der sicherste Beweis für die Stichhaltigkeit meiner Anschauung. Wie anders ließe sich eine Atelektase in einer Lunge, die geatmet hat, hier erklären? Nur wenn alle Atmungsgase durch die hohe Spannung des Äthers die Kapillaren überhaupt nicht verlassen haben, wenn keine Luft von der Lunge produziert werden konnte, wenn im Momente der heftigsten Füllung des Lungenparenchyms allein mit Ätherdampf bei subkutaner Einverleibung letaler Dosen die Arterienfüllung ausbleibt, und die Venen von CO_2 (überladenem Blut) strotzen, nur dann vermögen wir das Bild der völligen Atelektase im Experimente zu erhalten. Akute Atelektase heißt eben völliger Kollaps aus Luftmangel, und in meinen Experimenten erhalte ich bei tödlicher Subkutandosis von Äther stets komplette Atelektase, — nun — ein deutlicherer Beweis dafür, daß der Äther die behaupteten Störungen veranlaßt, Gasdissoziation stört und Luft retiniert, ist nicht zu liefern.

Denn ganz kongruent mit diesen Anschauungen finden wir die Lungen der am temperierten Gemisch verstorbenen Tiere mäßig lufthaltig, cyanotisch und von fast doppeltem Volumen.

Auch hier hat schließlich die Mehrleistung der Lungen bei zu hoher Dosis zum Tode geführt, aber nach stundenlangem Kampf zur Evakuation der Gase, während dieselbe Ätherdosis wie mit einem Schlage zum Tode führt. Und doch enthält das temperierte Gemisch fast 90% Aether sulf. Es vermag die physikaische Differenz eines Siedepunktes von wenigen Graden (bei Tauben 7°) in dem Gasaustausch des Organismus also Unterschiede von allerweitgehendster Bedeutung zu bewirken.

6. Hie Äther — hie Chloroform. Womit sollen wir narkotisieren?

Ehe ich von dem Übergang dieser Vorstudien zur direkten Anwendung des auf die Körpertemperatur eingestellten Gemisches beim Menschen berichte, will ich die Beiträge, welche meine Experimente für die Streit- und Tagesfrage vielleicht enthalten, etwas näher präzisieren.

Wenn man neuerlich mit großem Aufwand von leider nur statistischem Material Lanze um Lanze für den Aether sulfuricus bricht und das Chloroform als ein „tückisches Herzgift“ perhorresziert, so muß zunächst betont werden, daß wir eben, weil der Ather vermöge seiner größeren Flüchtigkeit so viel schneller durch die Lungen eliminiert wird, eigentlich kein Recht haben, von seiner geringeren Ungefährlichkeit als Gift in chemisch-pharmakologischem Sinne, im Sinne der Pharmakodynamik gegenüber der Zelle zu sprechen. Denn es ist von dem Gesichtspunkte der Verdunstung und des Siedens aus betrachtet durchaus nicht ausgemacht, ob jemals so viel Aether sulfuricus im Organismus kreisend anwesend ist oder ertragen werden kann wie Chloroform, von welchem chemisch vielleicht mehr an Menge durch den Atmungsprozeß gebunden wird als vom Äther, aber es ist für mich ausgemacht, daß der Organismus vom Chloroform in gleicher Zeiteinheit sehr viel weniger eliminieren kann als vom Äther, so daß beim Chloroform sicherlich leichter eine letale Aufspeicherung und Retention statthaben kann als beim Äther. Da, wo wir vom Äther gleiche Dosen im Organismus erhalten können wie im subkutanen Experiment und bei vorhandener Insuffizienz der Atmung, finden wir die Wirkungen des Äthers im pharmakologischen Sinne durchaus nicht weniger deletär.

Nun muß freilich zugegeben werden, daß der Äther vermöge dieser seiner physikalischen Verdunstungseigenschaften im allgemeinen sicherlich das verwendbarere Narcoticum gegenüber dem Chloroform darstellt, wenngleich ich die optimistischen Anschauungen von Garré, Landau, Großmann, Koerte aus Gründen meiner Erfahrungen im Experiment nicht teilen kann. Die größere Schwierigkeit, mit Äther Narkose zu erzeugen, ist für mich an sich gar kein Grund, der allgemeinen Anwendung des Äthers nicht dennoch das Wort zu reden, denn wenn wirklich theoretisch und praktisch der Äther ungefährlicher sich darstellte als das Chloroform, so handelt es sich doch nicht nur um größere oder geringere Unbequemlichkeit für den Arzt bei der Narkose, sondern eben nur um größere Sicherheit des Menschenlebens, welche Ausschlag geben müßte.

Aber einmal erweisen meine Experimente, daß die Inhalation von Äther, die Regulation von CO_2-Abgabe und der Ätherüberdruck in den Lungen, der Ausgleich der dadurch gesetzten Irritation der feinen Atmungsmechanismen Anforderungen an die Lungen stellen, von welchen ich nicht weiß, ob sie den durch das Chloroform gestellten Aufgaben für die parenchymatösen Organe nicht völlig die Wage halten. Nicht jede Lunge wird primär dieses wunderbare Anpassungsvermögen besitzen, wie es der Äther erfordert, und auch sekundär wird nicht jede Lunge die gehabte Anstrengung ohne Störung überwinden. Hat man sich doch von vorneherein genötigt gesehen, vor Anwendung des Äthers bei Lungenaffektionen zu warnen, gewiß mit Recht, denn eine in ihrer Atmungsfläche irgendwie beschränkte Lungentätigkeit vermag eben nicht nach meiner Anschauung genügend große Mengen des Gases in gleicher Zeiteinheit zu evakuieren wie die normale Lungenfläche; dann kommt es zu Aufspeicherung, zu Retention von Äther wie sonst leicht bei Chloroform, und die dann beobachteten primären Störungen lassen in der Tat den Äther fast für bedrohlicher als chemischen Körper erkennen, als das Chloroform es zu sein scheint. Dr. Luther in Magdeburg verlangt, daß man bei Nierenkrankheiten kein Chloroform geben solle, weil eben die Ausscheidung des Chloroforms nur bei Intaktheit der Nieren möglich wird; Garré findet in Lungenkrankheiten eine Kontraindikation für Ätheranwendung — nun, das hält sich von allgemeinen Gesichtspunkten aus wohl die Wage. Wenigstens würde ein so generalisierender Streit schließlich auf die Doktorfrage hinauslaufen, was für den Fortbestand des Lebens wichtiger ist, die Nieren oder die Lungen. Chloroform schädigt, allgemein gesprochen, die einen, Äther die anderen. Wer vermag abzuwägen, was schwerer wiegt? Gefährlich sind eben leider beide Arten der Narkose und das statistisch zahlenmäßig ausdrücken zu wollen in unberechtigter, verallgemeinernder Weise, wo es sich doch um Individuen handelt, ist eben deshalb so unangängig, weil, wie Nußbaum sich einmal sehr drastisch ausdrückte, es dem an Narkose Verstorbenen sehr gleichgültig sein kann, ob er der 3- oder 30 tausendste war, der an die Reihe kam, ebenso gleichgültig wie das Problem, ob er der Nieren- oder Atmungsüberlastung zum Opfer gefallen ist.

Die Ätherfreunde leugnen ja auch gar nicht die ungeheuere Häufigkeit der kapillären Bronchitis, und ebensowenig wie Fehlen von Eiweiß im Harne beweist, daß nicht die Nieren nach Chloroform dennoch an den Rand ihrer Leistungsfähigkeit gekommen sind, ebenso wenig beweist auch das Fehlen von Bronchiolitis hier und da, daß die Lungen während der Ätherwirkung in keiner Gefahr waren. Wenn jemand eine Narkose übersteht, so kann er trotzdem sich in hoher Gefahr befunden haben. Die inzwischen leider reichlichst bekannt gewordenen Äthertode nach Ablauf der Narkose und die 5 mir bekannten Fälle von Äthertod auf dem Operationstische verkleinern doch den stolzen Quotienten von 1 : 27000 schon recht erheblich, und jeder neue, sicherlich nicht ausbleibende Todesfall nähert diese hohe Summe glücklicher Narkosen bedenklich der Mortalität beim Chloroform. Wie wollen wir immer individuell feststellen, ob die Lungenaktion suffizient genug ist, den gespannten Ätherdampf zu bewältigen, ob nicht die zu einer bestehenden Zirkulationsstörung gesetzte CO_2-Vermehrung im Anprall der Gase aufeinander den Tod herbeizuführen geeignet ist, wie ja in der Tat bei jenem Äthertod in der Charité 1894 gerade wegen eines Herzfehlers die Äthernarkose gewählt war, und gerade hier der Tod, vielleicht wegen der Ätherwahl, eintrat. Wer möchte das entscheiden! Für viele Leute mag der Äther gefährlicher sein als das Chloroform, und mancher mag dem Chloroform erliegen, welcher bei Ätheranwendung am Leben geblieben wäre. Hier zu generalisieren, zeugt von wenig Respekt vor der ungeheuren Variabilität der Natur und ihrer Geschöpfe! Wie aber wollen wir erkennen, welches von beiden Mitteln für ein Individuum das bessere ist, ohne jeden Versuch einer Individualisierung, ohne irgend eine Theorie der Narkosenwirkung und ohne bessere Kenntnis vom Getriebe des Organismus überhaupt?

Mein Versuch einer solchen Möglichkeit zu individualisieren, in bezug wenigstens auf die immerhin variable Körpertemperatur und oft die besondere Form der gewählten Narkose im gegebenen Falle, mein Versuch einer physikalischen Theorie der Aufnahme- und Abgaberegulation der Narcotica hat durch meine Experimente über die Tatsächlichkeit des Einflusses der Siedepunkteinstellung auf den günstigen Verlauf der Narkose zur naturgemäßen Folge der Aufstellung einer neuen Methode der Narkose beim Menschen geführt, welche von mir an nunmehr über 6000 Narkosen in immer gleicher Symptomenreihe und ohne jeden bösen Zwischenfall ausgeführt worden sind.

7. Neues Verfahren zur allgemeinen Narkose.

Ebenso groß, ja fast noch größer als gegen meine Methode der Infiltrationsanästhesie, ist der Widerstand meiner direkten Fachgenossen gegen meine Methode „der Narkose mit ätherischem Siedegemisch“ im Beginn gewesen, und wenn die lange ersehnte Bestätigung der Richtigkeit meiner Beobachtungen über Narkose in sachlichster Weise durch Ruge (Charité-Annalen 1896) und durch Noack (Münch. med. Wochenschrift Nr. 6, 1897)*), ferner in fast begeisterter Weise durch Prof. William Meyer und Dr. Maduro in New-York hat stattfinden können, so ist für mich gar kein Zweifel vorhanden, daß auch diese meine Methode ganz allmählich sich den ihr gebührenden Platz erobern wird. Denn sie übertrifft an Sicherheit der Handhabung unsere bisherigen Formen der Narkose insge-

---

*) Soeben auch durch Stabsarzt Dr. Joh. Müller in seiner sehr sorgfältigen Arbeit über „Anaesthetica“. Daselbst sind auch meine Siedepunkts- und Tierexperimente vollauf bestätigt worden. Also doch!

Dr. Joh. Müller, Anaesthetica. Berlin, Mitscher & Röstell.

samt so bedeutend, daß ich von der Fürsorge der deutschen Chirurgen für die sich ihnen anvertrauenden Kranken mit Sicherheit erwarte, daß sie sich auf die Dauer den handgreiflichen Vorzügen derselben nicht werden verschließen können.

Nach vielen Versuchen ist es mir gelungen, dreierlei Gemische herzustellen, welche leicht in jeder Apotheke anzufertigen sind (S. 69).

In den vorhergehenden Auflagen dieses Werkes sind für die Narkose mit Siedegemischen beim Menschen Gemenge von Chloroform, Aether sulf. und Aether Petrol. zugrunde gelegt mit der ausdrücklichen Forderung, daß der verwendete Petroläther einen Siedepunkt von 65° haben müsse. Es hat sich nun herausgestellt, daß solch ein Äther nicht überall gleich leicht erhältlich ist, und ferner, daß z. B. der in Amerika erhältliche Petroläther an sich ganz andere Eigenschaften hat als der bei uns käufliche. Das konnte natürlich leicht zu divergenten Beobachtungen führen, und ich habe mich entschließen müssen, trotzdem ich bei weit über 1000 Narkosen mit den alten Gemischen nur ausgezeichnete Narkosen ohne jede Albumenausscheidung, ohne jede Exzitation und übele Neben- oder Nachwirkung (ohne jede Asphyxie oder Störung der Herzbewegung) beobachten konnte, zu der Siedepunkteinstellung einen konstanteren Äther zu verwenden. Dieser bot sich dar in dem Äthylchlorid, dessen Eigenschaften, auch wenn ein anderes als das von mir verwendete Präparat des Dr. Hennig, etwa das französische von Bengué oder von Pictet, zur Mischung bevorzugt werden sollte, in den wesentlichen Punkten der chemischen Zusammensetzung und des konstanten Siedepunktes zureichend erscheinen.

Ich stelle mir die Mischungen auf folgende Weise her (diese Vorschriften sind für den dieselben anfertigenden Apotheker von Wichtigkeit):

In einem Meßzylinder werden 8 Volumteile (ccm) Chloroform (Marke E. H.) abgemessen, und zu dieser Menge werden 4 Teile Äthylchlorid einströmen gelassen derart, daß nach Entfernung der die Äthylchloridröhre (Hennig) verschließenden Metallschraube der bei 15° ausströmende siedende Äthylchloridstrahl senkrecht den Chloroformspiegel im Meßzylinder trifft (s. S. 69). Da Äthylchlorid sich sofort im Chloroform auflöst, so steigt natürlich die Flüssigkeitssäule. Hat dieselbe 12 Volumteile erreicht, so wird der Äthylchloridzustrom abgebrochen und das verwandte Glasröhrchen wieder verschlossen. Dann muß das Gemenge langsam und gleichmäßig umgeschüttelt und darnach kontrolliert werden, ob kein Volumverlust stattgefunden hat, welcher durch neues Einströmenlassen von Äthylchlorid zu ersetzen wäre. Diesem nunmehr also 12 Volumenteile enthaltenden Gemenge werden 36 Teile reinsten Aether sulf. hinzugefügt, so daß im ganzen 48 Teile resultieren. Ein so hergestelltes Gemisch siedet (15^0 Zimmertemperatur, mittlerer Barometerstand) bei 38—39^0 Celsius. Für die höheren Grade S = 39—40^0 müssen 8 Chloroform, 4,5 Äthylchlorid und 36 Aether sulf. gemischt werden, für S = 40—41^0 gehören 8 Chloroform, 2 Äthylchlorid, 36 Aether sulfur.

Die einfachen Verhältniszahlen für die Siedegemische sind also folgende:

	I.	II.	III.
	S. = 38^0	S. = 40^0	S. = 42^0
Chloroform	4	4	4
Äthylchlorid	2	1,5	0,5
Aether sulf.	12	12	12

Nach diesen Rezepten können also Gemenge von 18, $17\frac{1}{2}$, $16\frac{1}{2}$ oder in doppelter Menge 36, 35, 33 oder in dreifacher 54, $52\frac{1}{2}$, $49\frac{1}{2}$ Teilen hergestellt werden. Für eine Narkose von mittlerer Dauer dürfte das Dreifache obiger Verhältniszahlen, ein Meßzylinder in ccm-Graduierung zugrunde gelegt, genügen.

Vom Apotheker würden folgende Rezepte anzufertigen sein:

I. Rp.

Chloroform 16 ccm,

darin laß einströmen

Äthylchlorid 8 ccm,

zu beiden mische

Aether sulf. 48 ccm.

M.D. in vitro nigr. S.

Schleichsches Narkosengemisch I.

II. Rp.
Chloroform 16 ccm,
darin laß einströmen
Äthylchlorid 6 ccm,
zu beiden mische
Aether sulf. 48 ccm.
M.D. in vitro nigr. S.
Schleichsches Narkosengemisch II.

III. Rp.
Chloroform 16 ccm,
darin laß einströmen
Äthylchlorid 2 ccm,
zu beiden mische
Aether sulf. 48 ccm.
M.D. in vitro nigr. S.
Schleichsches Narkosengemisch III.

Für Kontrollversuche meiner früheren Narkosen seien hier die Verhältniszahlen für Chloroform, Aether Petrol. und Aether sulf. gleichfalls wiederholt.

	I.	II.	III.
Chloroform	15	15	10
Aether Petrol.	5	5	5
Aether sulf.	60	50	27,0

Ich pflege vor der Narkose stets die Lippen und die Nase des Patienten mit Vaselin oder Lanolin vor Äthererosionen zu schützen. Neuerdings bediene ich mich ausschließlich einer Maske, welche wegen ihrer Einfachheit, schnellen Improvisierbarkeit und Wirksamkeit vor allen mir bekannten Masken für Narkose den Vorzug verdient. Dieselbe kann jederzeit von jedem Arzte aus einem Stück Pappe und einem frisch gewaschenen Handtuche in wenigen Minuten hergestellt werden. Wie ich von amerikanischen Kollegen, denen ich diese Maske verdanke, höre, ist dieselbe in Amerika zwecks der Äthernarkose fast überall in Gebrauch.

Man nehme ein Stück Pappapier (derbes Paketpapier in doppelter Lage zusammengefaltet) von etwa 90 cm Länge und etwa 15 cm Breite und lege diesen Pappstreifen auf ein flach ausgebreitetes, grobes, natürlich reines Handtuch von 106 cm Länge und 40 cm Breite*) derart, daß links nur ein schmaler Streifen, rechts etwa 20 cm vom Handtuch unbedeckt bleiben. Vom unteren Rande bleibt so viel von dem Handtuch unbedeckt, daß die über die Pappe geschlagene Kante desselben gerade den oberen Rand des Pappstreifens erreicht. Oben stehen dann etwa 9 cm vom Handtuch beim Überfalten seines unteren Teils über die Pappe frei hinaus. Alsdann faltet man den linken freien Handtuchstreifen fest über die Pappe und knifft dann, alles in gleicher Lage lassend, Handtuch und Pappe von links her um 15 cm, also ein ziemlich quadratisches Stück der Pappe nach rechts hin um. Dann steht eine doppelte Lage vom oberen freien Handtuchrande über die quadratisch gefaltete Pappe ab. Diese wird zur Hälfte in einem Winkel von 45^0 eingefaltet, so daß ihr linker Rand den oberen Rand des nun bedeckten Pappstreifens berührt. Nunmehr folgt die zweite und etwa sechsmalige Kniffung der Pappe, so daß von links her die Pappe gleichsam aufgerollt wird mit einer jedesmal stattfindenden Umbiegung von 15 cm zu 15 cm ihrer Länge. Ist die Pappe somit ganz zu einem platten Zylinder aufgerollt, so wird der oben frei überstehende Teil der Handtuchlagen von oben über dies quadratisch-zylindrische Pappstück umgeschlagen und mit einigen Sicherheitsnadeln festgesteckt. Es folgt die Umlegung des rechtsseitigen, freien Handtuchrandes über die Papplagen und ihre Befestigung mit ebensoviel Sicherheitsnadeln. Dann ist die Maske fertig. Nimmt man sie in die Hand, so besitzt sie einen unten offenen Hohlraum, welchen man wie eine viereckige Düte ausweitet zu einem kleinen Zylinderhut. In die Höhlung desselben tut man eine Handvoll steriler Watte.

Die erste Dosis des Narcoticums für den besonderen Fall (eine der drei obigen Mischungen mit Äthylchlorid) wird nun auf diese Watte in den Zylinder gegossen und nunmehr durch ziemlich festes

*) Für kleinere oder größere Handtücher muß natürlich die Größe des Pappstückes entsprechend modifiziert werden.

Aufdrücken des Hohlzylinders dem Patienten über Nase und Mund dergestalt gestülpt, daß der obere Rand zwischen den Augenbrauen die Nasenwurzel, der untere das Kinn berührt. Die obere Kante der Maske wird von der Hohlhand des Narkotiseurs umgriffen und fest angedrückt. Die Maske läßt vermöge ihrer partiellen Porosität Luftzufuhr zu; sie läßt das Gesicht und die Augen frei; sie gestattet zeitweiliges energisches Absperren der Luft; sie ist stets sauber, weil immer frisch zubereitet, aseptisch (nicht unwesentlich bei Äthernarkosen!) und schützt vollständig vor Arrosion der Haut durch überlaufendes Narcoticum. Beginnt sich das Sensorium des Patienten zu trüben, was manchmal bei Mischung I lange dauern kann, eine Widerstandskraft des Intellektes, die bisweilen nur durch Dosen der Mischung II und auch III gebrochen wird — die 3 Mischungen stehen immer bereit neben dem Narkotiseur auf einem Tischchen —, so tränkt man in Dosen von 20 zu 20 Gramm von neuem die Watte im Zylinder, bis die Toleranz vorhanden ist. Diese wird — einige Fälle tiefster Muskellähmung abgerechnet, welche nur mit Siedegemisch III erzielt wird — stets mit Mischung I (oft nur Spuren des Narcoticums nötig) unterhalten.

Diese Zylindermaske verdient allgemeine Einführung.

Ich habe über die Methode auf dem Chirurgenkongreß 1895 (Bericht desselben), ferner in Liebreichs Enzyklopädie der Therapie unter dem Artikel „Allgemeine Anästhesie" und in der „Zeitschrift für praktische Ärzte" 1896 ausführlich berichtet.

Auf diese Weise bin ich in der Lage, Patienten, welche einer kurzen Narkose bedürfen, unmittelbar nach Beendigung der Operation schon wieder wach zu haben; denn narkotisiert man bei S = T (Siedegemisch I), so genügen einige Atemzüge, und der Patient erwacht; so leicht wird das bei Körpertemperatur siedende Gemisch wieder evakuiert. Bedarf ich aber einer länger dauernden und tieferen Narkose, so wird der Siedepunkt höher gewählt (Siedegemisch II oder III), weil alsdann der geringe Überschuß, welcher mit der Atmungsluft auf dem Wege der langsameren Verdunstung nicht sofort eliminiert werden kann, den tiefen Schlaf mit möglichst kleiner Dosis erzeugt. In keinem der Fälle hat uns dieses individualisierende Verfahren der angepaßten Narkose im Stich gelassen. Ferner geht aus den genau geführten Protokollen hervor, daß man auf diese Weise allein durch den Atmungsmodus die Narkose regulieren kann. Bei großen Dosen wird die Atmung schneller und tiefer nach eingetretener Narkose, weil die Lungen größere Anstrengung machen, die aufgehäufte Menge des Gasgemisches zu evakuieren, und bei Fortfall der Neuzufuhr kehrt die Atmung wieder zur Norm zurück. Damit kongruent geht die CO_2-Pupille mit Dilatationszunahme und die Schlafpupille mit Dilatationsabnahme (resp. Enge). Der Puls, der immerhin kontrolliert wird, wurde durchgehends voller gespannt, selten frequenter, einige Male verlangsamt befunden. Nach dieser Richtung waren die Verhältnisse genau wie bei Äthernarkosen.

Die Dauer des Eintrittes der Narkose ist ebenfalls abhängig von dem gewählten Siedegemisch; bei $S = T$ dauert es weniger lange als bei den von mir beobachteten Äthernarkosen, aber länger als beim Chloroform. Bei $S > T$ waren die verbrauchten Mengen geringer als bei $S = T$. Die höchste von mir verwandte Menge betrug 180 g des Gemenges No. III bei einer fast $1^1/_2$ stündigen Narkose wegen komplizierter Uterusexstirpation.

Das Exzitationsstadium war selbst bei Potatoren sehr wenig ausgeprägt; es fehlte sonst fast ganz. Die Narkose war stets tief genug, um völlige Analgesie zu erzielen. Bei Kindern oder Greisen zeigten sich keine Abweichungen von der Art der Narkose. Bei gynäkologischen Operationen wurde stets eine volle Erschlaffung der Bauchdecken erreicht. Cyanose trat niemals ein.

Nach der Narkose erschienen uns die Patienten stets frischer und aufgeweckter als nach Chloroform oder Äther. Erbrechen trat in gleicher Häufigkeit auf wie bei jenen. Sicherlich nicht häufiger. Stundenlange Übelkeiten waren niemals vorhanden, ebensowenig wie Nachwirkungen über länger als 5—6 Stunden. Speichelfluß oder Bronchitis trat nicht ein. Bei einem Kinde mit Bronchopneumonie nach Diphtherie verschlimmerte sich der Zustand nach erstmaliger Narkose absolut nicht; erst nach einer wiederholten Betäubung trat vermehrter Husten, Fieber und Auswurf ein (was sicherlich bei reinem Äther in höherem Maße der Fall gewesen wäre). Das Kind erholte sich in 24 Stunden völlig.

Bei einer Kranken mit 140 Pulsen und Geräusch über der Mitralis trat während der Narkose Absinken der Frequenz des Pulses bei großer Fülle des Radialrohres auf 100 Pulsschläge ein*).

Ein junger Mann mit doppelseitiger Spitzeninfiltration wurde wegen Drüsenexstirpation am Halse narkotisiert während $^{3}/_{4}$ Stunden. Er verließ schon 4 Stunden nachher meine Klinik zu Fuß. Derselbe hat keinerlei Beschwerden nachher gehabt. Kein Erbrechen.

Mehrere Kinder wurden zur Tracheotomie gebracht in sehr dyspnoischem Zustand. Sie haben sämtlich die Narkose gut vertragen, und es trat keine Narkosekomplikation auf.

Bei fiebernden Individuen ließ sich die Narkose bei entsprechend erhöhtem Siedepunkt ohne jede Störung vollziehen**) (Gemisch II resp. III)***).

Die Erfahrungen, welche ich mit diesem Gemisch bisher machen konnte an mehr als 6000 Narkosen, besitzen eine volle Beweiskraft; sie erweisen für mich, daß ich in allen zur Narkose gelangten Fällen mit dieser Art der individualisierenden Auswahl des Gemenges zum Ziele kam. Ein Mißerfolg war schlechterdings nicht zu verzeichnen. Ich hoffe auch, daß die hier entwickelten Anschauungen zu ausgedehnteren Versuchen auch anderer führen werden. Ist doch an sich die Verwendung von Mischungen nichts Neues; wir besprachen schon die Aussicht, welche vom chemischen Standpunkte aus gemischte Narkosen wie: Bromäthyl, Chloroform, — Chloroform und Äther, gewähren und können natürlich in der Verwendung von verschiedenen Narcoticis hintereinander keinerlei Vorteil von unserem Standpunkte aus anerkennnen. Anders schon steht die Frage gegenüber den echten Gemischen, welche bisher zur Narkose benutzt wurden. Nun, die englische Chloroform-Alkohol-Äthermischung im Verhältnis von 1:1:3 und die damit identische Billrothsche Mischung streben ja instinktiv bis zu einem gewissen Grade das

---

*) Diese Frau wurde 2mal innerhalb 8 Tagen narkotisiert und überstand beide Narkosen gleich gut.

**) Äthernarkosen bei Fiebernden verlaufen erfahrungsgemäß ungünstig.

***) Früher schon Chloroformierte müssen oft mit noch höheren Siedepunktsgemischen behandelt werden. Es ist dann etwas Chloroform dem Gemisch III zuzusetzen. (Von Noack bestätigt.)

Postulat an, welches ich auf Grund meiner Erfahrungen hier aufstelle: Annäherung des Siedepunktes an die Körpertemperatur. Denn dieses Gemisch siedet bei 50—53°, immerhin um 15° näher der Körpertemperatur als Chloroform allein, und es gereicht gewiß meiner Anschauung nur zur Stütze, wenn in der sehr lesenswerten Chloroformdebatte der Londoner med. Gesellschaft (Lancet Nr. 3678) Dr. Joseph White in Nottingham über 4079 Chloroform-, 798 Äther- und 1493 Äther-Alkohol-Chloroformnarkosen berichtet und der letzteren Mischung unbedenklich den Vorzug gibt. In dieser auf völlig wissenschaftlicher Höhe gehaltenen Debatte ergab sich als gemeinsames Resultat, daß man mit dem Gemische die meisten Chancen für das Wohl der Patienten habe. Auch die Wiener Klinik ist, soviel ich weiß, überzeugt, in dem Äther-Alkohol-Chloroformgemisch ein sicheres Anästheticum zu besitzen.

Der wissenschaftliche Grund nun, welcher diese große Summe von Erfahrungen aus England und Österreich begreiflich macht, ist nach meiner Meinung die erzielte Herabsetzung des Siedepunktes. Denn da die Äther miteinander gemischt nicht getrennt verdunsten, eine Tatsache, die bei echten Lösungen, welche diese Äther auch darstellen, überall zu beobachten ist*): so tritt bei der Inhalation eben gleichzeitig jedes dem Gemenge angehörige Gas unter gleichem Verdunstungsquotienten in die Lunge ein. Es kann aber auch, je näher dieser Verdunstungsquotient bei der Exspiration mit dem eingestellten Siedepunkt übereinstimmt, also = 1 wird, die Lunge um so mehr von jedem Komponenten des Gasgemenges bei der Exspiration evakuieren.

Der Einwand, den man aus theoretischen Gründen — gegen die praktischen Vorzüge meiner Narkose ist schlechterdings nichts vorzubringen gewesen — gegen diese Anschauungen vorgebracht hat,

---

*) Chloroform z. B. wird vom Äther gelöst. Aether sulf. löst sich in Äthylchlorid; sie mischen sich nicht nur. Von echten Lösungen ist sonst die erzielte Verschiebung des Siedepunktes, der Siedeverzug, längst bekannt, so z. B. wird der Siedepunkt des Wassers verschoben, wenn man Kochsalz in ihm löst. Einfache Gemische verschieben natürlich den Siedepunkt nicht. Bei diesem Mischungsverhältnis, nicht bei dem der Lösungen, findet der Vorgang der fraktionierten Destillation Anwendung.

ist folgender: daß die Dissoziation der Gase, der Übertritt der Exspirationsgase aus den Kapillaren in die Alveolen, unabhängig vom Siedepunkt der aufgenommenen Narcotica stattfinde. Diese für die physiologische Atmung sicher feststehende Tatsache, die Abhängigkeit der Dissoziation vom Partiardruck, wird aber für die pathologische Atmung in der Narkose durch das Experiment der subkutanen Einverleibung des Narcoticums vollständig widerlegt. Wenn man 3 Tieren gleichzeitig dieselbe nicht letale Dosis je von Äther, von Chloroform und meinem Gemisch I subkutan einverleibt, so erscheint in jedem Falle die ätherische Substanz viel früher und viel intensiver riechbar in der Exspirationsluft als der Dampf der hochsiedenden Chloroform, Ätherchlorid oder Aether Petrolei, ein gewiß exakter Beweis, daß ein vom Blute gebundenes Gas um so früher durch die Alveolen abgeschieden wird, je näher sein Siedepunkt der Körpertemperatur liegt. Ja, es ist sogar nachweisbar, daß das Chloroform, welches sonst erst viel später ausgeatmet wird, im Speichel des Tieres durch die Jodprobe schon zu einer Zeit in der Atmungsluft erscheint, zu welcher sonst nur der Aether sulf. (S. = 34°) auftritt. Man braucht nämlich nur Mischungen mit herabgesetztem Siedepunkt (38°) von Chloroform und Äthylchlorid anzufertigen, in welchen das Chloroform chemisch nachweisbar bleibt, die dann von einem subkutan mit dieser Mischung narkotisierten Tiere ausgeatmete Luft enthält sehr bald Chloroform (es wird der Speichel mit Jod rot gefärbt), während nach Einspritzung reinen Chloroforms das Chloroform allein erst nach viel längerer Zeit im Speichel nachweisbar wird. Das beweist meines Erachtens zur Evidenz, daß auch die Ausscheidung des Chloroforms in meinen Siedegemischen eminent schneller bewerkstelligt wird, als es sonst bei reiner Chloroformanwendung physikalisch möglich ist. Es wird eben durch die schneller verdampfenden Äther geradezu mitgerissen.

Darum genügt es auch nicht, den Siedepunkt der Körpertemperatur nur anzunähern, wie es in jenen englischen Mischungen unbewußt geschieht, sondern man muß denselben in unmittelbarste Nähe der Körpertemperatur bringen, ganz identifizieren bei ganz kurzen Narkosen, bei welchen eine schnelle Operation, ein Schnitt, ein Stich, eine Extraktion, genügen und gleich hinterher Erwachen eintreten kann, um 2—3 Grade höher, wo tiefe Narkosen mit langer Dauer erwünscht sind. Solange wir nicht bessere Einsicht in das Wesen des Chemismus der Narkose besitzen, sind wir angewiesen, den bisher unfruchtbaren Weg der Korrektur der Narkose unter chemischem Gesichtswinkel zu verlassen.

Sieht man doch schon an dem seit 50 Jahren erprobten und täglich verwandten Chloroform, daß es nicht so leicht ist, z. B. die Frage zu entscheiden, ob dasselbe einen Einfluß auf die Herztätigkeit direkt oder indirekt besitzt.

Während die Hyderabad-Kommission zu dem Resultate kam, daß ein solcher Einfluß vom Herzinnern her nicht bestehe, und daß nur die zentrale vasomotorische Reizung im Sinne des Schutzes des Gehirns durch Vagusreiz und Herabsetzung des Blutdrucks einen Einfluß auf den Herzgang ausübe, traten Gaskell und Shore mit ihren genialen Kreuzungsversuchen hervor, die gerade einen direkten Einfluß auf das Herz nachweisen sollten. Allein Lawrie widerlegte schon wieder in gewissem Sinne die Anschauungen dieser beiden durch exaktere Nachprüfung ihrer eigenen Versuche.

In der Tat aber ist es die Frage, ob nicht die hohe Differenz von Siedepunkt und Körpertemperatur gerade beim Chloroform geeignet ist, begreiflich zu machen, in welcher Weise der schnelle Herzstillstand, der ohne Frage primär einsetzen kann, vermittelt wird. Ich muß es einer späteren Auseinandersetzung überlassen, festzustellen, ob es z. B. unmöglich erscheint, experimentell durch Abkühlung der Chloroformtiere eine Grenze zu erreichen, bei welcher das Chloroform in flüssigem Zustand zurückkondensiert würde, dann, von irgend einer Stelle aus mit in die Zirkulation gerissen, Vorgänge wie Embolien der Arteriae coronariae cordis erzeugen könnte.

Meine nach dieser Richtung unternommenen Versuche gestatten mir noch nicht, darüber schon jetzt weitere Mitteilung zu machen.

Darum, ehe wir nichts Sicheres wissen über die individuellen Gefahren, welche das eine Narcoticum vor dem anderen besitzt, halte ich es an sich für ziemlich gleichgültig, mit welchem der theoretisch möglichen Gemische man die Einstellung auf die Körpertemperatur vornehmen will.

Das kann geschehen mit Chloroform und Äther — Chloroform, Äther, Alkohol — Chloroform, Aether Petrolei, Aethyl. chlorat. und Aether sulf., — das könnte vielleicht auch geschehen durch Chloroform, Äthylchlorid und Äther — genug, der Kombinationen sind eine ganze Reihe möglich.

Ich gebrauche ausschließlich Gemenge mit Äthylchlorid (S. 69). In größeren klinischen Betrieben wird es ein leichtes sein, das angefertigte Gemisch auf seinen Siedepunkt ständig zu kontrollieren, da ja derselbe von Temperatur und Barometerstand etwas abhängig ist, was jedoch für den praktischen Gebrauch nicht von erheblichem Belang ist, wie ich durch reichliche Erfahrung feststellen konnte. Will man absolut richtig siedende Gemische haben, so muß man im Wasserbad und im Reagenzgläschen den Thermometer in der rechten Hand etwa auf 50° Celsius eingestellt unmittelbar über die siedende Flüssigkeit halten. Fällt er bis 38 resp. 40 oder 41°, und bleibt hier die Temperatur der Gase eine Zeitlang konstant, so genügt das Gemisch. Siedet es unter 38°, so müßte dem Gemenge etwas Chloroform, siedet es über 42°, so müßte ihm Aether sulf. zugesetzt werden, bis Proben genau den gewünschten Siedepunkt zeigen. Für die Praxis jedoch genügt es vollständig, sich an die oben (S. 69) gegebenen Rezepte zu halten. Will man dieselben fertig beziehen, so wende man sich an Dr. Laboschins chemisches Laboratorium, Berlin SW, Friedrichstraße 19, woselbst diese Gemenge fertig zu haben sind in Flaschen zu etwa 75 g.

Hier ist der erste Versuch gemacht, wenigstens zwei Faktoren, einmal die individuelle Körpertemperatur und dann die jedem Falle im voraus angepaßte Tiefe und Dauer der Narkose, zur Grundlage einer individualisierenden Kunst auch bei der Narkose zu machen, mit dem vollen Bewußtsein, daß das natürlich im günstigsten Falle erst einen einzigen Gesichtspunkt aller Möglichkeiten, das Passendste von Fall zu Fall zu entscheiden, darstellt. Gerade dieser prinzipiellen Forderung wegen, daß der feinere Ausbau der Naturwissenschaft immer mehr Anpassung an individuelle biologische Verhältnisse wie überall, so auch hier aufdecken muß, wenn unsere Kunst immer segensreicher sich gestalten soll, gerade deshalb darf dieser Versuch vielleicht auf einiges Interesse Anspruch machen. Ich darf mit allem Nachdruck diese Methode zur Narkose empfehlen; denn, wenn bei über 6000 Narkosen nicht ein einziger übler Zwischenfall zu verzeichnen war, wenn nicht ein einziges Mal gewaltsame Befreiung des Schlundes von Speichel, Vorziehen der Zunge, Schlagen und Rütteln der Patienten, diese so brutalen Manipulationen, nötig wurden, 683 Narkotisierte eine halbe Stunde nach der Narkose nach Hause gingen, und keiner über erhebliche Nachwehen klagte, so ist es wohl nicht kritiklos, zu behaupten, daß diese Narkosenform milder und ungefährlicher ist als jede andere. Warum zögern die Herren Kollegen, wenn ich irre, mich zu widerlegen? Wie leicht könnte bei gewissenhafter Prüfung aus dem Zweifel Begeisterung werden!

In welcher Weise man noch einen Schritt weiter kommt im Bestreben, die Art der Analgesie zu individualisieren, indem man die Infiltrationsanästhesie kombiniert mit ganz flachen und kurz dauernden Narkosen, welche Mikulicz trefflich Halbnarkosen nennt, wird am Schlusse noch einer eingehenderen Betrachtung nach Beschreibung meiner neuen Methode der lokalen Analgesie wert sein.

8. Narkose zur Therapie der Schmerzen am Krankenbett. Selbstnarkose in Krieg und Frieden.

Die Narkose mit dem oben beschriebenen Siedegemisch, von mir in ununterbrochenen Serien seit mehr als dreizehn Jahren zur Vornahme aller Eingriffe, welche sich nicht mit der neuen Methode der örtlichen Infiltration schmerzfrei gestalten lassen, geübt, hat nun ganz allmählich in meinen Händen eine wachsende Anwendungsbreite gewonnen, nicht nur zu operativen, sondern auch zu therapeutischen und prophylaktischen Zwecken. Da wir in vielen tausenden Fällen immer wieder die Leichtigkeit beobachteten, mit welcher das aufgenommene narkotische Dampfgemisch den Organismus mit der Atmungsluft verließ — eine Leichtigkeit, die sich aus dem schnellen Erwachen, der geringen Benommenheit, dem Mangel des Erbrechens (in den meisten Fällen), dem Fehlen von Nieren-, Leber- oder Lungenreizungen als eine für mein Narkosengemisch typische ergab — so haben wir mit der Zeit (seit etwa 1895) begonnen mit diesem Gemisch therapeutische Studien zu machen. Ein glücklich-unglücklicher Zufall kam mir zu Hilfe. Um diese Zeit herum erkrankte ich selbst zum ersten Male an maßlos schmerzhaften Magenkrämpfen. Der mich in meiner Klinik überrumpelnde erste Anfall war so heftig, daß ich nicht imstande war, mir eine Morphiumeinspritzung zu machen, weil mein im Schmerz gebanntes Sensorium mir weder die Berechnung einer Dosis noch die technischen Handgriffe einer Füllung und Einverleibung der Spritze gestattete. Ich sank ohne weiteres auf ein Sofa (ein Kollege war nicht anwesend) und rief nach meinem Siedegemisch. Die nun folgenden Minuten sind für mich und für viele eine Fundgrube von neuen Möglichkeiten energischer und segenspendender Schmerzstillung geworden. Während des tiefen und heftigen Einatmens der Dämpfe meines Siedegemisches, von dem ich etwa 1 Eßlöffel voll auf Watte gegossen hatte, merkte ich ohne Schwund des Bewußtseins gleichzeitig mit einer zwingenden Müdigkeit und Gliederschwere den Schmerz gleichsam sich auflösen, es war, als wenn eine aufs äußerste gespannte Kurbel langsam in Gleichgewichtslage abrollt. Dieses Verwehen des eben noch intensivsten Schmerz- und Bedrohungsgefühls bei erhaltenem Bewußtsein gehört zu den schönsten Sensationen der Psyche. Der Fortfall des Schmerzes allein grenzt als Kontrastempfindung an Wollust. Dann nur versteht man ganz den Huttenschen Jubelruf: es ist eine Lust zu leben! Zu diesem Experiment nötigte mich mein Leiden (wahrscheinlich Gallenstein) noch etwa 10 Mal, so daß ich reichlich Gelegenheit gehabt habe, die Psychophysik der Siedegemischnarkose am eigenen Leibe zu studieren. Dazu kommen Vergleichsnarkosen, die ich mit Chloroform, Äther und Chloräthyl an mir selbst des Experimentes wegen vorgenommen habe, so daß ich neben meinen Erfahrungen an anderen auch subjektive Kontrollen feststehender Tatsachen zu üben in der Lage war. Die überaus günstigen Resultate dieser Selbstnarkose bei Magen- und Gallensteinkrämpfen haben mich veranlaßt, nunmehr systematisch in Klinik, Krankenhaus und am privaten Krankenbett die Selbstnarkose in Form meiner Siedegemisch-Inhalationen anzuwenden, überall da, wo es galt, heftige Schmerzparoxysmen zu bekämpfen. Ich will gleich vorweg nehmen, daß ohne Frage diese Schmerzstillung bei Gallensteinkoliken, Magendarmkoliken, Uterus- und Tubenkrämpfen, Ileusschmerz, also bei allen peritonal ausgelösten Summationen unterschmerzlicher Reize, welche sich wie eine den Damm durchbrechende heiße Flutwelle über Rückenmark und Gehirn ergießen, (siehe die später entwickelte Schmerztheorie S. 148) geeignet ist, die Morphiumspritze wegen der Einfachheit der Applikation zu verdrängen. Denn, wie Dr. Friedemann, Berlin-Schöneberg, der Dutzende solcher Selbstnarkosen bei Cholelithiasisschmerzen ausüben ließ, sich ausdrückt „die Selbstnarkose mit Schleichschem Siedegemisch ist bei Gallensteinkoliken und anderen exzessiven Schmerzparoxysmen der Morphiumspritze nicht nur gleichwertig, sondern in der Sicherheit, Promptheit und Gefahrlosigkeit entschieden überlegen.“ Auch bei schweren tabischen gastrischen Krisen hat auf meinen Rat Dr. Friedemann das Gemisch verwandt und in einem völlig desolaten Falle, bei welchem Morphium vollständig versagte, die Siedegemisch-Selbstnarkose unter nicht endenwollenden Dankesbezeugungen des in extremem Stadium befindlichen Patienten täglich mehrmals verwandt. Dieser von Dr. Friedemann in einer Sitzung des Teltower Ärztevereins (Januar 1906) mitgeteilte Fall bestätigt im höchsten Maße die relative Unschädlichmeines Siedegemisches. Der betreffende Tabiker hat während eines $^{3}/_{4}$ Jahres sich täglich mehrmals selbst narkotisiert resp. zu Schmerzlosigkeit und Schlaf gebracht und täglich oft 2—300 g des Siedegemisches verbraucht ohne jede Schädigung seines Befindens. Da der Patient hoffnungslos verloren, und seine Ärzte beim Versagen des Morphiums ratlos dem unter exzessiven Schmerzanfällen geradezu brüllenden Kranken gegenüberstanden, so war es ein Gebot der Menschlichkeit, selbst auf die Gefahr hin, dem Organismus zu schaden, den Kampf gegen den Schmerz mittels der von mir empfohlenen Selbstnarkose aufzunehmen à tout prix. Es haben sich aber keinerlei böse Folgen bei diesem, wie man zugeben muß, verschwenderischen Gebrauch des Narcoticums herausgestellt. Diese und ähnliche Erfahrungen neben den dauernd schönen und nachwirkungslosen Resultaten unserer operativen Narkosen ließen mich nun immer bewußter und sicherer vorgehen im Gebrauch der Selbstnarkose zur Bekämpfung des Schmerzes *).

Außer den schon erwähnten Krampfschmerzen bei Gallen- und Nierensteinanfällen, bei Magen-, Darm-, Tuben- und Uteruskrämpfen, bei tabischen Krisen habe ich auch bei schweren Neural-

*) Therapie der Gegenwart, Jahrgang 1902, Nr. 3, „Der Schmerz“. C. L. Schleich.

gien, ja selbst bei exzessiver Schlaflosigkeit, die keinem Mittel weichen wollten, die Selbstnarkose angewandt, ja, nach einigen Versuchen unter persönlicher Kontrolle dem Patienten das Siedegemisch selbst in die Hand gegeben. Ich weiß sehr wohl, daß das seine Bedenken hat wegen des Mißbrauches, der mit solcher narkotischen Substanz getrieben werden kann. Aber einmal trifft dieser Vorwurf alle unsere schmerzlindernden Mittel, daß sie „Suchten" züchten können und zweitens ist es für die Leidenden, welche dauernd plötzliche Überrumpelungen von Schmerzattacken zu befürchten haben, psychisch von einer solchen unermeßlichen Wohltat, zu wissen, daß man ein absolut wirkendes Mittel bei sich trägt gegen die wahnsinnigsten Schmerzen, daß dagegen die Schäden, welche Unvernunft und Übermut mit einer Wohltat treiben, nicht in Frage kommen. Man bedenke auch, daß die Lysis der um einen Stein tetanisch zusammengesteiften Muskelringe, welche die Einatmung der Siedegemischdämpfe absolut sicher einleitet, ein prophylaktischer Effekt allerhöchsten Wertes ist: eine drohende Perforation und die nachfolgende, vielleicht tödliche Peritonitis kann durch die rechtzeitig eingeleitete, narkotische Muskelentspannung verhütet werden. Was hier gesagt ist, gilt natürlich in noch höherem Maße von der drohenden Perforation bei Perityphlitis, und ich lasse stets einen Patienten, welcher zu mir in die Klinik im akuten Anfall transportiert werden soll, während des Transportes Siedegemischdämpfe bis zur leichten Narkose einatmen. Dasselbe gilt von Ileusleidenden. Es ist verblüffend, zu beobachten, wie hier die Selbstnarkose des Transportes geradezu ein kraftsparendes Antidot gegen Chok, Darm- und Herzparese werden kann, und ich zweifle nicht einen Augenblick, daß mancher Fall von Ileus (Intussuszeption, Achsendrehung, Kotstein, Adhäsionsknickung) gerettet werden kann durch eine systematische Selbstnarkose. In zwei Fällen erlebte ich, daß die Selbstnarkose auf dem Transport zur Klinik, woselbst die unaufschiebliche Laparotomie gemacht werden sollte, augenscheinlich dem Leiden eine glückliche Wendung gab, denn die schwerkranken, kollabierten Patienten mit der paukenförmigen Spannung des Abdomens, Verfall der Züge und 130 Pulsen waren bei dem Erwachen aus dem narkotischen Halbschlummer in entschieden gebessertem Zustand. Die Pulsfrequenz war gesunken, der Bauch weicher und der Gesichtsausdruck belebter: Ich habe es mir zur Regel gemacht, in solchen Fällen nur dann sofort zu operieren, wenn der Zustand nach eingeleiteter und vollzogener Selbstnarkose nicht gebessert erscheint. Jene ebenerwähnten beiden Fälle, denen 12 operierte gegenüberstehen, sind ohne Operation direkt im Anschluß an die Selbstnarkose gesund geworden. Ich meine, dieses glückliche Ereignis brauchte nicht einzig dazustehen, wenn man systematisch in jedem Ileusfalle vor dem Transport und während desselben schon die Selbstnarkose in gleich zu schildernder Weise ausüben läßt, da für viele Fälle gewiß die Lösung krampfhaft eingeschnürter Muskelringe, regulatorische, automatische Bewegungen der Intestina in der Narkose den gestörten Betrieb wieder in Gang bringen können.

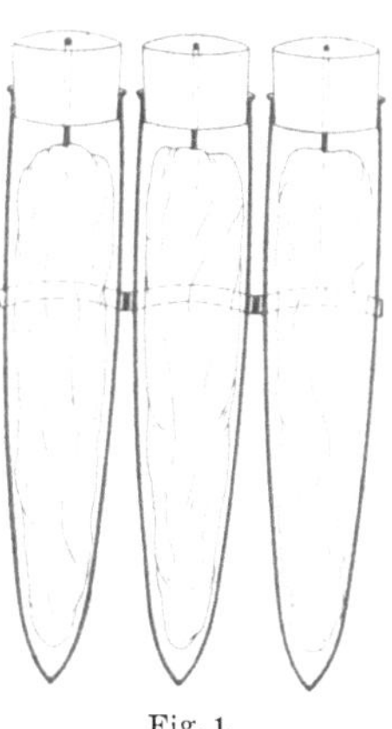
Fig. 1.

Es ist ein Postulat der ärztlichen Humanität, Schmerzen zu lindern, wo nur irgend sich eine Möglichkeit dazu bietet, und jede neue Methode, welche unser Rüstzeug vervollständigt, sollte sorgfältig studiert werden. Dazu bietet sich leider allzu oft Gelegenheit bei Unglücksfällen allerart, bei Bergwerkskatastrophen, bei Eisenbahnunglücken. In Fabrikbetrieben, auf den Unfall- und Polizeistationen sollten Apparate zur Selbstnarkose vorhanden sein in der Form von meiner in Hülsenetuis eingeschlossener Narkosenwatte*).

In meiner gleichfalls im Verlage von Julius Springer erschienenen Broschüre (Die Selbstnarkose der Verwundeten in Krieg und Frieden) habe ich den Vorschlag gemacht, auch im Kriege diese Art der Schmerzlinderung in Anwendung zu bringen, und verweise dort auf dieselbe Form der Selbstnarkose bei allerart Transporten Leidender und Verletzter. An dieser Stelle will ich nur erwähnen, daß auch bei vollendeter Schlaflosigkeit diese Form der Besänftigung seelischen Aufruhrs durchaus als Notbehelf praktikabel erscheint, und daß ich glaube, daß bei Entziehungskuren von Morphium, Alkohol u. s. w. diese ungefährliche Methode der Bewußtseinseinengung einst noch eine

*) Erhältlich in Dr. Laboschins Laboratorium, Berlin SW, Friedrichstr. 19.

große Rolle zu spielen berufen sein dürfte. Was die Anwendungsweise des Siedegemisches zur Selbstnarkose anbetrifft, so pflege ich für diese anästhetischen Zwecke durch Inhalation nur das Siedegemisch von 38^0 zu verschreiben, und zwar immer in schwarzer Flasche, worin sich dasselbe gut verschlossen, beiläufig bemerkt, viele Jahre unzersetzt und immer gebrauchsfähig erhält. Für eine einmalige schmerzlindernde Inhalation pflege ich ca. 50—60 g zu verschreiben, also:

Rp. Äthylchlorid 8,0
einströmen lassen in
Chloroform 16,0
dahinzu
Aether sulf. puriss. pro Narcos. 48,0.

D. Schleichsches Siedegemisch zur Inhalation auf Watte oder Taschentuch.

Wer Schmerzanfälle heftiger Art zu gewärtigen hat, sollte immer ein solches Fläschchen bei sich tragen. Im Notfalle etwa $^1/_3$ des Gemisches zunächst auf einen Bausch Watte odes das zusammengeknüllte Taschentuch gießen und, hintenübergelegt, tiefe und schnelle Inspiration machen. Jedermann wird fühlen, daß der Schmerz eher abzieht, als die Sinne schwinden. Eine große Müdigkeit und Schlafgefühl tritt ein, und fast regelmäßig reihen sich ein paar Stunden tiefen erquickenden Schlafes an die Inhalation an. Ich bin weit entfernt, diese Methode der Inhalation als eine in jedem Falle bei irgendwelchen Schmerzen anzuwendende zu empfehlen, sie ist gedacht als ein segensreicher Notbehelf in den schwersten und gefährlichsten Situationen. Ich selbst habe mich experimenti causa einmal eine ganze Nacht bei Zahnschmerz auf diese Weise in etwa 4 Phasen in Schlaf und Schmerzfreiheit erhalten, ich widerrate aber natürlich auf das ausdrücklichste diese Anwendung am Patienten. Mir persönlich kam es ja nur auf das Studium der Gemische dabei an, und ich habe für die Bereicherung meines Wissens gern den folgenden Kater auf mich genommen. Man muß alle Fälle ausschalten, bei denen der Schmerz häufig und schnell hintereinander wiederzukehren pflegt, so z. B. Neuralgien, die sich wochenlang hinziehen, Zahnschmerzen, Entzündungsschmerzen an Rumpf und Extremitäten,

Furunkel-, Karbunkelschmerz, Anginen, Otitiden u. s. w., bei denen es ja auch bessere Methoden zur Schmerzaufhebung gibt mit mehr kausalen Momenten der Therapie. Auf der andern Seite sollte jeder Steinleidende (Nieren-, Gallenstein- und Blasenkolik), Magenkrampfkandidaten, Patienten mit erfahrungsgemäß plötzlich einsetzenden Tuben- und Uteruskoliken u. s. w. stets diese Mischung bei sich tragen vielleicht in der neuen, oben beschriebenen Form der getränkten Narkosewatte. Ich kann aus eigener Erfahrung beurteilen, wie wertvoll auf einer Reise, einem Transporte, einem Anfall in der Fremde dieser Besitz eines so herrlich wirkenden Mittels ist, das noch dazu immer für jeden damit Ausgerüsteten, von ihm selbst anwendbar, zur Hand ist, während oft Stunden verstreichen, bis andernfalls ein herbeigerufener Arzt mit der erlösenden Morphiumspritze naht. Jeder Hochtourist, Seefahrer, Luftschiffer, Sportsman u.s.w. sollte mit diesem Helfer in der äußersten Not ausgerüstet sein, und viele Katastrophen zu Land und Meer, im Schacht der Erde, im Spalt der Gletscher würden an Gräßlichkeit einbüßen, wenn den Verlorenen dies segensreiche Mittel zur Euthanasie, zum milden das Bewußtsein eindämmenden Hinüberträumen in die Ewigkeit bliebe. Ich werde nicht aufhören, für diese humanen Ideen, auch im Hinblick auf einen künftigen Krieg, zu kämpfen. Es kann hier nicht jeder mögliche Einwand widerlegt werden, das wird an anderen Stellen zu geschehen haben, nur will ich bemerken, daß, wenn man die Gefahr der Angewöhnung allzusehr betont, man aus demselben Grunde auch Morphium, Chloralhydrat, Kokain und das Heer der Schlafmittel verwerfen müßte.

II. Psychophysik des Schlafes, der schlafähnlichen Zustände speziell der Narkose.

Von vorstehenden Gesichtspunkten völlig verschieden, gewissermaßen zwischen der Physik der Aufnahme und Ausscheidung der Narcotica gelegen, liegt nun die Frage, wie wirkt die narkotische Substanz, von dem Blut chemisch gebunden, bei ihrem Kreislauf durch das Gehirn? Hier ist es bisher noch nicht annähernd geglückt, selbst nur eine einigermaßen befriedigende Vorstellung der Wirkungsweise der bestgekannten Narcotica zu geben. Der Grund hierfür wird wohl vor allem darin zu suchen sein, daß eine annehmbare Theorie der narkotischen Intoxikationen nicht eher sich wird aufstellen lassen, als bis wir zulänglichere Kenntnisse von dem Mechanismus unseres Zentralapparates gewonnen haben. Denn es ist keine Frage, daß das Verhältnis der Chloroformnarkose zum Beispiel nirgends anders gewonnen werden kann als aus der psychologischen Physiologie. Da es sich ja um ein Gehirngift in erster Linie handelt, da die Narkose den Zweck hat, eine Ausschaltung der empfindenden Psyche zuwege zu bringen, da unstreitig der Primäreffekt der Narkose sich innerhalb der Bewußtseinssphäre abspielt, so kann für die Chloroformfrage nichts von größerer Wichtigkeit sein als die weiteren Fortschritte, welche die Psychologie in anatomisch-physiologischer Begründung gemacht hat. Ja, jede Erweiterung unserer Begriffe und Vorstellungen auf diesem Gebiete kann ohne weiteres in den Dienst unserer Materie gestellt werden, und mir ist die Narkose von jeher als psychologisches Experiment im großen Stile, als eins der dankbarsten Objekte der Experimentalpsychologie überhaupt erschienen. Von hier aus müssen sich Aufschlüsse über unser Seelenleben der allerwichtigsten Art gewinnen lassen, und umgekehrt können die Ergebnisse psychologischer Anschauungen nirgends sicherer nachgeprüft werden als hier. Hier werden die verschiedensten Individualitäten in den Zustand der stofflichen Alteration ihres Denkorganes versetzt, und vom Standpunkte des Experimentalpsychologen kann es nichts Dankbareres geben, als seine Seelenkunde gegebenenfalls um Rat zu fragen zur Deutung aller der Phänomene, welche die Narkose darbietet. Für den Verfasser war es aber von besonderem Interesse, die auf dem Gebiete der Psychologie von ihm gewonnenen Resultate*) an der Hand des narkotischen Schlafes auf ihre Stichhaltigkeit hin zu prüfen. Da in überraschendster Weise die Narkose überall nur Stützpunkte für eine Theorie gewährt, welche dem Mechanismus der Seelentätigkeit um ein nicht unerhebliches Stück näher zu kommen versucht, so besteht gewiß die Berechtigung, hier einen Exkurs in die Psychophysik vorzunehmen, zumal sich aus diesen neuen psychologischen Begriffen eine Theorie der Narkose ableiten läßt, wie sie bisher so einheitlich und so lückenlos unserer Ansicht nach nicht gewonnen wurde, und zumal an der Hand einer reichen Erfahrung im Chloroformieren sich dabei praktisch anscheinend überaus brauchbare Regeln für die Narkose ergeben haben.

Bei der ungeheuren Bedeutung, welche die Narkosenfrage unbedingt hat, muß unserer Meinung nach jeder Versuch willkommen sein, einheitliche Gesichtspunkte für die komplizierte Symptomatologie der Chloroformnarkose zu gewinnen, zumal zugestandenermaßen bisher eine solche einheitliche Phänomenologie der Narkose überhaupt unversucht geblieben ist.

Dem Leser muß überlassen bleiben, dies Bestreben zu begrüßen oder zurückzuweisen.

---

*) Allgemeine Deutsche Universitäts-Zeitung, Berlin 1893, Nr. 1—7; 1895, Nr. 1—13; 1897, Nr. 5ff. Siehe auch S. 119, 2. Anmerkung.

1. Zur Entwicklung, Morphologie und Physiologie der Großhirnrinde.

Die folgenden Auseinandersetzungen entspringen einer durchaus entwicklungsgeschichtlichen Auffassung von einer allmählichen Biogenese auch unserer Zentralapparate. Sie fußen auf dem Nachweis formativer Erkennungsmerkmale einzelner Phasen der Entwicklung auch im Bau des Gehirns und seiner Teile inklusive Rückenmark.

Die Evolutionstheorie nimmt an, daß durch den Schöpfungsprozeß nicht mit einem Schlage der Mensch, das Tier, die Pflanze entstand, sondern durch eine Entwicklung aus Uranfängen bauten sich aus Urzellen unzählig viele Zellstaaten, d. h. Gruppierungen von Zellen auf, deren Irritabilität sich allmählich in besonderer Weise zu Art- und Gattungscharakteren differenzierte. Ob jenen ursprünglichen Zellgruppen die Entwicklung zu einer bestimmten Art von Anbeginn immanent gewesen ist, oder ob durch Anpassung und Vererbung aus wenigen Typen sich Art in andere Art umbildete, das ist für die Annahme einer Entwicklung überhaupt nicht von Belang. Die anfänglich roheste Form der Lebensäußerung, vielleicht ihre erste und letzte zugleich, die Irritabilität, schritt im Verlaufe der ungeheuer großen Entwicklungsperioden im Sinne der Arbeitsteilung durch Gruppierung besonderer Zellgruppen zu komplizierteren, notwendig gewordenen, der Erhaltung dienlichen Organformationen fort. Es traten Zellen zu Organen zusammen, indem diese Gruppe zur Lokomotion, jene zur Besorgung des Stoffwechsels, noch andere zur Fortpflanzung im Dienst des einzelnen Organismus sich differenzierten. So ist auch der Mensch ein Zellstaat, in welchem die einzelnen zu seiner Lebensäußerung, Erhaltung und Fortpflanzung zweckdienlichsten Organe gebildet sind durch Differenzierung und Teilung ursprünglich einheitlicher Zellindividuen. Dieser Differenzierungsvorgang, diese Entwicklung ist auch jetzt nicht abgeschlossen, sie wird es niemals sein; sie wird Formen annehmen, deren Richtung wir nur nach einer Seite als wahrscheinlich annehmen können, nämlich in der Richtung unserer geistigen Entwicklung.

Die augenblicklich am weitesten fortgeschrittene Differenzierung spielt sich erkennbar ab in den Ganglienschichten der obersten Teile der Hirnrinde, in den Sphären des Bewußtseins. Dies unser Bewußtsein ist aber nicht die definitive Krönung des Baues; im Gegenteil

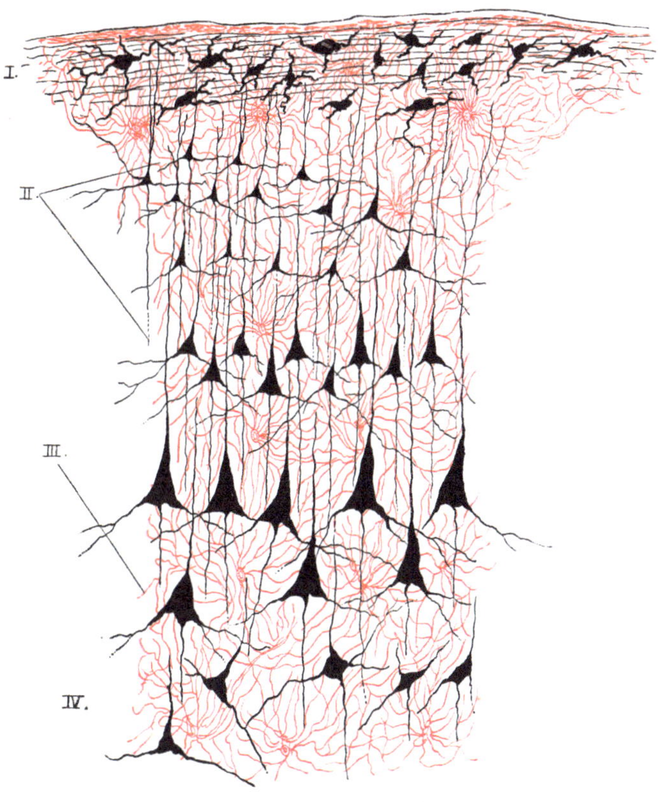

Fig. 2.
Mikroskopischer Durchschnitt der Hirnrinde. (Schematisch.)

I. Höchste Ganglienschicht mit unregelmäßigen, atypischen kleinen Ganglien. II. Schicht der kleinen und der großen Pyramiden. III. und IV. Schicht der automatischen Gangliensysteme. Rot: Die Neuroglia und ihre Zellen.

hier sind deutliche Anzeichen vorhanden, daß unser Bewußtsein nur einen Übergang zu anderen Bewußtseinsformen und Phänomenen darstellt. Seit den schönen Untersuchungen von Golgi, Ramon y Cajal, Waldeyer und Kölliker vermögen wir in unserer grauen Hirnrinde mehrere Schichten zu analysieren (Fig. 2): Eine oberste, und zwar eine der Neuroglia unter der Dura am nächsten gelegene von Ganglienzellen höchst unregelmäßiger Zeichnung, in welcher die einzelnen Zellindividuen eine auffällige Analogie zu den Urformen des Lebens, den amöboiden Leibern mit uni- und multi-

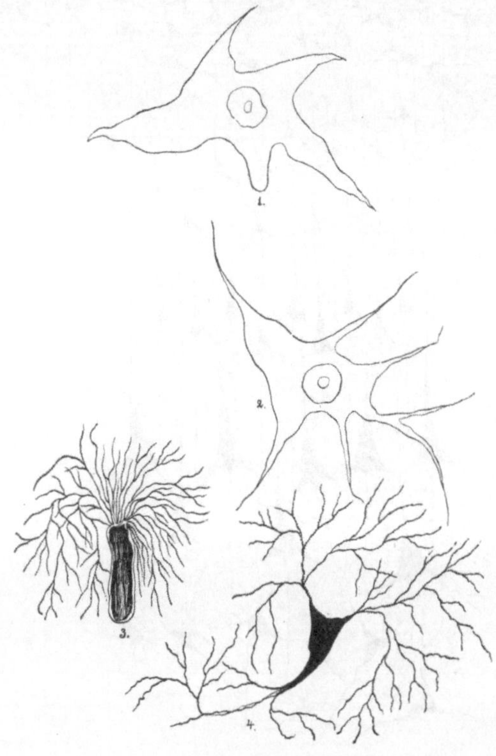

Fig. 3.
1. Das belebte Protoplasma. Urform des Lebens in Protist und 2. Ganglienzelle. 3. Amöbe mit Fangfortsätzen. 4. Ganglienzelle mit gefransten Protoplasmafortsätzen.

polaren Protoplasmafortsätzen aufweisen (Fig. 3); hier erscheint kein Typus, keine Konformität wie in den tieferen Schichten der Rinde, sondern hier findet sich eine Rückkehr zu einfachen Grundformen des Lebens, welche eben den Gedanken an eine entwicklungsgeschichtliche Differenzierung gerade an dieser Stelle nahelegt.

An diesen Zellen wird es schwer, hier und da einen Achsenzylinderfortsatz von anderen Protoplasmafäden zu unterscheiden. Diese ihre Fortsätze sind überall umgeben von wohlausgebildeten Nervenfaserzügen, mit kleinen kolbigen Fransen rings bedeckt, welche aus den tiefen, und zwar den mittleren Schichten der grauen Substanz stammen; aus dieser Schicht, die wir als die höchste Ganglienschicht bezeichnen wollen, gelangen wir in eine

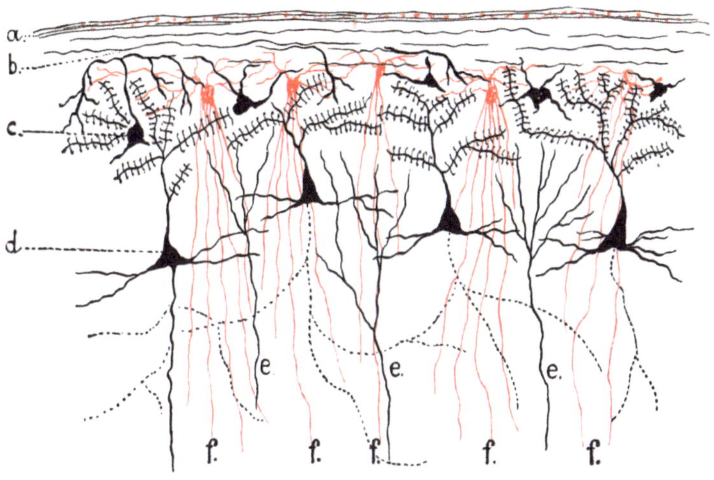

Fig. 4.
Verhältnis zwischen Neuroglia (rot) und Protoplasmafortsätzen. (Schematisch.) Verzweigung der aufsteigenden und der tangentialen Protoplasmafortsätze.

a Oberste gegen die Pia isolierende Gliaschicht. b Schicht der tangentialen Fasern zur Verbindung zerstreuter Rindenganglienssysteme. c Oberste Ganglienschicht (psychosensible Schicht) mit der Möglichkeit der Hemmung durch Neuroglia-Erregung. d Pyramidenzellen (Apperzeptionsganglien). e Achsenzylinderfortsätze. f Neurogliafäden zu automatischen Zentren leitend.

zweite Schicht von Ganglienzellen, welche einen viel ausgesprocheneren Charakter haben: sie sind pyramidenartig gestaltet; ihre Fortsätze sind schärfer gezeichnet; der Achsenzylinderfortsatz, der eigentliche Leitungsdraht, ist viel deutlicher als Einheit und Sonderheit gegenüber den Protoplasmafortsätzen zu erkennen; sie zeigen eine Gleichrichtung in ihrer Stellung, eine gewisse, wenn auch nur in der Gesamtheit erkennbare Gleichmäßigkeit. Sie sind kleiner als die Zellen der folgenden dritten Schicht, welche größer und noch deutlicher gleichartig gelagert und pyramidenartig gebaut sind. Die Achsenzylinder beider Schichten gehen zum Teil sämtlich abwärts in die Tiefe; ihre baumförmigen Verzweigungen aber reichen bis aufwärts in die höchste Zellschicht. Unter diesen größten und wohlausgeprägten Pyramiden folgt wiederum eine Schicht kleinerer Zellen mit dem reichsten Netz baumförmiger Fasern und mit deutlichen, in allen Richtungen verlaufenden Achsenzylindern. Diese Achsenzylinder haben das Eigentümliche einer sehr scharfen Zeichnung und lösen sich vor allem sehr bald nach ihrem Verlauf in ein ungeheuer feines und nach vielen Seiten verfolgbares Netz von Fasern auf, ein Verhalten, welches sie deutlich als organisiertes Gebilde vor den Zellen namentlich der obersten Schicht kennzeichnet (s. Fig. 2 und 4).

Die hier zugrunde gelegte Anschauung bedarf zu ihrer Formulierung zunächst ferner der Betrachtung des ganzen Gehirnes und des makroskopischen Vergleiches seiner einzelnen Teile. Legt man vor sich ein frisch herausgenommenes Menschenhirn, so muß jeder einigermaßen mit einem künstlerischen Blick für Formenverhältnisse ausgestattete Betrachter, einmal darauf aufmerksam gemacht, zugeben, daß, was Regelmäßigkeit, deutliche Prägung, sinnliche Faßbarkeit der Umrisse betrifft, ein wesentlicher Unterschied zwischen Großhirn und allen übrigen Teilen des Zentralnervensystems besteht (Fig. 5). Der schwer verfolgbaren, mit dem Auge unsicher erfaßbaren, wulstartigen Gestalt des Großhirns stehen die knolligen, schärfer ausgeprägten und leicht sich charakterisierenden Formen des Mittel-, Kleinhirns und Rückenmarks gegenüber. Hier ein unsicheres Gewirre von darmschlingenartigen Windungen, deren genaue Beschreibung der sichersten Feder des Anatomen spottet, ein labyrinthisches Ineinandergeschobensein gleichsam wie zufällig abgeknickter und eingebogener Schläuche, — dort eine Genauigkeit der Form, für welche in dem ganzen organischen Reiche zahlreiche sehr treffende, bisweilen obscöne Vergleichsgestaltungen sich geradezu aufdrängen. Da sind Schmetterlingsformen, Wurmzeichnungen, Baumumrisse, Schenkel, Geschlechtsteile vorhanden, da sind ferner mehr im Innern der Substanz Haube, Pyramide, Streifen, schwarze Substanzen, Vierhügel, Linsenkern, Kreuzungen. Mit Leichtigkeit gibt der Stift des Zeichners die ausgeprägten Formen wieder, während

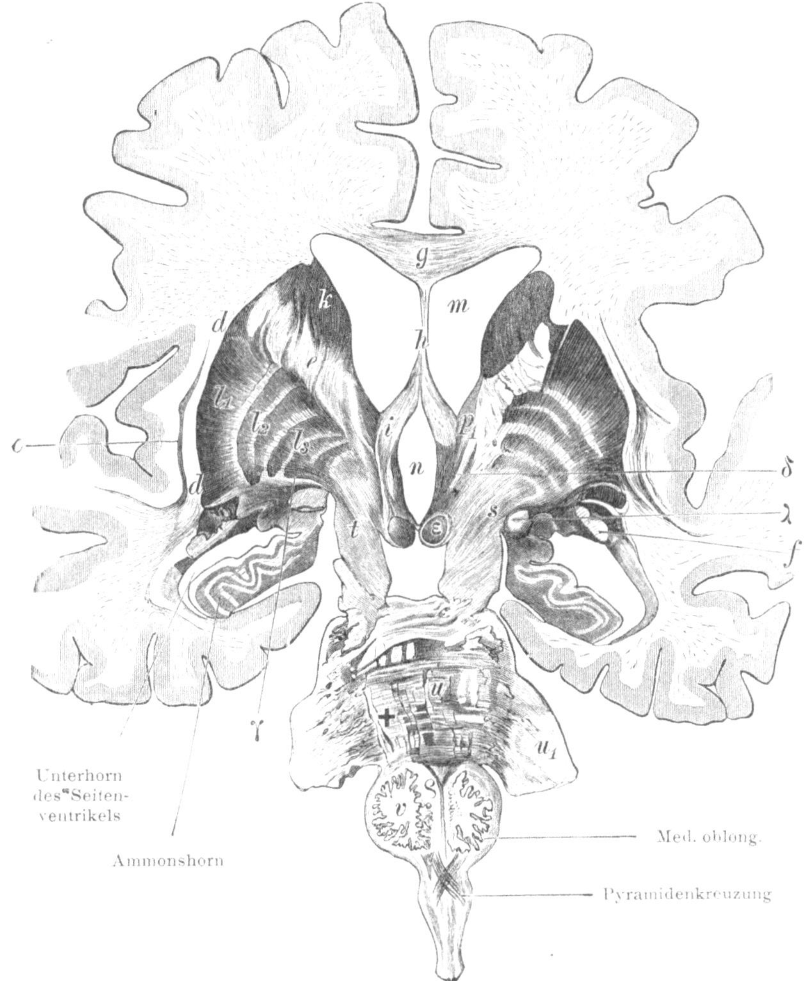

Fig. 5.
Horizontalschnitt des menschlichen Hirns.

c Claustrum. d Capsula externa. e Capsula interna. f Commissura anterior, Durchschnitt der Pars temporalis. g Corpus callorum. h Sept. pellucidum. i Column. anter. fornicis. k Nucl. caudat. l_1 Nucl. lentiform. Putamen. l_2 und l_3 Nucl. lentiform., 2. und 3. Glied mit Lamin. medull. externa und interna. m Vorderhorn des Seitenventrikels. n Dritter Ventrikel. p_1 Thal. opt. Nucl. cin. ant. s Subst. nigr. t Fuß des Hirnschenkels. u Pons. u_1 Pedunculi cerebelli ad pontem. γ Linsenkernschlinge (der Strich ist über die horizotal verlaufende weiße Faserung hinausgegangen). δ Vicq d'Azyrsches Bündel. ε Corp. mamillare. ν Oliven der Medulla oblongat. mit Corp. dentatum. ρ Pyramiden der Medulla oblong. nach oben in + sich fortsetzend in den Pyramidenstrang des Pons, nach unten in die Pyramidenkreuzung. Vergleichung der unbestimmten Zeichnung des Großhirns mit den übrigen Teilen des nervösen Zentralapparates. Präzision der Zeichnung der letzteren. Durchschnitt durch das ganze Gehirn.

Aus Eulenburg: Enzyklopädie der gesamten Heilkunde.

ein durchaus sicheres Bild des Großhirns eben dieser Unsicherheit der Umrisse wegen nur der schärfste Blick vermitteln mag. Es ist ein Gesicht mit wenig Ausdruck, welches das Großhirn darbietet. Ihm entspricht die verhältnismäßige Weichheit, Zartheit, gelatineartige Beschaffenheit der Substanz, während die festere Form der anderen Teile durch eine größere Derbheit und Härte des Baumaterials bedingt ist. Das widerspricht, wenn auch bisher noch unbetont, gewiß nicht der Anschauung, daß hier etwas noch nicht so Fertiges wie jenes Feste schon in der Gestalt des Großhirns vorliegt. Dafür haben wir aber zahlreiche ähnliche Vorgänge auch sonst im Körper. Der weichen, in der Zeichnung unsicheren Form der Milz, des Knochenmarks, der Lymphdrüsen mit dem wenig ausgesprochenen inneren Bau entspricht ein physiologisch immer erneuter Wandel und Wechsel der Elemente, ja das weichste Gewebe des Körpers, das Blut, ist auch zugleich das schwankendste und veränderungsfähigste Element des Leibes. Ich scheue mich nicht, den Satz auszusprechen, daß, je fester ein Gewebe ist, um so klarer gereift, um so sicherer ausgeprägt, um so weniger wandlungsfähig erscheint uns auch sein inneres Gefüge und sein physiologischer Anteil an der allgemeinen Arbeitsteilung des Organismus.

Nun ergibt sich auch mikroskopisch, daß von der Oberfläche zur Tiefe die Gebilde der Hirnrinde eine in derselben Richtung fortschreitende größere Differenzierung des Baues, der Anordnung und Gruppierung der ganglIösen Apparate erkennen lassen, und daß diese Differenzierung, diese größere Ausgeprägtheit der einzelnen Form und Lagerung der Teile gegeneinander immer deutlicher wird je mehr man rückwärts durch die radiären Ausstrahlungen der Hirnkappe über das Mittelhirn in das Kleinhirn, die Medulla oblong. und das Rückenmark gelangt. Schon makroskopisch ergibt sich das aus einer Betrachtung der äußeren Form sowie aus der Zeichnung der durchschnittenen einzelnen Teile (s. Fig. 5).

Mikroskopisch aber finden wir vom Rückenmark über die Medulla oblong., Kleinhirn und Mittelhirn her eine gegenüber den Elementen des Großhirns leicht analysierbare Anordnung der Zellen, eine gewisse Konstanz ihrer Verbindungen sowohl untereinander als mit anderen Teilen des Zentralapparates vermittelst eines fast typischen Faserverlaufsystems (Fig. 6). Das muß jedem sofort einleuchten, welcher die mikroskopischen Bilder dieser Teile daraufhin untereinander vergleicht*).

In den unten zitierten, ausgezeichneten Untersuchungen findet sich nichts, was der Auffassung einer allmählichen entwicklungsgeschichtlichen Differenzierung von der Medulla oblongata her über das Klein- und Mittelhirn bis zur Hirnrinde widerspräche. Im Gegenteil wird diese Ansicht durch die Betrachtung der einschlägigen histologischen Bilder und ihrer Deutungen überall auf das Handgreiflichste unterstützt. Diese Tatsache, daß die Anordnung, Gruppierung der Teile mit ihrer mehr typischen Regelmäßigkeit und Symmetrie in der Medulla aufwärts zur Großhirnrinde in den gangliösen Partien immer weniger deutlich wird, um in den obersten Hirngraulagern völlig regellos, atypisch und polymorph zu werden, ist für uns der Ausdruck eines entwicklungsgeschichtlichen Faktums von weittragender Bedeutung. Wir lesen daraus, daß der Übergang von automatischer Koordination der nervösen Funktionen bis in die Sphären der Sinneswahrnehmungen und jene der apperzeptiven psychischen Vorgänge ein allmählicher ist, daß also die instinktiven Fähigkeiten des Menschen in die bewußten Empfindungen hinüberreichen, und daß ein prinzipieller Gegensatz zwischen Bewußtem und Unbewußtem nicht existiert,

---

*) Internationale Monatsschrift für Anatomie und Physiologie:

S. Ramon y Cajal, Sur l'origine et la direction des prolongations nerveuses de la couche moléculaire du cervelet. Bd. I, IV, 1889.

Ders., Sur les fibres nerveuses de la couche granuleuse de cervelet et sur l'évolution des éléments cervelleux. Bd. VII, 1890, S. 447 ff.

Carlo Marinotti, Beitrag zum Studium der Hirnrinde und dem Zentralursprung der Nerven. Bd. VII, 1890, S. 69.

A. van Gehuchten, La structure des centres nerveux: La moelle épinière et le cervelet.

S. Ramon y Cajal, Sur la structure de l'écorce cérébrale de quelques mammifères.

Camillo Golgi, Considérations anatomiques sur la doctrine des localisations cérébrales. Archives italiennes de Biologie, Tome II, 1882.

daß aus den erworbenen instinktiven und automatischen Fähigkeiten durch immer fortschreitende Differenzierung an der entwicklungsgeschichtlichen Peripherie des nervösen Zentralapparates sich die Bewußtseinsvermittlung herausgebildet hat. Dieser Vorgang kommt niemals zum Stillstand; auch für das Bewußtsein dieser Menschheits-

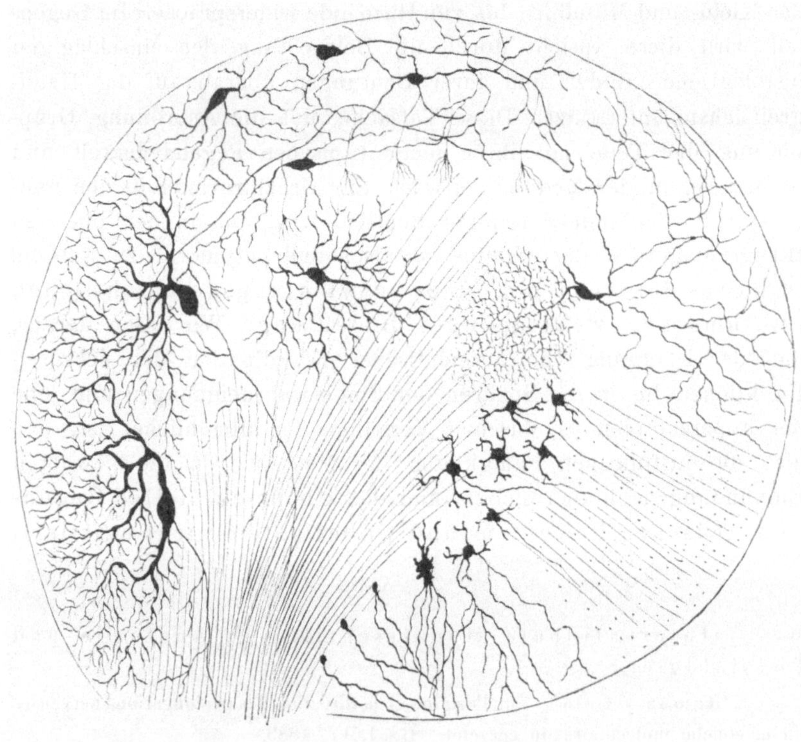

Fig. 6.
Mikroskopischer Durchschnitt der Kleinhirnrinde (schematisch). (Nach Golgi und Cajal.) Symmetrie der Teile und Automatie der Funktion.

epoche ist es denkbar, ja wahrscheinlich, daß sich sein Problemleben zur instinktiven Regulation aller augenblicklichen Daseinspostulate umbildet, daß das, was heute zweifelhaft, strittig, unsicher, ungewiß ist (die Probleme der Ethik, Religion, Kunst, Politik), dereinst seine instinktive Lösung, wie beispielsweise das sozialpolitische Problem bei den Termiten gelöst erscheint, finden wird.

Daraus ergibt sich nach einem schon von H. Spencer angedeuteten Gedanken, daß alles, was jetzt instinktiv, unbewußt, automatisch vor sich geht, früher bewußter Vorgang, reguliert durch die vitalen Notwendigkeiten und Zweckmäßigkeiten, gewesen ist; so wären also die Atmung, die Herztätigkeit, die Verdauungstätigkeit, die Koordination der Bewegungen, die Sinnesfähigkeiten nicht immer rein instinktive, vom Willen unabhängige Dinge gewesen, sondern durch fortschreitende Differenzierung hätte sich aus der Irritabilität im Anfang die Zelltätigkeit zu regulatorischen, automatischen Gruppenleistungen umgebildet, und in jeder Entwicklungsepoche machte immer die jedesmalige letzte Reihe der vorgeschobenen jüngst entwickelten nervösen Ganglien zum Zweck der Orientierung in der Außenwelt die ganze Bewußtseinssphäre aus. Auch das, was wir jetzt Bewußtsein nennen, ist nichts als der in der Entwicklung am weitesten vorgeschobene, in Differenzierung begriffene Teil des nervösen Apparates überhaupt, welcher naturgemäß seinen wurzelartigen Anschluß an alle rückwärts gelegenen, mehr oder weniger unbewußten Mechanismen der Psyche behalten hat und am innigsten verbunden erscheint mit den nächst jüngsten Funktionsvermittlern der Sinne. Aber in diesen obersten, unregelmäßig gestalteten Sphären der Hirnrinde ist alles in fortlaufender Bildung, in immertätiger Organisation auf neue Außenreize reagierend begriffen. Hier müssen Systemregulierungen Platz greifen, hier müssen neue Bahnen induziert werden, hier muß das einmal Gewonnene, das definitiv Erfahrene, das Zweckmäßigere durch Hemmungen bewahrt und die eingeschleifte Bahn vor Entgleisungen und Seitensprüngen gesichert werden. Dieser Teil unserer Seele ist seine schwächste, empfindlichste, irrtumreichste, unsicherste, weil jüngste Stätte der Evolution. Das Unbewußte, zweckmäßig Gewordene kann sich nicht irren; es arbeitet mit einer Sicherheit, gegen die ein Uhrwerk ein Ding aus Stümperhand ist. Aber auch hier im Unbewußten war einst dieselbe Unsicherheit in der Deutung der Außenwelteinwirkungen, wie sie noch heute in den obersten Rindenschichten der Menschenhirne herrscht; auch hier mußte die Menschheit in ihren Kindheitsjahren sehen, fühlen, hören, riechen lernen, und auch hier bildeten sich erst allmählich die automatischen, vollkommeneren funktionellen Systeme koordinierter und assoziierter Nerventätigkeit.

2. Die Stellung der Neuroglia in der Hirnphysiologie. Antagonismus im Gehirn. Die Neuroglia als Hemmungsorgan.

Mit der Frage nun, wie sich denn diese Regulation, diese Umbildung des Bewußten zum Instinktiven vollzieht, gelangen wir zu jener Auffassung, welche sich auch für die abnormen Vorgänge der Gehirntätigkeit als fruchtbar und verständnisvermittelnd erwiesen hat. Es ist keine Frage, daß ein eigentlich hemmender Apparat, ein Isolationsmechanismus für die einmal gewonnenen und gesicherten Verbindungen der Ganglienzellen unter sich, bisher nicht nachgewiesen worden ist. Vermöge eines solchen Apparates jedoch, welcher seinen regulierenden Mechanismus von rückwärts her aus den Zentren der Assoziation und Koordination empfinge, würden alle psychischen Funktionen nach Analogie isolierter, elektroider Kräftespannungen dem Verständnis nähergebracht werden. Aber es ist bisher gleichsam kein anatomisches Substrat für seine Existenz vorhanden. Das liegt vielleicht daran, weil man nach Virchow gewohnt gewesen ist, die Neuroglia*), diese überall im Zentral-

*) Weigerts sehr umfangreiche Arbeit über die Neuroglia greift die bisherigen Resultate der auf diesem Gebiete tätigen Autoren Golgi, Ramon y Cajal, Andriezen mit mehr Heftigkeit als Beweiskraft an. Er glaubt auch über meine Theorie von der besonderen Funktion der Neuroglia mit einigen Witzen hinwegzukommen. Ich meinerseits bedaure meine persönliche Veranlagung, lieber über die Funktionen des Gehirns nachzudenken, als glücklich zu sein in dem Bewußtsein, die Bestandteile des Gehirns bunt zu färben. Solange die mühseligen Versuche, die Seele anzutuschen, nicht zu einem Verständnis über ihre Funktion führen. muß ich von meinem mehr erkenntnis-theoretischen Standpunkte aus solche Arbeiten zwar für bewundernswert aber wenig erkenntnisfördernd betrachten trotz des Hinweises auf ihre epochale Bedeutung im — „Berliner Tageblatt". Übrigens würde auch ein selbst absolut gelungener Nachweis, daß die Neuroglia rein bindegewebiger Natur ist, nicht die Möglichkeit einer besonderen Funktion ausschließen. Kann nicht auch das Bindegewebe als isolationsvermittelnd betrachtet werden? Indem es saftreicher oder saftärmer, vermittelt durch wechselnde Gefäßfüllung (Vasomotoren!), durch nervösen Einfluß und Sympathicusspiel sich gestaltete, könnte es bald wie feuchte, bald wie trockene

apparate vorhandene intergangliöse und internervöse Zwischensubstanz, für eine Abart von Bindegewebe zu halten. Das ist unbestreitbar richtig für diejenigen Teile, welche als Stützsubstanz für die Blutgefäß- und Lymphbahnen gelten müssen. Es ist jedoch keineswegs unerlaubt, anzunehmen, daß diese bindegewebige Natur sich nicht ausdehnt auf die übrigen, sehr auffälligen Elemente dieser bisher rätselhaften Substanz. Schwalbe und mit ihm Karl von Bardeleben neigen sich entschieden der Ansicht zu, die Neuroglia sei im Wesen keine bindegewebige, sondern eine fragwürdige Substanz von einer weichen, kittartigen, gleichmäßigen Grundmasse, in welche die Bindegewebsstützen der Gefäße histogenetisch sekundär eingewandert wären. Nun, wenn sie nicht von bindegewebiger Histogenese ist, wem entstammt sie denn? Wäre es nicht denkbar, daß sie anderen Ursprungs ist? Und in der Tat, seit Verfasser eine Arbeit über Psychologie*) abgeschlossen hatte, in welcher die psychophysiologischen Konsequenzen der Annahme einer

Platten stromhemmend oder leitend werden. Spielt doch auch das Neurilemm zweifelsohne die Rolle einer stromhemmenden, die Nervenbahn isolierenden Drahteinhüllung. Wie anders kommt denn die Hyperästhesie z. B. von Granulationen, von Drüsenkapseln, Abszeßmembranen, von serösen Häuten in pathologischen Zuständen zustande, als daß eben der pathologische Prozeß das Neurilemm zerstört und nun die Leitung des Schmerzes auch an den isolationsdefekten Stellen übermittelt? Dann gibt es geradezu der Fläche nach Kontakt-Hyperästhesie, weil eben die zerstörte bindegewebige Nervenscheide die Nervensubstanz den Berührungen weit zugänglicher macht, zumal, wie die Geschichte der Neurome und Histogenese der Rankenneurome (Recklinghausen, Pomorski) beweist, die Markscheide des Nerven ausquellen und schwammartig sich im Gewebe verteilen kann. Darum verschwindet auch die Hyperästhesie, wenn wieder festes Bindegewebe isolierend über die variköse und zerfaserte Nervensubstanz gedeckt ist.

In einer Bemerkung Teslas jedoch über die menschliche Haut gelegentlich seiner berühmten Publikationen über die „Wechselströme“ sagt er ganz direkt, daß nichts so isolationsfähig sei als die menschliche Haut, die Oberfläche seines Körpers, sie sei für höchste Spannungen absolut undurchlässig. Daraus entnehme ich wohl von dem kompetentesten Kenner dieser Dinge den direkten Beweis, daß Bindegewebe isolationsübermittelnd sein kann.

*) S. o. S. 87 Anm.

aktiv funktionierenden Neuroglia entwickelt waren, ist der definitive, histogenetische Nachweis der Entwicklung der Neuroglia aus der primitiven Anlage der nervösen Grundmasse heraus längst geliefert worden. Daher braucht man sich keinen Augenblick zu scheuen, der anatomischen Tatsache der Umlagerung und der Umspinnung

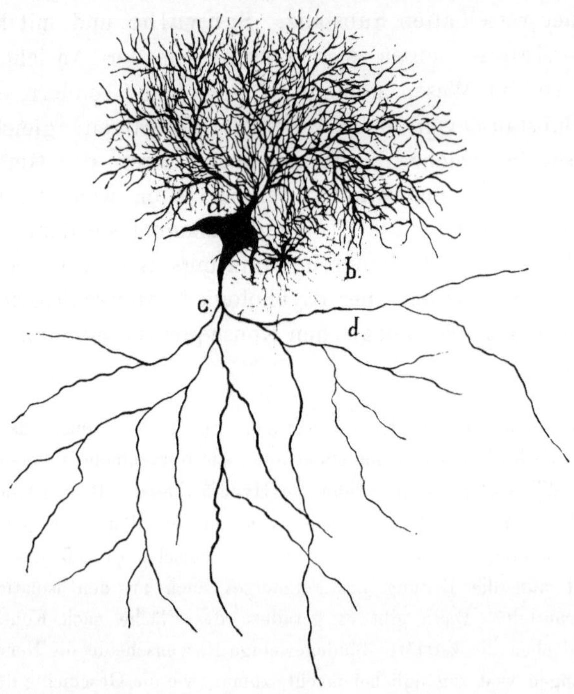

Fig. 7.
Verhältnis der Neuroglia zu den Protoplasmafortsätzen. (Die Neuroglia vermag die Erregung der Protoplasmafortsätze und der Zelle selbst zu hemmen.)
a Ganglienzelle der höchsten Schicht. b Neurogliazelle mit Netzwerk. c Achsenzylinderfortsätze. d Rückwerksverbindung der Neuroglia mit automatischen Zentren.

aller Ganglienapparate (Fig. 7), der Verfilzung und Durchschiebung aller protoplasmatischen Fortsätze, auch der Zellen des obersten Hirngraues mit spezifisch geformter Neurogliamasse, des nachweisbaren Zusammenhanges dieser nervösen Zwischensubstanz mit den Uranfängen und den Urlagern der primitiven Nervenzentren seine physiologische Deutung zu geben. Nun, die Neuroglia ist wahrscheinlich der regulierende, systemhemmende, Leitungsbahnen eindämmende, entwirrende und gruppierende Isolationsmechanismus, ohne welchen weder die Hirnphysiologie, Psychologie noch die Psychiatrie auszukommen vermag, innerhalb welcher Disziplinen überall mit einem durchaus unrealen, rein phantastischen Hemmungsmechanismus gearbeitet wird.

Es ist allerdings ein bisher nicht betontes Postulat, daß wir da, wo wir elektroide Spannungen annehmen wie innerhalb der tierischen Nervenzellen, wir auch annehmen müssen, daß Mechanismen vorhanden sind, welche die in bestimmten Bahnen gespannten Nervenströme gegenseitig isolieren. Wie anders sollte eine Assoziation, eine Sinneswahrnehmung, eine motorische Leitung zustande kommen, als daß die erregten Ströme durch seitliche Hemmungen in bestimmter Richtung festgehalten würden. Wie anders wäre sonst die Möglichkeit auszuschließen, daß jeden Augenblick die Ströme verschiedenster Systeme sich gegenseitig durchfluteten und verwirrten! Es widerspricht doch jeder Analogie aus der Elektrizitätslehre, daß ein und dasselbe Element wie die Nervenzelle selbsttätig bald Hemmungsfunktionen, bald Aktion ausübt. Die bisher in der Psychologie angenommenen Hemmungsvorgänge beziehen sich auf Aktion und Nichtaktion in denselben Systemen. Nach dieser Auffassung bleibt es nur auf den vagen Begriff der Ermüdung hin möglich, z. B. die Hemmungen im Schlafe zu erklären. Was aber verhütet ohne Annahme besonderer Isolationsmechanismen, daß z. B. die Assoziationen im Großhirn nicht jeden Augenblick in allen Richtungen aufgelöst werden? Wodurch wird es vermieden, daß eine Sinneswahrnehmung in jedem Augenblick nicht alle möglichen, sondern nur einige wenige Assoziationen, und zwar zeitlich nacheinander und nicht synchron, auslöst?

Die dafür von einigen Psychiatern, so z. B. noch ganz kürzlich von dem geistvollen William Hirsch, in Anspruch genommene Fähigkeit der Seele „sich zu konzentrieren“, „ihre Aufmerksamkeit zu verdichten“ — heißt doch mit dem zu Definierenden definieren! Man kann nur aufmerken, weil von allen möglichen Bahnen die erregte frei und alle anderen nicht funktionierenden gehemmt, ausgeschaltet sind. Das ist am Telephon nicht anders als in der der Wunderschachteln wundersamsten — dem Kopf!

Diese Hemmung aber muß durch irgend etwas Greifbares, außerhalb der Ganglienzelle Liegendes übermittelt werden.

Nach der bisherigen Lehre geschieht Hemmung und Aktion auf derselben Bahn, auf der eventuell auch die Leitung vor sich geht. Diese Anschauung ist meiner Meinung nach ohne Analogie in der reinen Physik. Es ist nicht möglich, einen Strom elektrischer Art durch einen anderen Strom an beliebiger Stelle zu unterbrechen. Wenn von A eine elektrische Spannung nach B läuft, so kann sie sowohl bei A oder bei B durch Gegenstrom unterbrochen werden, nicht aber auf der Verbindungslinie zwischen A und B. Es müßte dann Hemmungsstrom und Aktionsstrom nebeneinander und miteinander laufen, das ist nicht möglich. Aber auch wenn, wie beim Nervus accelerator cordis und beim Vagus, antagonistische Tätigkeit an einem Muskel zustande kommt, so bedarf es doch eingeschalteter besonderer Isoliermechanismen (Krausesche Endplatten, Muskelfasern, Bindegewebe?), welche mit beiden Strömen in Verbindung sind; die resultierende Aktion ist die Folge der Differenz in den Kraftspannungen beider. Der Rest besteht aber aus einer einheitlichen aktiven Spannung. Also selbst bei der Annahme, welcher die Psychophysik bisher gehuldigt hat, daß ein Neuron das andere hemmen kann, das heißt, daß antagonistische Funktionen der Nerven selbst die Ein- und Ausschaltung auch im Gehirn übernehmen, kann man eines solchen Zwischenträgers wie eines nicht rein nervösen Hemmungsapparates logischerweise nicht entbehren.

Wenn in der Tat Hemmung und Aktion Funktionen derselben Elemente wären, von welcher Zentralstelle aus fände diese Regulation statt? Diese Anschauung fordert eine Seele über der Seele oder ein selbstbewußtes Denken gewisser Zellgruppen für andere! Mit unserer Annahme von doppelter Funktion im Gehirn, Hemmung und Aktion, gebunden an verschiedene anatomische Substrate, fällt diese Schwierigkeit fort. Ja, durch diesen angenommenen Antagonismus der Funktionen auch im Gehirne wie für alle Körperfunktionen und Nerventätigkeiten gewinnt man unserer Ansicht nach erst die Möglichkeit einer einheitlichen Analyse seelischer Vorgänge von der höchsten Aktion, dem maniakalischen Anfall, bis zur tiefsten Depression, dem Koma.

Nur so ist es zu verstehen, daß die höchste Funktion des Denkens nichts ist als die transformierte Irritabilität der lebendigen Materie, indem auch die höchsten Orientierungsvorgänge (Gehirnzellenreaktion auf Außenweltwirkungen) vermittelst dieser Hemmung ihre arterhaltende*) Regulation von den Uranfängen differenzierter Nerventätigkeit, von dem Sympathicus her, erhalten.

In einer 1893 im British Medical Journal erschienenen, höchst wichtigen Arbeit über die Neuroglia ist von Andriezen**) zum ersten Male in ganz deutlicher und klarer Weise dieses rätselhafte Gewebe bis in die kleinsten Details analysiert, und es gereicht

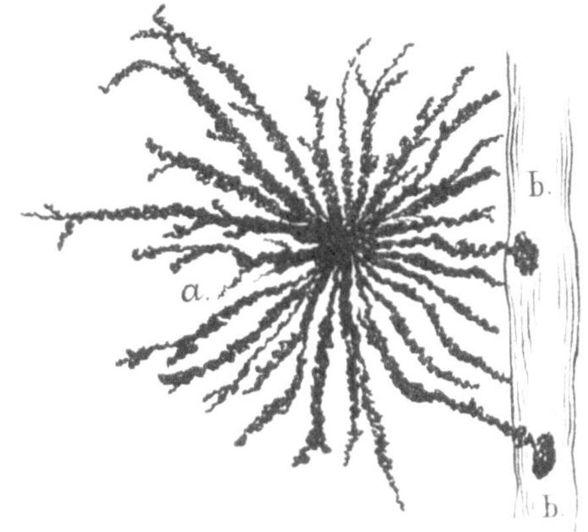

Fig. 8.
a Protoplasmazelle der Neuroglia. in der grauen Hirnrinde vorkommend (zur Isolation der Ganglienzellen). b Gefäßverbindung der aktiven Neurogliazelle. (Nach Andriezen.)

meiner Auffassung gewiß zur Stütze, daß das Ergebnis dieser geradezu klassischen Arbeit so lautet, daß der Neuroglia zu Unrecht bisher stets eine passive, rein stützende Rolle zugewiesen sei, daß man in ihren wesentlichen Bestandteilen aktiv funktionierende

*) Von Carl Hauptmann, dem Philosophen, statt „instinktiv" völlig zutreffend eingeführter Begriff.

**) Die Neuroglia-Elemente im menschlichen Gehirn. W. Lloyd Andriezen, from the Pathological Laboratories of University College London. The British Medical Journal Nr. 1700. 29. VIII. 1893.

Elemente anzunehmen gezwungen sei. Danach besteht nämlich die Neuroglia aus zwei voneinander zu trennenden, verschiedenartigen Elementen zelliger Natur, aus Protoplasmazellen mit vielfachen dendritischen Fortsätzen und aus Faserzellen (geschwänzte und Sternfasern), deren Substanz sich fast ganz in mehr oder weniger isolierte glatte Faserfortsätze aufgelöst hat.

Die Protoplasmazellen (Fig. 8, a) finden sich nun überall da, wo Ganglienapparate vorhanden sind, d. h. so z. B. besonders

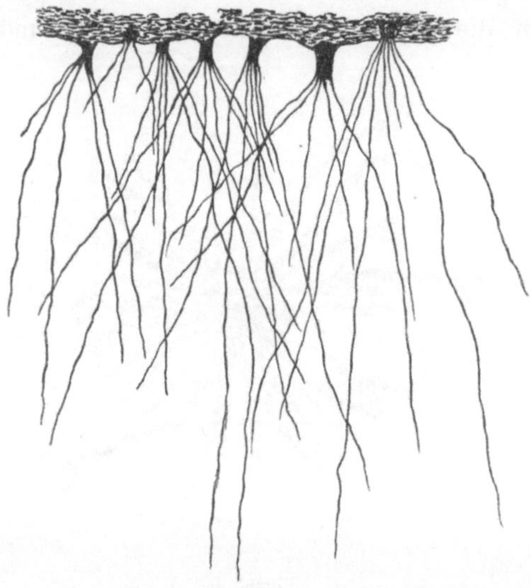

Fig. 9.
Sieben geschwänzte Neuroglia-Faserzellen der ersten Lage der menschlichen Rinde. (Knotenpunkte assoziierter Leitungsstränge.) (Nach Andriezen.)

reichlich in der Rinde des Großhirns, und die anderen, vielfach gekreuzten Faserkomplexe da, wo meist nervöse Strangapparate, Achsenzylinder, Assoziationsfasern, Leitungsdrähte vorhanden sind (s. Fig. 9 und 10). Die aktiven Protoplasmazellen haben einen eigentümlichen, verfilzten, moosartigen Bau, und einer ihrer zahllosen Fortsätze steht konstant mittels einer plattenartigen Ausbreitung seiner Enden unmittelbar mit einem Gefäß in Verbindung (b, b). Die perivaskulären Lymphräume der Hirngefäße setzen sich direkt um die Neurogliamooszellen fort und umhüllen ihre Gesamtstruktur, so daß die Beziehung zu der Saftleitung und zu der Blutbahn in ihrem oftmals vermuteten Verhältnis durch Andriezens (s. Fig. 8) meisterhafte Untersuchung jetzt außer allem Zweifel gestellt ist. Es ist aber in gleicher Weise durch diese nicht genug anzuerkennende Arbeit auch der Nachweis geführt, daß die Neuroglia überall in einer Verbindung mit den Nervenelementen steht, welche den Gedanken

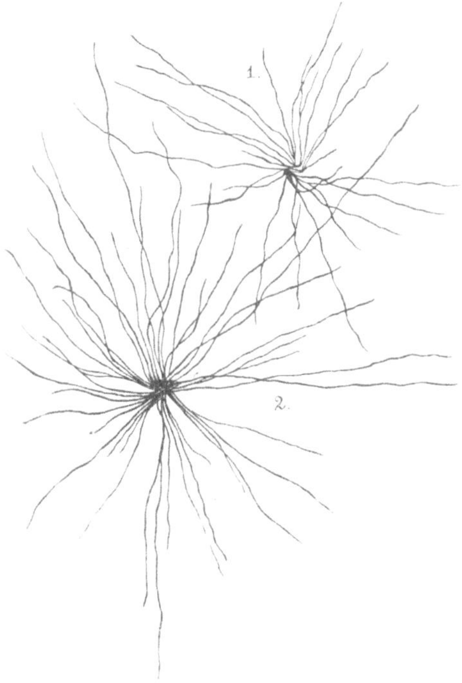

Fig. 10.
Zwei Neuroglia-Faserzellen der Marksubstanz oder weißen Masse des menschlichen Gehirns. (Nach Andriezen.)

einer aktiven, und zwar isolierenden Beeinflussung der nervösen Ganglien sehr nahelegt. Überall, wo Ganglienausbreitungen und protoplasmatische Auffaserung ihrer Substanz vorliegen, finden wir auch die dendritische Ausbreitung und Umfilzung dieser Nervenmasse von den Moosranken der Protoplasmazellen der Neuroglia, so daß, wenn man mit uns annimmt, daß der Neuroglia die aktive

Rolle der Hemmung elektroider Ströme und Assoziationen zukommt, die Möglichkeit dieses Mechanismus durch die anatomischen Tatsachen getragen klar auf der Hand liegt. Jede Ganglienzelle und ihre Fortsätze können durch eine solche Aktion der sie umspinnenden Neuroglia-Protoplasmamasse, welche vielleicht in wechselnder Plasmafüllung besteht, isoliert, ausgeschaltet, außer Anschluß mit benachbarten Fasern gesetzt werden. Denn, wohl gemerkt, die moderne Hirnhistologie hat nirgends einen direkten Anschluß, eine organische Verbindung zwischen den Ausläufern zweier Ganglienverzweigungen nachweisen können. Überall treten die mit kolbigen Fransen besetzten Endausläufer nur nahe aneinander heran, und dazwischen liegt eben die isolierende Masse der Neuroglia*). Erst wenn der hemmende Mechanismus dieser aktiv funktionierenden Substanz fortfällt, wenn ihr Widerstand überwunden wird durch Induktion von Kraftspannungen, kann ein Blitz in das benachbarte Gebiet leuchten, in das System anderer Vorstellung und Aktionszentren (Assoziation) hineinreichen.

In denjenigen Partien der Rinde oder des Markes, in welchen es biologisch nötig geworden ist, feste, automatisch geregelte Bahnen voneinander einfach und dauernd zu isolieren, finden wir nach Andriezen auch ganz folgerichtig durch einfache Faserzüge der Neuroglia die strangförmigen Leitungsdrähte der Achsenzylinder und der assoziativen Dauerfasern voneinander isoliert. Hier wäre nur durch eine Auflösung und Verflüssigung der Neuroglia ein Ausbrechen in andere Bahnen möglich. Für die Sphäre des Bewußtseins aber in den entwicklungsgeschichtlich jüngsten Systemen der Rinde besteht in dieser Periode der Bildung noch die Möglichkeit und die Notwendigkeit, durch aktive Funktion der protoplasmatischen Neurogliazellen die Systeme unter scheinbarer Willkürlichkeit abwechselnd voneinander zu isolieren oder miteinander zu verbinden (s. Fig. 11).

---

*) Die elektroiden Spannungen werden also von dem einen schwingenden Zellsystem in dem andern induziert, nicht direkt hineingeleitet. Assoziation ist sekundäre Induktion durch die Fransen-Konduktoren der Ganglien unter Durchquerung der zwischengelagerten Neuroglia. Diese wird genau so durchschlagen wie das Kartenblatt zwischen den beiden Metallkonduktoren an der Holtzschen Elektrisiermaschine.

Geregelt wird dieser Mechanismus jedoch von rückwärts, von dem Unbewußten her, vermittelst der Gefäßganglien des Sympathicus, und die Tendenz dieser Regulation ist für das Individuum wie für die Gesamtheit: aus der Unsicherheit, aus dem Auswahl treffenden Tasten und Erproben durch Übung und Gewohnheit ebenfalls in-

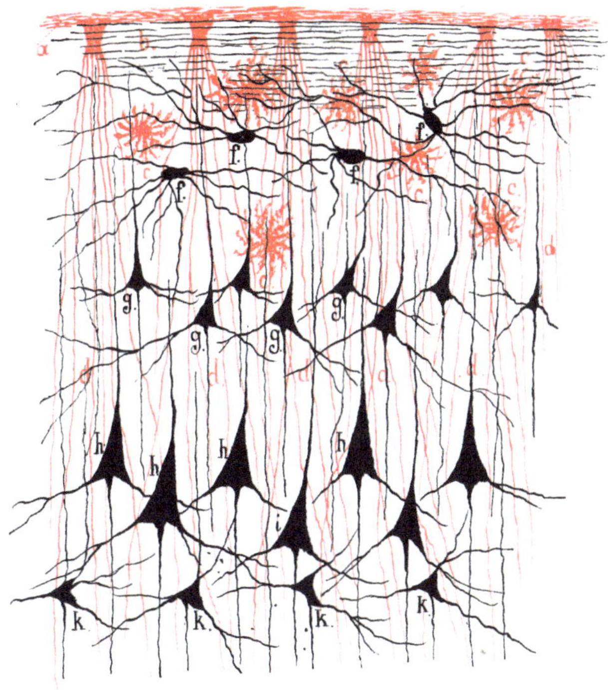

Fig. 11.
Verhältnis von Neuroglia-, Protoplasma- und Faserzellen zu einzelnen Gangliensystemen.
a Neuroglia-Isolation gegen die Pia. b Sternzellen der Neuroglia an Nervensträngen-Kreuzungspunkten. c Protoplasmazellen (Mooszellen der Neuroglia). d Faserzellen der Neuroglia. f g h i k Die 5 Gangliensysteme der Rinde.
(Die einzelnen Bilder sind Kombinationen nach Ramon y Cajal und Andriezen.)

stinktive, automatische Funktionen herauszuarbeiten. Denn wie entwicklungsgeschichtlich eben nachweisbar, schob sich die Neuroglia in gleichem Maße zwischen die spezifisch differenzierten Bewußtseinsgebiete, wie die in diesen entstandenen Zellgruppen sich neu entwickelten. Gerade wie diese apperzeptiven und rezeptiven, motorischen und sensiblen Ganglienindividuen ihren Anschluß an das ganze rückwärts gelegene Nervensystem behielten, ebenso besteht auch dauernd der direkte Zusammenhang zwischen der Neurogliamasse des Großhirns und den rückwärts gelegenen Zentren. Die Bahnen dieser Verbindungen scheinen die Vasomotoren der Hirngefäße abzugeben. Denn nach Andriezen hängt jede Neuroglia-Protoplasmazelle direkt mittels einer Endplatte mit einer Gefäßwand zusammen (s. Fig. 8). So erst wird es nach unserer Auffassung verständlich, wie der Blutgehalt des Gehirns auf die Funktionen der Rinde einen so gewaltigen Einfluß entfalten kann. Die schwankenden Füllungen des Blutgefäßsystems induzieren oder kompensieren, stärken oder schwächen ganz direkt den Hemmungsmechanismus der Neuroglia. Je nach der Plasmafüllung vom Gefäßrohr her stellen die Neurogliamooszellen vielzweigige, feuchte Platten dar, welche isolieren, oder trockene, lückenhaltige Elemente, welche Induktionsströme aus den konduktorähnlichen Fransen und Kolben der Protoplasmafortsätze der Ganglien passieren lassen. Daher vermag, je nach dem Blutgehalt des Gefäßrohres, die Assoziation der Ganglien unter sich erleichtert oder erschwert, vermehrt oder vermindert zu werden. Plötzliche Abänderungen des Gesamtblutgehaltes und des Hirndrucks, Spasmen und Paralysen der Gefäße des Gehirns haben darum einen so ungeheueren und unmittelbaren Einfluß auf die Gesamtfunktion der Psyche und vermögen die weit auseinander liegenden Extreme von der Ruhe des Schlafes bis zur Angst der Gedankenflucht dem Verständnis anzunähern. Hyperämie wird verstärkte Hemmung, vermehrte Neurogliawirkung — Anämie verminderte Hemmung, Schwächung der Neurogliawirkung hervorbringen. Ist die Neuroglia in Aktion, so leidet der Kräfteaustausch der Ganglien unter sich, die Bewußtseinsphänomene liegen darnieder; ist aber die Neuroglia in unvollkommener Füllung, so werden diese psychischen Motionen aller Art leicht und ungehindert ausgelöst. Erst mit Annahme dieses Antagonismus im Gehirn wird es mechanisch erklärbar, warum durch alle Formen dauernder Hyperämie, namentlich jener durch Stauung und Gefäßparese bedingten, depressorische Bewußtseinsstörungen ausgelöst werden, warum aber durch alle Formen mangelnder Ernährung des Gehirns die Erregungszustände: Unruhe, Angst, Spasmen etc. hervorgerufen werden.

Bei gesteigerter Hemmung, Gefäßfülle, Neurogliaaktion überwiegt die Isolation die Erregung; bei herabgesetzter Hemmung, Gefäßleere, Neurogliaschwächung vermehren sich die Assoziationen, und vermittelt die ungehemmte Erregungsfähigkeit der Ganglien die schnelle Folge von Perzeption, Vorstellung und Aktion.

Für normale Zustände reguliert diesen Antagonismus im Sinne der Erhaltung und Fortentwicklung der unbewußte Mechanismus der Psyche. In diesen Sphären aber (Kleinhirn, Rückenmark, Sympathicus) bildeten sich entwicklungsgeschichtlich durch Differenzierung zunächst die Zentren der lebenswichtigsten Funktionen, die der Verdauung, Herztätigkeit und der Atmung. Auch hier diente Neurogliamasse zur Isolation fest gewordener Leitungsbahnen (Vagus und Accelerator cordis, Antagonismus), und bei jeder Neuentwicklung von Zentren folgender Entwicklungsperioden schob sich immer wieder die auswachsende Neuroglia mit ihren aktiven, protoplasmatischen Elementen sichtend, sondernd und dem Gesamtbestand des Organismus einpassend dazwischen. Denn die automatischen Zentren gestatten naturgemäß keine Entwicklung der Bewußtseinssphäre in einer den Bestand des Ganzen gefährdenden Weise, die Regulationen dieser äußersten, Bewußtsein vermittelnden Zellagen unterliegen gleichsam der wachsamen Obhut des Unbewußten in uns.

Ich nehme also an, daß durch dauernde isolierende Lagerung der Neuroglia resp. durch zeitweise funktionelle Ausschaltung vermittelst Plasmafüllung die Automatie, die Koordination, die Assoziation in den Zentren der Instinkte wie in jenen der bewußten Vorgänge derart möglich wurde und ist, daß die durch den Stoffwechsel und andere Außenweltswirkungen unterhaltenen Spannungsausgleiche in definitiven Leitungsbahnen und Zellsystemen (Instinkte) oder in wechselnden Verbindungen (bewußte Impulse) ihre Regulation erfahren. Das ungeheuere Durcheinander elektroider Spannungen ist gegenseitig gruppiert und voneinander abgeschlossen durch die isolierende Neuroglia. Da, wo die Notwendigkeit, der Zwang des Daseins, die Außenweltsbedingungen eine Verbindung gefordert haben, ist die Neurogliahemmung überwunden, gleichsam elektrisch gesprengt, durchschlagen, so daß der Nervenstrom seine Kontinuität in der Richtung der geringsten Widerstände erzwang; wo die Neuroglia in dauernder oder wechselnder Hemmung funktioniert, da besteht die Hemmung, welche keinen nervösen Austausch, keinen Stromschluß in dieser ausgeschalteten Richtung gestattet.

Es ist also im Gehirne wie überall im Körper ein direkter physiologischer Antagonismus zwischen eigentlich spezifischer Zelltätigkeit und direkter Aufhebung dieser Zelltätigkeit vorhanden. Diese antagonistische Funktion ist wie überall gebunden an ein materielles Etwas, an bestimmte Zelltätigkeit eines anatomischen Substrates, wie wir annehmen, an die der Neuroglia.

3. Der physiologische und pathologische Schlaf. (Traum, Hypnose, Somnambulismus.)

Nirgends aber tritt dieser Mechanismus so deutlich in Erscheinung wie im Schlafe, und damit wären wir bei jenem Punkte angelangt, welcher für das Verständnis des Vorganges auch der Narkose für mich absolut unerläßlich erschien. Der Leser möge daher diese Abschweifung in das Gebiet der Histologie und der Psychologie gütigst entschuldigen; ohne diese aber würden meine besonderen Ansichten über Narkose ihm völlig unverständlich bleiben. Darum war dieses Abweichen vom Thema unerläßlich.

Was bedeutet der Schlaf? Nach Landois soll der Schlaf eine Phase der Periodizität des tätigen und ruhenden Zustandes des Seelenorganes sein. Es sei eine verminderte Erregbarkeit (?) des gesamten Nervensystems vorhanden. Der Schlafende gleiche einem Wesen mit exstirpierten Gehirnkugeln. — Ist in der Tat diese Definition zutreffend? Ich glaube nein! Erstens läßt sich mit guten Gründen bestreiten, daß das Seelenorgan im Schlafe ruht. Wäre dies der Fall, so könnte es keine Träume geben! Zweitens gleicht der Schlafende nicht einem Wesen mit exstirpierten Gehirnkugeln, da im Traum psychische Eindrücke, Phantasien, logische Gedankenverknüpfungen, zum mindesten Willensvorstellungen unbestreitbar vorhanden sind, und weil zweitens bei dem Somnambulismus (einer bestimmten Form des Schlafes) zweckmäßige Bewegungen ausgeführt werden, was beim Tiere nach der experimentellen Exstirpation beider Halbkugeln des Gehirns in solchem Maße keineswegs erreichbar ist. Man kann auch nicht einmal sagen, daß im Schlafe das

Bewußtsein aufgehoben ist, denn im Traume besteht ein sehr deutliches Ichbewußtsein, wenn auch nicht das Situationsbewußtsein für Zeit und Ort, in welchem sich der Schlafende befindet. Man kann also nur behaupten, es besteht eine Herabsetzung, eine Ausschaltung der direkten Außenweltswahrnehmungen im Schlafe. Die Sinnesorgane leiten zwar, denn jeden Augenblick kann auf irgend einer Sinnesbahn der Anstoß zum Aufwachen gegeben werden, und die Sinnesorgane sind auch wohl tätig, denn im Traume glaube ich sehr lebhaft zu sehen, zu hören, zu empfinden u. s. w., aber das sind gleichsam nur halluzinatorische Nachklänge und divinatorische Kombinationen schon vorher erregter Kraftumsetzungen in denselben Bahnen, aber in umgekehrter Richtung. Wir werden, ohne zu erwachen, im Schlafe der um uns sich auf unsere Person ausdehnenden Außenweltswirkungen nicht inne, die peripherischen Reize außer uns und in uns gelangen nicht zur deutlichen Perzeption des Momentes. Während wir also aus dem Vorgang des Erwachens durch äußere Reize entnehmen müssen, daß die peripherischen Reize bis ins Zentrum hinein, bis an jede einzelne Zelle hinein erklingen können, ist doch etwas da, was die Zusammensetzung aller dieser einzelnen Nervenklänge zu einem ganzen Akkorde, zu einer vollen Vorstellung verhindert, etwas, was die direkte oder indirekte Fortpflanzung der in den Ganglien erregten Einzelschwingungen zur großen Welle nicht perfekt werden läßt, eine Abtötung gleichsam unzählig vieler Einzelfunken, welche die zündende Flamme nicht emporschlagen läßt, genug, im Schlafe besteht eine Hemmung, eine Fesselung, eine Festlegung sonst freier Lebensäußerung an der äußersten Peripherie der Wahrnehmungen. Das gibt sich sogar im Spiele der Traumphantasie kund. Nichts ist häufiger, als daß irgend ein schweres, ärgerliches, drückendes, lastendes Hindernis unsere reifen Entschlüsse im Traum zu unserer Qual nicht zur Vollendung kommen läßt. Man will über die Straße gehen — die Beine sind gelähmt; man will eine Rede halten — der Kiefer geht nicht auf, man ist stumm geworden; man will in einen prächtigen Ballsaal voller Menschen treten — es geht nicht, man ist splitternackt — — — hier ist recht deutlich, was im Traume fehlt. Eine Willensabsicht kann auftauchen, denn das Bewußtsein, die obersten Ganglienschichten arbeiten ja rückwärtsklingend in allen möglichen Erzitterungen, aber der Anschluß an die motorische Auslösung ist fast unmöglich, es klappt etwas nicht, eine Handlung vermag selbst in der Phantasie nicht vollzogen zu werden. Im wachen Zustande erzittern die stattgehabten Sinneserregungen zentripetal zu den Ganglien der obersten Schichten und lösen hier im Einklang mit allen Assoziationen die direkten Vorstellungen, die Orientierungen eben in der Außenwelt aus; wohlgemerkt, die Außenweltswirkung gelangt also direkt bis an die letzten Einmündungen der Sinnesdrähte in die Ganglienelemente —, im Traume erzittern ebenfalls gewisse Sinneswahrnehmungen stets bis zu einigen, definitiv festen, unhemmbaren Zentralstellen. Aber der Anschluß an die oberste Orientierungsschicht für das Bewußtsein der Situation arbeitet nicht mit, diese ist ausgeschaltet, und da nach dem Gesetz von der Erhaltung der Kraft auch auf geistigem Gebiet die erregte Spannung ihren Ausgleich nach außen sucht und haben muß, so werden in den durch den Schlafmechanismus freigelassenen, weil instinktiv regulierten Bahnen zentrifugale Erregungen in gewissen Sinnesbahnen mobil, die Assoziativfasern und die sensiblen Bahnen erzittern in umgekehrter Richtung, — die Traumvorstellung, die Halluzination, entsteht. Denn die Nervensysteme können bekanntlich auf- und abwärts schwingen.

Im Schlafe arbeitet eben in der obersten Ganglienschicht der Hemmungsapparat der Neuroglia in seiner ganzen Ausdehnung, nicht wie im Wachen nur an einzelnen Stellen zwischen den gerade leitenden und schwingenden Zellen, so daß seine hemmende Isolation der Zellanschlüsse untereinander sich wie eine Tarnkappe über die beiden Hirnhemisphären gezogen hat und damit die Außenwelt für den Schlafenden versinkt, und nur Erinnerungsbilder des verlöschten Daseins in rückwärts zitternder*) Erregung lebendig bleiben. Diese Aktion der Neuroglia ist also kein Phänomen von Lähmung oder herabgesetzter Funktion, keine Ermüdung, sondern sie ist ein antagonistischer Irritabilitätsvorgang mit der Funktion der Ausschaltung ganglionärer Verbindung der obersten Schichtzellen untereinander. Diese Aktion hat wie jede verschiedene

*) Die Begründung, warum Traumesperzeptionen als rückläufige Schwingungswellen aufgefaßt werden müssen, s. S. 87, Anmerk. (Allgem. D. Universitätszeitung 1897, Nr. 5 ff.)

Intensitäten; sie kann wie im tiefsten, gesundesten, traumlosen Schlafe jede Vorstellung unmöglich machen, so daß auch nicht zwei Zellsysteme in gleichzeitig induzierte Schwingung zu treten vermögen; sie kann gestatten, daß größere Gruppen unter sich im freien Spiel dynamischer Erzitterungen fortarbeiten wie im Traumschlaf; sie kann so flach, so wenig intensiv sein, daß sogar vereinzelte Willensaktionen möglich und zum Anstoß einer ganzen Kette von automatischen, koordinierten Bewegungen werden und Aktionen in bestimmten Systemverbindungen ohne Bestand des Bewußtseins (Anschluß aller Gangliensysteme unter sich) — wie beim Somnambulen auslösen.

Die Wirkung dieser Neurogliatätigkeit ist jeweilig abhängig von der Stärke der Erregung der Stromwellen in ihr selbst, aber auch von der Intensität der Erregungen innerhalb der peripher angeschlossenen, ihr entgegenwirkenden Zellsysteme. Ein aufgeregter Mensch vermag schwer einzuschlafen, eine erhitzte Phantasie bewirkt unruhigen, von Träumen durchsetzten Schlaf, ein Schnupfen, eine Obstipation, ein überfüllter Magen lösen peripherische Reize aus, welche die Ganglienzellen in Schwingung versetzen und die Hemmung der Neuroglia schwächen, eventuell unter Aufwachen überkompensieren. Inwieweit jedoch die Ganglienzellen der grauen Substanz für sich in unterbewußten Zonen erregungsfähig bleiben, geht zur Evidenz daraus hervor, daß ja ohne Zweifel die Art der Träume zum Teil abhängig ist von der Natur der peripherischen Reize: Jener, den ein Asthma, eine Bronchitis quält, träumt anders als derjenige, welcher aus irgend einem Grunde eine Fluxion zum Becken erleidet. Wenn also die Träume durchaus nicht so völlig ohne realen Zusammenhang sind, so muß man doch wohl daraus entnehmen, daß auch durchaus nicht die Irritabilität der Großhirnganglien an sich im Schlafe geschwächt oder gar gelähmt ist, sondern es werden die Phänomene des Schlafes weit verständlicher durch Annahme dieses Antagonismus von Hemmung und Erregung in zwei anatomisch und histogenetisch trennbaren Systemen, als wenn man auf denselben Bahnen nach der alten Theorie ganz willkürlich sich Erregung und Lähmung nebeneinander abspielen läßt. Wenn nun für die Entstehung des Schlafes die Ermattung und Ermüdung der Sinnesorgane herangezogen wird, so muß doch dem entgegengehalten werden, daß einer angespannten Tätigkeit des Nervenapparates fast ausnahmslos Schlaflosigkeit statt tiefen Schlafes zu folgen pflegt, und daß auf diese Weise kein irgendwie plausibler Grund für das Eintreten der Müdigkeit und des Schlafes gefunden werden kann. Viel erklärlicher wird der Schlaf durch die Annahme der Produktion ermüdungbringender Stoffe in den Muskeln (Preyer), und die Analogie der schlafbringenden Mittel legt es in der Tat nahe, das Vorhandensein solcher physiologischen Narcotica anzunehmen. Angewandt auf unsere Theorie, würden diese Stoffe die entwickelungsgeschichtlich jüngsten Ausläufer der Neuroglia in besonderen Reizzustand zu versetzen imstande sein und würden dieselben auf chemischem Wege die hemmungserregende Tätigkeit dieses Isolationsmechanismus anzufachen vermögen. Wäre aber die Produktion schlafbringender chemischer Stoffe die Ursache des Eintrittes der Neurogliahemmung, so wäre nicht zu verstehen, auf welche Weise das völlig ruhende, fast bewegungslose, neugeborene Kind diese Stoffe produzieren sollte, welche seinen Schlaf fast kontinuierlich gestalten, wie ferner bei den oft am meisten in Muskelaktion und dauerndem Hin- und Herbewegen befindlichen alten Leuten der Schlaf so schlecht und unausgiebig wird, ferner wie bei Tieren mit Winterschlaf und bei Eintreten eines ununterbrochenen Schlafzustandes über Wochen und Monate die Produktion und die Erhaltung solcher Massen physiologischen Schlafstoffes entstanden sein sollte! Für alle diese Tatsachen findet man in der Theorie des Antagonismus zwischen Erregung und Hemmung auf besonderen anatomischen Bahnen völlig ungezwungene Erklärungen. Bei dem Kinde überwiegt die Neurogliafunktion noch die der wenig in Aktion getretenen oder noch ruhenden Großhirnganglien; bei den alten Leuten ist umgekehrt die Erregung und Bewegung der Bewußtseinsapparate während eines ganzen Menschenalters mit allen Sorgen und Unruhen der womöglich auch schlechter ernährten, atrophischen Neuroglia gegenüber ein ihrer Tätigkeit die Wage haltendes Moment. Und für alle Formen des Dauerschlafes erscheint es begreiflicher, sie auf dem Wege eines Reflexbogens zustande gekommen zu denken unter Vermittelung der Gefäßparalyse als die Nachwirkung eines im Körper durch Muskelkraft produzierten, physiologischen Schlafgiftes so lange Zeit hindurch sich ausdehnen zu lassen.

Mit diesen Anschauungen sind in natürlichster Weise die Erscheinungen der Hypnose (auch der Suggestion) in Einklang zu bringen, wie ja überhaupt von jeder Theorie des Schlafes verlangt werden muß, daß sie für die nicht ableugbare Verwandtschaft zwischen Schlaf, Somnambulismus, Hypnose, Suggestion und der Wirkung arzneilicher Narcotica einheitliche Begründung aufweist. Bei der Hypnose zeigt sich nun aufs deutlichste, daß auf dem Wege des Reflexes, der Gefäßparese, die Neuroglia zwischen den obersten Bewußtseinsschichten interganglionär schlaferzeugende Hemmungen zuwege bringen kann. Hier wird zunächst das ganze Bewußtsein auf eine Stelle konzentriert, auf einen glänzenden Punkt, auf ein Paar stierende Augen; der Blick ist bewegungslos festgeheftet. Jeder sonstige Sinnenreiz muß fehlen, auch die Phantasie oder die Kritik, weder Zweifel noch besondere Interessen dürfen rege sein, genug, das ganze Feld seelischer Kräftespannung erhält nur an einer zirkumskripten Stelle einen Spannungsimpuls, das ganze Maß seelischer Energien wird an einer einzigen Stelle gleichsam kondensiert*). Daraus folgt die Schwächung derjenigen Zellelemente, deren Erregung und Gesamtschwingung eben das Augenblicksbewußtsein ausmacht, und der antagonistische Mechanismus zwischen Hemmmung und Erregung neigt sich zugunsten einer partiellen Ausschaltung der psychischen Funktionen, welche die Realität der jeweiligen Situation für die logischen Verknüpfungen vermitteln.

Die Hemmung erstreckt sich nun wie im Schlafe gewiß nur auf die obersten Schichten der Ganglienzellen und gliösen Protoplasmazellen (Mooszellen), in welchen sich die Vorstellung der Situation, die Kombination augenblicklich wahrgenommener Außenreize und ihr Umsatz in Willensäußerung abspielt; daher die Neurogliahemmung des Schlafes nichts weiter zur Ausschaltung bringt als die Vorstellung der Situation, den Anschluß an die gewollten motorischen Aktionen und den Umsatz sinnlicher Wahrnehmung in augenblickliche logische Verbindung (Hemmung des Moment- und Situationsbewußtseins).

Nichts hindert, den Eintritt des Schlafes in Beziehung zu bringen zu einer Reflextätigkeit, ausgelöst auf den Gefäßbahnen des Sym-

*) Beim Streichen ist das Gefühl auf eine Empfindung konzentriert.

pathicus. Ich fasse den natürlichen Schlaf auf als einen durch Anpassung und Vererbung erlernten Mechanismus der Hemmung zwecks Ausschaltung des läsiblen, jüngsten, bildungs-, wachstums- und schonungsbedürftigen Teiles der Großhirnrinde. Er tritt ein, wenn von den Zentren des schon definitiv regulierten, mehr vegetativen Lebens auf dem Wege des Reflexes die Neuroglia in Aktion versetzt wird. Das geschieht einmal periodisch und ist eine dem Organismus von außen aufgezwungene Notwendigkeit (Eintritt der Nacht, Fehlen des Sonnenlichtes), oder aber er stellt sich atypisch ein, wenn dieser Reflex auf andere Weise zur Auslösung gelangt (Übermüdung, Hypnose, Vergiftungen, pathologische Reflexanomalien, Störungen der Gefäß- und Nervenfunktion).

Die auf die Gesamtleistung des Tages folgende reflektorische Parese der feinsten Hirngefäße, die paretische Dilatation ihrer Wände bedingt eine Hyperämie über die ganze Hirnrinde*). Die Folge ist die nutritive und funktionelle Reizung der den Gefäßen am nächsten liegenden Neuroglia-Plasmazellen (s. Fig. 8). Diese tritt in Aktion spezifischer Natur. Der Schlaf tritt ein durch Ganglienhemmung, und erst nach erfolgtem, wiederum reflektorisch ausgelöstem Gefäßspasmus (Sonnenaufgang?), durch eine Reflexischämie des Gehirnes wird er unterbrochen.

Leider fehlen sichere physiologische Daten über das Verhältnis der Blutfülle der obersten Rindenschicht während des Schlafes. Aber die Beobachtung der Gehirne narkotisierter Tiere während und nach der Narkose, im Nachschlaf durch Durham und Binz legt es nahe, anzunehmen, daß auch im physiologischen Schlaf, zum mindesten im Beginne desselben, Alterationen der Blutfüllung vorhanden sein dürften. Wir werden sehen, daß bei Stauungsvorgängen durch Hirndruck und jeder anderen Art von Blutfülle die somnolenten Vorgänge überwiegen, eine Tatsache, die gewiß für unsere Anschauung überzeugend ins Gewicht fällt.

---

*) Natürlich spielt dieser Prozeß sich an den allerfeinsten Hirnstämmchen ab, und jede direkte makroskopische Beobachtung würde vielleicht negativ ausfallen. Die Hyperämie ist auch weniger entscheidend als die Plasmafüllung der Neuroglia.

An sich würde die Anschauung von der Einwirkung physiologischer Ermüdungsstoffe (Preyer) sehr wohl in Einklang zu bringen sein mit dieser Anschauung, jedoch vermag man aus jener Theorie keine einheitliche Erklärung aller Schlafphänomene zu gewinnen.

Welcher von den beiden Theorien man auch den Vorzug geben mag, der chemischen oder reflektorischen Erregung der Neuroglia, um die Annahme einer besonderen Hemmungsvorrichtung der psychischen Zone wird man nicht herumkommen. Wir neigen uns mehr der Ansicht der reflektorischen Auslösung des Schlafes zu, und zwar aus folgenden Gründen. Schon beim Einschlafen macht sich die Konzentration, die Einengung des Zentralapparates auf einen einzigen Punkt, sehr häufig als ein den Eintritt der Neurogliahemmung der übrigen Gangliensysteme begünstigendes und vorausgehendes Moment bemerkbar: man lauscht aufmerksam dem Ticken oder Pendelschlag der Uhr, man zählt in monotonster Gleichmäßigkeit von 1 bis 500 und weiter; ein gleichmäßiges Hin- und Herwiegen der Kinder; ein Streichen und Streicheln über Stirn und Haar, bei vielen das einfache Kämmen befördert den Eintritt des gewöhnlichen physiologischen Schlafes — für uns naturgemäß deshalb, weil die Entspannung aller anderen Ganglienfunktionen außer dem einen, gleichmäßig und monoton bewegten, immer in gleichem Sinne vibrierenden psychischen Systeme das Bewußtsein im ganzen schwächt, das Situationsbewußtsein für die übrigen Realitäten des Augenblickslebens herabsetzt und den Neurogliareflex, den Sieg der Hemmung über die seelische Erregung, erleichtert.

Jedes andere mehr automatisch wirksame, den tieferen Schichten der Hirnrinde angehörige Seelenleben bleibt erhalten, so das Ichbewußtsein, welches aus älteren, schon gewordenen, nicht variablen Vorstellungen der Phantasie resultiert wie im einfachen Traume; ferner die Möglichkeit der selbständigen, unbewußten Aktion, soweit dieselbe von diesen unterbewußten Vorstellungsketten (unterhalb des Situationsmechanismus) induziert werden kann (Bewegungen im Schlaf, Sprechen, Lachen, Weinen, Bellen beim Hunde, Nachtwandeln beim Somnambulen). Dieser, der Somnambule, gleicht einem Menschen, dessen Augenblicksempfinden umnachtet ist, dessen Unterbewußtseinsvorstellung statt jener die Realitäten kombinierenden, vollbewußten Seelenfunktion die Führung auch koordinierter

Aktionen übernommen hat. Der Somnambule, ja der Schlafende überhaupt, tritt damit zurück in einen Zustand, in welchem eine Vorperiode psychischer Fähigkeiten den einzigen Bestand des Bewußtseins ausmachte, und so dürfte man den Schlaf, die Hypnose und den Somnambulismus auffassen als ein periodisches Zurücksinken in frühere Daseinsperioden.

Bei allen diesen Zuständen hört also das Seelenleben durch diese Hemmung da auf, wo sonst die oberste orientierende und kombinierende, logisch verbindende Funktion der Seele anfängt — hier ist die Grenzschwelle zwischen Bewußtsein und Unterbewußtsein; denn während die hier tätigen Zentren der Sinnesorgane schon mehr automatisch reguliert und untereinander verknüpft arbeiten, findet in den höchsten Schichten noch jede Sekunde eine Auswahl, ein Tasten, ein Suchen nach Erfahrenem, Positivem, Sicherem und Unabweisbarem statt, welches eben dieser höchsten Phase geistiger Entwicklung den Stempel des Problematischen gibt. Denn schon die Sinneseindrücke, welche die Außenweltreize der nächsten, tiefer gelegenen Ganglienschicht übermitteln, können nicht mehr willkürlich gehemmt werden; der einmal eingefallene Lichtstrahl, die einmal erzitterte Tonwelle geht sicher die Bahn ihrer Leitung, aber der aus allen diesen unterbewußten Erregungen zusammenklingende Bewußtseinsakkord geht nicht mehr sichere Bahnen, der Gedanke flattert hier und dort hin, um ein unhemmbares Spiel des Geistes zu entfachen, welches willkürlich nicht geregelt werden kann, und nur die Gewohnheit und die Übung, die kräftigsten Wirkungen im Spiel der Motive, greifen hier von außen als Regulatoren ein. Nach dieser Anschauung enthalten sowohl der künstliche Schlaf wie die kataleptischen Zustände sowie die somnambulischen Aktionen der Hypnose deshalb nichts Rätselhaftes mehr, weil nach unserer Anschauung keine Ausschaltung der ganzen Hirnrinde wie nach den vorhergehenden Theorien bei der Hypnose angenommen zu werden braucht. Denn diese hypothetische Hemmung der Gesamthirnrinde würde es unbegreiflich machen, wie vollkommene Nachahmungen, wie z. B. das Nachsingen, zustande kommen können, während nach unserer Theorie die Freilassung aller unterbewußten, tieferen Schichten der Rinde von der Neurogliahemmung, die Möglichkeit aller motorischen Aktion, angeregt durch die Inanspruchnahme der Sinnesorgane, ohne

Bewußtseinssynthese sehr wohl besteht. Darum kann ein Hypnotisierter nachahmen, wandeln, bestimmte Aufträge erfüllen, ohne in seinem Bewußtsein auch nur eine Spur Empfindung oder Erinnerung davon zu haben, was er tut oder getan hat. Es spielt sich eben alles im Unterbewußtsein ab. Für die kataleptischen Erscheinungen wird es aber so gewiß verständlich, daß eine Gliedstellung, welche passiv vollzogen wird, dauernd deshalb dieselbe bleibt, weil alle von außen einwirkenden, im Gehirn spezifisch umgesetzten Spannkräfte im Augenblick der Hypnose auf einer Stelle der Bewußtseinsbreite konzentriert erscheinen und durch die passiv vorgenommene Erregung und Anspannung gewisser Muskelgruppen das ganze Kraftmaß nervöser Erregung gerade auf diese peripher erregten Bahnen abgeleitet wird; darum verharren die Muskeln so lange in Starre, bis ein neuer peripherer Anstoß die motorischen Energien in andere Bahnen lenkt*). Denn an dem Gesetz von der Erhaltung der Kraft muß auch für die psychischen Funktionen festgehalten werden, wie wir das schon oben kurz andeuteten für das Verständnis des Traumes**).

---

*) Die Katalepsie ist für die motorischen Leistungen das, was die „fixe Idee“ für die intellektuellen Bahnen ist: d. h. der einzig freie, ungehemmte Weg, den der Kräfteausgleich zwischen Außenweltwirkung und Innenweltumsatz zu nehmen die Möglichkeit hat. Die anderen Bahnen sind eben nicht angeschlossen, weil sie gehemmt sind (s. S. 111).

**) Den im vorstehenden kurz skizzierten Versuch einer ganz neuen Psychophysik auf der Basis eines angenommenen Widerspiels von Hemmungs- und Aktionsmechanismen im Betriebe der Nervenorganisation habe ich im Laufe der Jahre erheblich ausgebaut. Der sich dafür interessierende Leser findet darüber verschiedentliche Aufsätze in

Zukunft, Jahrg. 1899 Nr. 2, „Schlaf und Traum“;
Zukunft, Jahrg. 1898 Nr. 9, „Psychophysik des Humors“;
Neue Rundschau (Oscar Bie), Jahrg. 1904 Nr. 12, „Seelische Hemmungen“;
Neue Rundschau (Oscar Bie), Jahrg. 1905 Nr. 8, „Unterbewußtsein“;
Illustrierte Wochenschrift das „Leben“ (Kirchhof), „Sitz der Seele“, „Temperament“, „Glaube und Wissenschaft“, „Instinkt“, „Tierseele und Menschenseele“; u. s. w.

sowie zahlreiche dort veröffentlichte Aphorismen zur Psychologie. 1905—1906.

4. Chloroformschlaf. Mechanismus des künstlichen Schlafes, der Alkohol- und Morphiumwirkung. Hirnfunktion und Antagonismus der Gifte.

Vorstehende Analyse des Schlafes und der schlafähnlichen Zustände in der Hypnose und im Somnambulismus mag man anerkennen oder nicht, bei einer Betrachtung der Symptomatologie der Narkose wird man nicht umhin können, die Verwandtschaft dieses künstlichen Schlafes mit dem natürlichen im Auge zu behalten, falls man nicht vorzieht, auf eine Deutung und ein Verständnis der einzelnen Vorgänge bei der Narkose überhaupt zu verzichten. Das ist aber bei der ungeheueren Wichtigkeit der Narkose unserer Meinung nach nicht angängig. Denn wie soll man zu praktischen Regeln, eventuell zu einem Unterricht in der Kunst, zu narkotisieren, gelangen, wenn man nicht eine bestimmte Anschauung von der Gesetzmäßigkeit des Ablaufes der Narkose besitzt? Diese aber kann doch nur auf dem Boden der physiologischen Toxikologie gewonnen werden, und dabei kann man unserer Meinung nach nur dann sichere Wege einschlagen, wenn man die breiteste Basis allgemein physiologischer Begriffe zugrunde legt. Wer sich nun aber von dem natürlichen Schlaf, vom Morphiumschlaf, von der Wirkung aller Narcotica überhaupt keine selbständige Meinung gebildet hat, ist auch nicht in der Lage, den Chloroformschlaf sich oder anderen verständlich zu machen, und so mag unsere Theorie zwar widerlegbar sein, aber was wir verlangen ist, daß Theorie und Praxis in der Narkose zwei organisch zusammenhängende Dinge sind, daß die praktischen Vorschläge, welche für die Narkose gemacht werden, nicht nur einer Reihe von Einzelbeobachtungen entspringen, sondern daß sie sich aus dem hypothetischen, einheitlichen Wesen der Narkose logisch ergeben. Denn so nur wird jemand „das Chloroformieren" lehren können, indem man ihm die Phänomenologie der Vergiftung begreifbar und verständlich macht; dies Bestreben allein vermag unserer Meinung nach dem unheilvollen Schematismus entgegenzuarbeiten, welcher in der Narkosenfrage schon seit lange Platz gegriffen hat. In diesem Bestreben, vielleicht ein Fünkchen zur Bekämpfung der Dunkelheit, welche in bezug auf das Verständnis der

Narkose herrscht, beitragen zu können und in dem rücksichtslosen Kampfe gegen die schablonenhafte, auf ödester Indolenz beruhende, schier nebensächlich gehandhabte Anwendung der Narkose finden diese Zeilen, wenn nicht Anerkennung, so doch ihre innerste Berechtigung.

Wir legen der folgenden Darstellung unsere physiologische Theorie der Neurogliawirkung zugrunde. Die Chloroformnarkose beginnt mit der willkürlichen oder erzwungenen Hingabe eines Menschen an die Aufnahme des toxischen Stoffes durch Einatmen. Die reizenden Eigenschaften des verdunstenden Mittels lösen im Tractus respiratorius der verschiedensten Art Reflexe aus. Husten, Räuspern, Schluckbewegungen, Speichelfluß werden ausgelöst, erstere auch willkürlich unternommen. Eine unbestimmte Angst tritt ein und mit ihr mehr oder minder heftige Abwehrbewegungen. Diese Angst, die instinktive Revolte des Organismus, sein Lebenskrampf gegen die Zwangsvergiftung, kann dem zu Chloroformierenden ernste Gefahren bringen. Ihr Herannahen wird erkannt durch eine schon bei den ersten Zügen Chloroform sich manifestierende, auffällig zur Erweiterung neigende und etwas starre Pupille, ein Phänomen, welches, obwohl vielfältig darauf aufmerksam gemacht ist, selten beobachtet und kontrolliert zu werden pflegt. Wir werden im folgenden zu begründen suchen, warum diese Pupillenweite im Anfang der Narkose und gewisse Anomalien der Pupillenstellung überhaupt auch im Verlaufe der Narkose sehr sichere Anzeichen einer Idiosynkrasie gegen Chloroform sind und sein müssen. In diesem Stadium schon kann, wenn die Idiosynkrasie nicht rechtzeitig erkannt wird, der Tod durch Herzstillstand erfolgen (vielleicht auch durch Chloroformembolie), und zwar leichter und überraschender als in irgend einem der folgenden Stadien der Narkose. Dafür kann eine Erklärung erst gegeben werden, wenn wir das, was wir unter dem normalen, physiologischen Ablauf der Narkose verstehen, und seine typischen Merkmale des weiteren entwickelt haben.

Nun treten mehr Chloroformdämpfe in die Lunge, ins Blut, passieren das Herzinnere und gelangen rings durch den Körper. Das ergibt zunächst eine Reizung peripherischer Organe, welche ebenfalls ihre Symptomatologie hat; die Atmung wird tiefer, heftiger, interkurrierend mit willkürlicher Hemmung des Atmungsmechanismus, weil jetzt noch das Sensorium völlig intakt ist; während dessen pulsiert das Herz schnell, oft jagend, aber stets unter einer Spannung des Arterienrohres, welche zum mindesten der Höhe der Pulswelle vor der Narkose gleichkommen muß, gewöhnlich aber infolge der Reizung des Endokardiums und der intramuskulären Herzganglien etwas höher als vorher erscheint. Es ist gewiß von großem Werte für den Chloroformierenden, sich einen Eindruck von der Pulsbeschaffenheit des Individuums vor dem Beginn der Narkose verschafft zu haben, er gewinnt damit eine Basis der Kontrolle und der jeden Augenblick nötig werdenden Beobachtung einer Alteration des Blutdruckes.

Die Spuren von Chloroform, welche nunmehr durch die Peripherie des Körpers kreisen, lösen an den Endapparaten der Sinnesorgane zunächst lokale Reize aus. Ameisenkriebeln, Taubsein, Schwere der Glieder, Funkensehen, Sausen vor den Ohren treten ein; Geschmacks- und Geruchssinneswahrnehmungen bleiben meist aus, weil diese beiden Sinne funktionell während des Einatmens in Anspruch genommen werden; durch sie wird der Geschmack und Geruch des Chloroforms dem Zentrum zugeleitet, Parosmien treten daher nicht auf, diese Bahnen sind gleichsam besetzt. Zu gleicher Zeit beginnen natürlich die Wirkungen auf den Zentralnervenapparat. In dem bindegewebigen Teil der Neuroglia strömt das Blut in allerfeinsten Gefäßen; es ist natürlich, daß die erste Wirkung auf den Zentralapparat sich in einer dumpfen Schwere über den ganzen Kopf bemerkbar macht, und wenn nicht ziemlich gleichzeitig mit dem nervösen Teil der Neuroglia auch die Ganglien der Hirnrinde selbst eine Reizung erführen, so würde schon gleich im Beginn der Narkose der Schlaf durch Neurogliareizung erfolgen. Das geschieht sehr häufig bei der Äthernarkose und bei Kindern, wenn man die Chloroform-Dosen sehr allmählich, tropfenweise, ohne sie zu erregen, verabfolgt, bei welchen, wie wir schon sahen, die Reizbarkeit der Ganglien noch sehr gering ist, und im antagonistischen Spiel beider die Neuroglia leicht das Übergewicht erlangt. Daß es in der Tat gelingt, unter völliger Ruhe der gangliösen Zentren, ohne Symptome ihrer Reizung, Neurogliahemmung herbeizuführen, wird dadurch bewiesen, daß es möglich ist, Kinder, ohne sie zu erwecken, in tiefe Narkose zu bringen. Man muß dabei die Dosen nur sehr langsam und anfangs mit Luft gemischt dem Schlafenden beibringen. Bei voller Irritabilität der ganglionären Apparate jedoch tritt der Schlaf nicht so bald ein, weil die erfolgte Reizung derselben trotz allgemeiner Dumpfheit im Cerebrum der Neurogliareizung die Wage hält, ja sie für längere Zeit überkompensiert.

Bei dem engen Zusammenhang, welchen die Neuroglia-Protoplasmazellen mit den Gefäßen haben, muß zum mindesten darauf hingewiesen werden, daß die anfangs in Spuren im Blutgefäßsystem zirkulierenden Chloroformmengen zunächst einmal die Vasomotoren reizen und eine Verengerung der Gefäße herbeirufen. Dadurch erhalten die Neurogliazellen weniger Plasma, die sie umgebenden perivaskulären Lymphspalten sind leerer und ihre Funktion, die Hemmung, ist geschwächt. Ideen, Vorstellungen, Gedanken jagen in den freien Bahnen wie ein Wirbelwind hin und her, genau wie im Alkoholrausche, wo gleichfalls derselbe Mechanismus im Spiel ist. Die Kontraktur der Gefäße beim Kreisen der spirituösen Substanz verhindert zunächst ein Übertreten von Gift in den perivaskulären Lymphraum und damit direkt an die Ganglien. Die Neuroglia ist leerer und hemmt weniger. Erst durch die allmählich eintretende Vasomotorenparese werden die Gefäße weiter, durchlässiger, — das Chloroform, der Alkohol, das Morphium füllen und reizen direkt die Protoplasmazellen der Neuroglia. Die Ideenjagd wird eingeengt, denn hier und da hemmt die Neuroglia die Assozitationen, um schließlich nur noch wenige Bahnen offen zu lassen. Das wird eben recht deutlich bei dem Alkoholrausch. Die im Beginn des Rausches, im animierten Stadium, freigelassenen Ganglienschwingungen schweben ungewohnt sicher und leicht über alle möglichen Höhen und Tiefen des Geistes dahin, allmählich aber engt sich der Gesichtskreis des Berauschten immer mehr ein, bis ihm schließlich die Neuroglia nur eine einzige Bahn noch frei läßt: er redet immer dasselbe, wiederholt dieselbe Geschichte mehrmals und bekommt schließlich sein fixe d. h. nur eine Idee, bis endlich die Hemmung auch hier eingreift und der dionysische Schwärmer fest und selig schlummert.

So wie in gleicher Weise bei Chloroform die chemische Irritation der Neuroglia vielleicht trotz des Fortbestandes der Ganglienreizung die Oberhand gewinnt, schiebt sich ihre Hemmung zwischen die einzelnen sensoriellen Verknüpfungen; die Situation verwischt sich, das Bewußtsein des Momentes geht verloren, die kombinierende und logisch verbindende Wahrnehmung der Realitäten wird verwirrt. Nur Einzelvorstellungen werden bewußt; wie im unruhigen Vorschlaf jagen die Ideen, es wirbelt von unverbundenen Gedankenschwingungen ohne logischen Zusammenhang. Nun wird der Zustand in der Regel immer ähnlicher dem Schlafe, und zwar anfänglich dem unruhigen, traumdurchwebten Schlafe. Inzwischen wird Atmung und Herztätigkeit ruhiger, der vasomotorische Apparat ist für die veränderte Situation eingestellt, er akkomodiert sich der veränderten Bedingung. Die Pupillen sind noch für Lichteindrücke empfänglich, jedoch erreichen sie bei Lidschluß nicht mehr die volle Weite, sie neigen der Verengerung um so mehr zu, je mehr der Zustand des Narkotisierten dem des Schlafes ähnlich wird; denn auch im Schlafe sind die Pupillen eng. Dieser Mechanismus ist ein typischer. Es besteht augenscheinlich ein Reflexbogen zwischen Neurogliareizung und Oculomotoriusfunktion, resp. Sympathicuslähmung. Denn wir sehen auffallenderweise bei allen Giften, welche hypnotische Wirkung ausüben, den gleichen Effekt der Pupillenenge auftreten; beim Morphium, beim Chloralhydrat, beim Haschisch; das sind Stoffe, deren Wirkung nach unserer Auffassung eine schlafbringende ist, weil sie die Neuroglia reizen und so den Schlaf durch Inanspruchnahme der Hemmungsmechanismen des Bewustseins zuwege bringen. Der Antagonismus dieser Mechanismen wird recht deutlich bewiesen durch die Tatsache, daß die physiologischen Antagonisten der Narcotica, Atropin, Homatropin, Duboisin, Kokain, neben Pupillenerweiterung Unruhe statt Schlaf, Delirium und andere Aufregungszustände im Gehirn auslösen. Aus dieser Tatsache ergibt sich bis zur Evidenz das Bestehen des von uns vermuteten Antagonismus zwischen Neuroglia- und Ganglientätigkeit einerseits und Neurogliareizung und Oculomotoriusaktion andererseits, da ja den Erregungszuständen der Ganglien (Atropin etc.) Erweiterung der Pupille, den narkotischen Wirkungen der Neurogliareizung Pupillenenge (Morphium, Chloroform, Haschisch, Chloralhydrat) beständig koordiniert erscheint. Ja, dieser Antagonismus ist so deutlich, daß im Stadium der Neuroglialähmung und Sprengung ihrer Funktion durch Überdosierung und exzessivste

Giftwirkung gleicherweise beim Morphium wie beim Chloroform wieder Pupillenweite (direkte Ganglienreizung) eintritt. Hieraus ergibt sich ein überaus wichtiges Erkennungsmittel des Grades der Intoxikation bei Chloroform, auf welches wir noch des öfteren zurückkommen werden.

Hier möge nur bemerkt sein, daß unserer Auffassung nach das Chloroform, Morphium, Alkohol, Chloralhydrat, Haschisch gegenüber ihren Antagonisten als die milderen Gifte primär nur eine Reizung der Neuroglia bis zu physiologisch erträglichen Dosen veranlassen, daß dagegen die echten Zellgifte sofort, auch in kleinen Dosen, mit einer Lähmung der Neuroglia einsetzen und direkt ihre deletäre Wirkung von den Gefäßen aus über die Lymphräume und die die Ganglien einbettenden und gleichsam schützenden Neurogliazellen hinweg auf die Nervenzentren ausdehnen. Darum eben wirken in so ungleich schwächeren Dosen die Antinarcotica, die echten Zellgifte, so direkt auf die lebenswichtigsten Organe, weil der relative Schutz, den die umhüllende Neuroglia den zentralen und automatischen Ganglien gewährt, durch Neuroglialähmung fortfällt, und durch die paralytischen Gefäßräume das Gift unmittelbar das Protoplasma der Nervenzelle insultiert. Sonst bleibt es unverständlich, wie das so reizbare Zentralorgan überhaupt einen solchen Eingriff in seinen Mechanismus zu ertragen vermöchte, wie ihn die Narkose darstellt, wenn man nicht seine Wirkung begreift als innerhalb eines physiologischen Mechanismus und innerhalb einer physiologischen Breite gelegen. Die Chloroform-, die Morphium-, die Alkoholintoxikation sind eben Steigerungen auch physiologisch tätiger Mechanismen, nämlich Blutfüllungsveränderungen und Reizung der Neuroglia, sobald sie nicht so reichlich verabfolgt werden, daß, wie bei jenen schweren Zellgiften gleich im Beginn der Einwirkung, bei ihnen ebenfalls nach Lähmung der sonst nur gereizten Neuroglia eine direkte Läsion der Zellen, auch der Ganglien der automatischen Herde*), eingreift. Darin besteht eben der Wert

*) Bei den ätherischen Narcoticis findet unter Umständen vielleicht direkte Auflösung der fixen Neurogliakittmasse dieser Zentren statt, was die irreparablen Lähmungen, Psychosen, Neuralgien, Epilepsien und auch den plötzlichen Chloroformtod völlig plausibel machen dürfte.

einer genauen Analyse der Symptomatologie der Narkose, daß sie wie wir sehen werden, uns den Übergang von der physiologischen Reizung zur toxischen Gefährdung anzeigt und damit zur Richtschnur praktischen Handelns werden muß.

Also unter der Fortsetzung der Narkose wird der Zustand des Chloroformierten immer mehr ähnlich dem des natürlichen Schlafes mit der einzigen Abweichung, daß die tieferen intrakortikalen Ganglienschichten sich noch im Stadium der Reizung durch das Gift befinden. Sie sind eben vermöge ihres ausgeprägteren Baues und ihrer schon ererbten, konstanteren Struktur weniger impressionabel als die obersten, entwicklungsgeschichtlich jüngsten Zonen der Rinde.

5. Das Stadium des tiefsten Schlafes und die Kunst zu narkotisieren.

Während die Neuroglia tätig ist, d. h. das Situationsbewußtsein aufgehoben wird, arbeiten die tieferen Ganglienschichten noch in erhöhter Weise. Der schon seiner Umgebung unbewußte Chloroformierte empfindet dennoch lebhafte Vorstellungen, traumähnliche Halluzinationen, er murmelt wie im Schlafe, er hält auch wohl Reden, gestikuliert hin und her, schimpft, singt, predigt, ruft Namen, wird sentimental oder erotisch. Alles aber ohne Bewußtsein. Das Spiel im Unterbewußtsein ist im Gange. Ein dem Somnambulismus ähnlicher Zustand beginnt, nur kommt auch hier die chemische Reizung der unterbewußten Zentren der Rinde dazu. Inzwischen gelangt die Neuroglia zur vollen Funktion, der Schlaf wird tiefer. Die Pupillen werden eng und enger. Noch ist Erwecken durch Anruf möglich wie im Schlafe. Die Außenweltswirkung überwindet noch ruckweise die Neurogliahemmung. Dann aber beginnen die obersten Schichten der Rinde gelähmt zu werden; wahrscheinlich verschwinden in diesem Momente die Traumvorstellungen. Die Ganglien in der obersten Schicht vermögen nicht mehr zu funktionieren. Jetzt schon beginnt die Anästhesie; sie ist praktisch nur selten zu verwenden, weil noch unbewußte Abwehrbewegungen aus den tiefsten motorischen Gangliensystemen, und zwar oft sehr heftig, erfolgen (Exzitation). Denn inzwischen entfaltet die Intoxikationswirkung auf die Zentren der automatischen, motorischen Koordination ebenfalls ihren Einfluß. Sie beginnt, dieselben zu reizen, und damit leitet sich die motorische Exzitation ein, während die sensorielle schon viel früher begonnen und zum Teil der funktionellen Depression Platz gemacht hat. Auch hier aber macht sich die Regulationsstörung der Koordination durch die Irritation der zwischen diesen Zentren gelagerten, normalerweise gewissermaßen passiven Neuroglia geltend: während in der willkürlichen motorischen Sphäre Störungen auftreten, die in den heftigen, zwecklosen und ungereimten Gliederstellungen oft tetanischer Natur sich kundgeben, kann man in diesem Stadium sogar asymmetrische Bewegung der Bulbi, antiperistaltische Bewegung des Darmes, bei vollem Magen Brechbewegungen, Sphinkterenkrämpfe und -Lähmungen beobachten. Das heißt: die selbst bis in die instinktiven Koordinationen hinreichende Neurogliareizung oder -Auflösung kommt zum Ausdruck. Dann beginnt die Lähmung der motorischen Zentren, und damit ist das Stadium des tiefsten Schlafes, der Aufhebung der Reflexe, der Eintritt der Toleranz erzwungen. Die Operation kann beginnen. — Hat man aufmerksam die Pupillenstellung verfolgt, so bemerkt man von nun an unter weiterem Aufgießen von Chloroform, daß die bisher enge Pupille sich allmählich zu erweitern beginnt.

Die Lähmung der intrakortikalen Neuroglia ist eingetreten, und die Narkose würde zum Erwachen, zum Aufdämmern des Bewußtseins führen, wenn nicht schon früher die Antagonisten der Neuroglia, die zelligen Bestandteile der Rinde, gelähmt wären. Daß in der Tat bei Lähmung der Neuroglia ein schlafähnlicher Zustand in augenblickliches Erwachen übergehen kann, scheint mir das oft beobachtete Aufflackern des Bewußtseins in der Agonie zu beweisen. Der im Koma vorhandene Reizzustand der Neuroglia macht sub finem vitae ihrer Lähmung Platz, und unter dem Hereinbruch der Todesnacht flackert in den noch Eindrücke leitenden Ganglienzellen ein Schimmer von Bewußtsein auf, weil der Eintritt der Paralyse zwischen Neuroglia und Gangliensubstanz zeitlich vielleicht um ein Geringes auseinanderliegt. Das Bewußtsein kann in tiefer Narkose trotz vollkommener Neuroglialähmung in den oberen

Schichten der Rinde nicht einsetzen, weil ja der gangliöse Apparat gleichzeitig, vielleicht schon früher, gelähmt erscheint. Zwischen die beiden Wegzeichen, den Eintritt der motorischen Lähmung einerseits und den Übergang der Pupille in Erweiterung aus der eben noch vollständigen Enge, fällt nun der Beginn der angespanntesten Beobachtung des Chloroformators. Er hat es jetzt in der Hand, die Narkose vollständig zu regulieren. Vorsichtiges weiteres Aufgießen von Chloroform in diesem Stadium bringt ganz konstant eine allmähliche Erweiterung der Pupille zustande. Das fanden wir in Hunderten von Narkosen ausnahmslos bestätigt. Hier liegt der Schwerpunkt der ganzen Kunst zu chloroformieren. Die Sachlage ist folgende: der tiefe Schlaf führt zu Pupillenenge; durch noch weiteres Narkotisieren vermag man willkürlich die Pupille ad maximum zu dilatieren. Läßt man das Chloroform fort, so verengert sich dieselbe wieder langsam; neues Zugießen bringt Erweiterung und so Zug um Zug, ein von unserem, der Narkotisierenden, Willen abhängiger Mechanismus. Erhält man durch Regulation von Zugießen und Fortnehmen der Maske die Pupille in mittlerer Weite, so kann in allergrößter Ruhe die Narkose fort verlaufen. Aber es heißt angespannteste Aufmerksamkeit bewahren! Solange dies Pupillenspiel unserem Willen gehorcht, ist jede Gefahr ausgeschlossen. Die Abnormitäten, die individuellen Abweichungen zeigen sich, wie wir sogleich nachzuweisen versuchen wollen, viel früher, und die folgenden möglichen Störungen ergeben sich unbedingt aus dem Fortfall der Beeinflußbarkeit der Pupillenstellung und ihrer Erhaltbarkeit in mittlerer Weite. Solange aber dieser Mechanismus spielt, halten wir das für einen Beweis, daß die Intoxikation sich innerhalb der stabilen Zone erhalten läßt, welche keine Gefahr für den Narkotisierten in sich birgt. Der eigentliche Schlaf, die Chloroformhypnose, ist vorüber, die eng gewesene Pupille hat die Neigung, sich unter folgender Narkose zu erweitern; das beweist uns, daß die toxische Wirkung bis auf eine Reizung der sympathischen Fasern fortgeschritten ist, darüber hinaus würde die Sympathicusüberreizung (sprungweise Pupillenweite ad maximum) erfolgen und schließlich Sympathicuslähmung (sprungweise Pupillenenge ad maximum) eintreten. Gleichzeitig würden Störungen der Atmung und der Herzbewegung eintreten, und zwar nunmehr zentral durch Reizung ausgelöst, denn in der Kette der automatischen Koordination folgt rückwärts die Affektion der Atmungs- und Herzzentren. Von der Affektion des Sympathicus an also beginnt die Intoxikation auf die lebenswichtigen Zentralorganstellen einzuwirken und damit der Zustand des Chloroformierten direkt gefährlich zu werden. Darum ist nichts wichtiger, als prinzipiell bei dem Eintritt der Sympathicusreizung Halt zu machen und über die willkürlich erreichte Einstellung der Pupille auf mittlere Weite niemals hinauszugehen. Sicherlich aber muß jede Zufuhr von Chloroform aufhören, wenn abnormerweise plötzlich und sprungweise extreme Pupillenweite oder -Enge eintritt. Das ist das fulminante Zeichen eintretender Gefahr. Der Sympathicus ist überreizt, gelähmt und die Intoxikation ist im Beginn, die Medulla zu affizieren. War bis dahin Puls und Atmung ruhig, voll und tief, so kann nunmehr bei übergroßer Weite oder Enge die Atmung unregelmäßig, flach, stockend werden oder der Puls hüpfend, flackernd, aussetzend. Die Asphyxie tritt ein oder der Kollaps.

Nur eins ist hierbei noch zu bedenken; bei jeder Pupillenstellung kann auch aus einem anderen Grunde Erweiterung eintreten, nämlich wenn Erbrechen erfolgt. Da muß der Chloroformator über den Zustand der Pupille vor dem Eintritt des Erbrechens genau orientiert sein. War nämlich kurz vorher die Pupille eng wie in Schlafstellung, so mag er ruhig während der ersten Brechbewegungen Chloroform aufschütten; in diesen Fällen ist in der Tat das Chloroform das beste Mittel gegen das Erbrechen. Dieses überaus wichtige und praktische Paradox darf jedoch nur befolgt werden, wenn man sich dessen sicher ist, daß das Erbrechen gleichsam ein Symptom der wiederbelebten Reflexe ist, daß es während einer Schlafstellung der Pupillen erfolgt ist, als ein Symptom des beginnenden Erwachens. Tritt aber Erbrechen auf nach vorangegangener mittlerer Pupillenweite, so ist das ein Symptom der Reizung der Medulla, und weiteres Chloroformieren kann die übelsten Folgen haben. Ich habe in solchen Fällen es vorgezogen, den Operateur lieber zetern und wettern zu lassen über mich, als auch nur einen Tropfen des Giftes weiter zu geben, und ließ beharrlich das Brechzentrum sich beruhigen, bis ich wieder von neuem die Herrschaft über Pupillenenge und -Weite gewann.

Für vorübergehende Alterationen der Pupille ist vor allem an ihre Beeinflußbarkeit durch den jeweiligen Blutgehalt der Iris zu erinnern, indem Anämie sie zu verengern, Hyperämie sie zu erweitern geeignet sind, und ferner, daß eine mit dem Pulse synchrone, rhythmische Schwankung in der Irisspannung auch in der Narkose bisweilen bemerkbar wird. Einen deutlichen Erweiterungseffekt der Pupille bringen ferner reflektorisch ausgelöste Reize vom peripheren Operationsgebiet her zuwege, so daß z. B. während der ganzen Zeit des operativen Arbeitens in dem Cavum peritoneale die Pupille weit geöffnet erscheinen kann. Der Chloroformator muß natürlich in jedem Augenblick sich klar zu machen suchen, welchen der möglichen Gründe die eingetretene Abweichung von der Norm hat, falls er die zielbewußte Leitung des Ablaufes der toxischen Erscheinungen in der Hand behalten will.

Es würde gar wenig beweisen, wenn ich betonen wollte, daß unter vielen Hunderten von Narkosen, die ich unter v. Langenbeck, v. Bergmann, Helferich und Olshausen und selbständig zu leiten hatte, niemals ein übler Ausgang erfolgte; aber nachdem ich mir einmal diese Regeln aufgestellt hatte, war das Gefühl der Unruhe und Sorge einer ruhigeren Handhabung gewichen. Ich habe schließlich gern chloroformiert, während es den meisten als ein Onus fugiendum erschien. Auch niemand derer, welche ich nach dieser Richtung hin auszubilden oder zu interessieren Gelegenheit gehabt habe, hat sich der Beweiskraft dieser Anschauung am Operationstisch während des Verlaufes der Narkose entziehen können.

Man kann eben die Aufeinanderfolge der Symptome Schritt für Schritt analysieren und bei typischem Ablauf der Narkose sogar vorausbestimmen. Und auch die atypischen Fälle erfordern sofortige Deutung und eine Energie auf Grund der vollen Einsicht dessen, was vorgeht.

Hört man vom Stadium der mittleren Pupillenweite an gerechnet auf, Chloroform zu geben, so stellt sich die Pupille wieder auf ihre Enge ein, und jetzt geht rückwärts die Narkose in tiefsten Schlaf über. Während dieses Stadiums des postnarkotischen Schlafes kann man noch ganz gut lange Zeit die eingreifendsten Phasen der

Operation ausführen lassen, nur muß man jederzeit gewärtig sein, daß der Patient unter Abwehrbewegungen erwacht, und viele sind höchst überrascht, auf das Stadium vollendeter Toleranz ganz plötzlich das der ungeberdigsten Aktion folgen zu sehen.

Tritt dann Erbrechen ein, so werden die Pupillen meist wieder weit, jedoch kann man hier häufig auch ein Verharren in der Enge während des Erbrechens beobachten, je nachdem Oculomotoriusreizung infolge Anämie des Gehirns oder Sympathicuslähmung infolge Magenreizung ausgelöst ist.

Aus dem postnarkotischen Schlafe soll man den Patienten nicht unnötig schnell erwecken, er ist ohne jede Gefahr. Erst wenn der Nachschlaf, die Neuroglia-Starre, über Stunden anhält, kann man durch peripherische Reize die antagonistischen Ganglienapparate zur Überkompensation der Hemmung anregen. Vor allem aber erhebe man nicht zu früh den Kopf des nachschlafenden Patienten, noch trage man ihn allzu viel hin und her oder lasse ihn gar sich erheben.

Fast immer wird dann Erbrechen erfolgen, weil durch das Aufrechtbefinden des Kopfes die Anämie des Gehirns noch stärker wird, als sie schon während dieses postnarkotischen Schlafes unter allgemeinem depressorischen Absinken des Blutdruckes und der vitalen Energie der Zelle im Beginn des Chloroform-Jammers zu sein pflegt.

Das ist unserer Anschauung nach das typische Bild einer Chloroformnarkose, das sind die Wahrzeichen, unter welchen die gewollte Vergiftung ihren Ablauf nimmt. Es erübrigt, auf die Abweichungen von dieser bei weitem häufigsten Form der Chloroformwirkung des näheren einzugehen.

6. Die atypische Narkose.

Daß schon im Beginne der Narkose durch reflektorischen Vagusinsult der Herzstillstand unvermutet und unangemeldet als Synkope eintreten kann, wird von vielen Seiten mit Bestimmtheit behauptet. Unserer Meinung nach hat aber auch diese Katastrophe meist ihr Prodromalstadium, und zwar in einer atypischen sofortigen

Pupillenstarre in Myosis oder Mydriasis von Anfang an; ferner ein sofort beginnendes Absinken der Pulshöhe unter starker Beschleunigung und drittens der Übergang von Gesichtsausdruck der Angst in den der ganz schlaffen, fahlen Apathie, welche überhaupt ein sicheres Zeichen naher Gefahr ist. Die Veränderung der Züge geht, wenn auch sehr schnell, dem Kollapse voraus. Diese von uns ab und zu beobachteten Symptome haben uns zweimal veranlaßt, das Chloroform unter allen Umständen fortzulassen. Das sind jene Fälle, wo das Gift eine so ausgeprägte Affinität zu den Zentren des Kleinhirns und der Medulla besitzt, daß die ganze Kette des langsamen Vorwärtsdringens der Giftwirkung von der Rinde in ihre Tiefe über das Mittelhirn in Kleinhirn und Medulla oblongata nicht zustande kommt, sondern übersprungen wird, und schon primär die lebenswichtigsten Organe gereizt werden; aber auch hier geht die Dissoziation des Antagonismus zwischen Oculomotorius und Sympathicus dem Übertritt der Giftwirkung in gefährliche Zonen, wenn auch nur ein weniges, voran. Man muß aber auf derartiges gefaßt sein, um es beobachten zu können, andernfalls überrascht der Exitus des Patienten den arglosen Chloroformator. Natürlich vermag auch bei vielen zu Chloroformierenden die Abweichung vom physiologischen Grundtypus sich in anderen Stadien der Narkose kundzugeben. So z. B. gibt es eine nicht geringe Zahl von Menschen mit besonders erregbaren, gespannten und vielleicht schon von Natur überreizten Bewußtseinsganglien. So die Intellektmenschen, die Alkoholisten, die Nervösen, die Überarbeiteten, Anämischen, Chlorotischen, Morphinisten und alle jene, bei welchen sich durch irgend einen Grund eine mangelhafte Ernährung des Gehirns im ganzen vermuten läßt. Bei diesen verzögert sich der Eintritt der Pupillenenge, d. h. des Schlafes, oft sehr erheblich, weil der überreizte, vielleicht auch an ähnliche Reize wie das Chloroform gerade in diesen Schichten gewöhnte Ganglienzellapparat (wie beim Alkohol und Morphium) die Neurogliahemmung nicht so leicht zustande kommen läßt. Wo aber die Reflexbögen von der Hirnrinde zu den motorischen, vasomotorischen, pulmonalen und kardialen Zentrallagern schon früher eine Läsion, eine funktionelle oder nutritive Störung erhalten haben wie bei den Hysterischen, den Epileptischen, den Leuten mit Rückenmarksaffektionen und jenen, welche einen großen heftigen Schreck, eine Panik mit dem kolossalen reflektorischen Rückprall aller Bewußtseinsfunktionen auf die automatischen Zentralapparate erlebt haben, — da wird es nach unserer Auffassung verständlich, wie die Neurogliafunktion mit ihrem Hemmungsmechanismus (funktionell schon häufiger in einer bestimmten Richtung in Anspruch genommen) nun auch den Chloroformdämpfen gegenüber ihre Reizbarkeit gerade in dieser Richtung dokumentiert. — Genau so wie der Schreck, die ungeheure, plötzliche Lebensangst von der Rinde aus eine völlige Paralyse aller Funktionen reflektorisch herbeiführen kann*), so wirkt auch der Chloroforminsult bei diesen Leuten oft schon im Beginn der Narkose oder an irgend einer Phase des Fortschreitens der Chloroformwirkung auf die Zentralapparate rückwärts zur Medulla mit besonderer Heftigkeit, und zwar genau da, wo das psychische Organ schon früher einmal eine Störung der Automatie erfahren hat.

Bei der ersten Gruppe, jener der Nervösen, Alkoholisten, Morphinisten, sehen wir ja das gleiche. Die Störung im typischen Ablauf der Narkose findet statt in der Zone, welche Insulten schon häufig ausgesetzt war, d. h. in der Sphäre der Regulation zwischen Neuroglia und Gangliensubstanz (in den obersten Rindenschichten).

Der wiederholte Rausch, die Exzitation der Ganglien, bewirkt, daß auch das Chloroform mit verstärkter Irritation einsetzt und die Neurogliahemmung viel später zustande kommen läßt, d. h. den Schlaf verzögert. Nur Potatoren der schlimmsten Sorte, die Branntweinsäufer, welche echte alkoholische Narkosen mit totalem Bewußtseinsschwund und koma-tiefem Schlafe, voller Anäthesie und nachfolgender Störung der automatischen Zentralapparate durchgekostet haben, sind durch die Narkose tatsächlich erheblich gefährdet. Das häufiger befahrene Geleise zwischen Rindenlähmung und Medulla oblongata-Reiz läßt auch hier schneller und intensiver als beim gesunden Menschen die Chloroformwirkung von der Rinde in die Tiefe fortschreiten. Übrigens beweist doch gerade die oft betonte Gefahr der Wiederholung mehrerer Narkosen hintereinander, daß unsere Anschauung von dem prädisponierenden Moment schon einmal in gleicher Richtung insultierter Nervenkomplexe für die nachfolgende Narkose die richtige ist.

---

*) Ohnmacht, Tod aus Schreck!

Bei jenen, bei welchen das Stadium der Erregung des Sensoriums auffällig lange protahiert erscheint, und die Pupille nicht enge wird, was übrigens bei totaler Reziprozität gegen Chloroformschlaf während der ganzen Zeit der Chloroformverabfolgung währen kann, muß man bedenken, daß, während das Sensorium Widerstand leistet, die Chloroformwirkung nichtsdestoweniger weiter in der Tiefe ihre nun unkontrollierbare Wirkung entfalten kann*). Man muß ausdrücklich davor warnen, das Ausbleiben des Schlafes resp. der Pupillenveränderung (Tabiker) als ein Zeichen großer Toleranz anzusehen; es beweist nur, daß der typische Hemmungsmechanismus in der Großhirnrinde verschoben ist zuungunsten der Neuroglia; die Reizung und Lähmung tiefer gelegener Zentren kann sich deshalb doch völlig typisch, sogar leichter auslösbar verhalten als in der Rinde. Man darf also den Schlaf nicht erzwingen wollen, er ist vielleicht überhaupt nicht mittels des Chloroforms zu erreichen, und die verabfolgte Dosis Chloroform könnte zu einer Zeit die tieferen Hirnpartien affizieren, wo die ungehemmte Erregbarkeit des Sensoriums noch eine scheinbare Unwirksamkeit des Chloroforms vortäuscht. Das sind jene Fälle, bei welchen eventuell eine Morphiumdosis die Erregbarkeit der Hirnganglien herabzusetzen und den Eintritt des Neurogliamechanismus zu erleichtern geeignet ist. Denn, wo die Ganglienzellen im Stadium geringer Irritabilität sich befinden, wo ihre Gesamtmasse übertroffen wird von dem relativen Plus an Neuroglia wie bei Kindern, tritt die Narkose leicht und prompt ein; hier ist aber desto aufmerksamer der Übergang von tiefnarkotischer Pupillenenge in Pupillenweite auf mittlerer Stellung der Pupillen zu beobachten und zu erhalten, weil ein Übergreifen der Giftwirkung in die vasomotorischen, sympathischen Zentralherde, in die Zentren der Atmung und Blutbewegung, gerade dem ungeübten und impressionablen Mechanismus des Kindergehirns gefährlich werden kann. Alte Leute werden im ganzen langsam chloroformiert, aber sie vertragen das Chloroform verhältnismäßig am besten, weil sehr kräftige Dosen dazu gehören, um den langgewohnten und

---

*) Narkose der Tabiker. Wenn neuerdings Czempin die Pupillenenge als Stadium der ungefährlichen Narkose bezeichnet, so begeht er damit einen verhängnisvollen Irrtum.

eingeschleiften Mechanismus der Koordination und Automatie zu alterieren.

Für die Gefahren nun, welche dem Chloroformierten von der Peripherie, von dem Innern lebenswichtiger Organe her drohen, so von den Lungen, vom Herzen resp. von den Alveolen und dem Endokardium resp. Myokardium, muß die sorgfältigste Beobachtung der rhythmischen Atmungs- und Pulsbewegung natürlich dauernd angespannt bleiben. Störungen der Atmung müssen sofort beobachtet und nach dem jeweiligen Stand der Narkose beurteilt und abgeschätzt werden. Dasselbe gilt von den Abweichungen des Pulses unter Zugrundelegung des vor der Narkose beobachteten, normalen und individuellen Atmungs- und Pulsmodus des zu Chloroformierenden. Dabei ist zu beobachten, daß die Alterationen in Rhythmus und Intensität beider, der Atmung und des Herzschlages, bei normalem Verlauf im Beginne der Narkose im Sinne der Reizung, d. h. als Beschleunigung beider erscheinen, während eine Verflachung der Atmung, ein Absinken der Pulswelle auch im Beginne ernst zu nehmende Symptome sind. Je mehr die Narkose fortschreitet, desto mehr kehrt der Puls und die Atmung zur Norm zurück, so vor allem nach Eintritt des tiefen Schlafes unter Pupillenenge. Auch später hält sich Puls und Atmung normal. Abweichungen müssen in diesem Stadium zweierlei symptomatologische Sonderung erfahren. Tritt bei mittlerer Pupillenweite, trotz Bestehens des oben beschriebenen uns willkürlich gehorchenden Pupillenspieles von der Weite zur Enge, eine Verflachung der Atmung, eine Schwächung des Pulsschlages ein, so ist das ein Zeichen der Erschlaffung der Herzbewegung durch endokardiale Einwirkung des Chloroforms, mag diese direkt vom Herzinnern stammen, oder mag sie eine Folge der Blutveränderung auch in den Koronararterien des Herzens sein. Jedenfalls: Absinken des Blutdrucks zur Zeit der tiefnarkotischen Pupillenenge bei der Neigung derselben, sich unter weiterer Chloroformverabfolgung zu erweitern, ist ohne Frage das Symptom peripherer Herzerschlaffung. Das haben die schönen Experimente von Gaskell und Shore und Lawrie zur Nachprüfung des von der Hyderabad-Chloroformkommission festgestellten Absinkens des Blutdrucks nachgewiesen. Diese Forscher schalteten durch einen wunderbar sinnreich erfundenen Mechanismus die Zirkulation innerhalb des Gehirns eines Hundes aus und verbanden die Hirngefäße mit den Arterien eines zweiten derart, daß das Gehirn des ersteren nur vom Blute des zweiten ernährt wurde. Wenn nun das eine oder das andere Tier, der Fütterer oder der Gefütterte, chloroformiert wurde, ergab sich die alleinige Anfüllung des Gehirns mit Chloroformblut. Es erhielt dann nur das Gehirn des einen den Chloroformreiz, während das übrige Blutsystem und die übrigen Organe frei davon blieben.

Daraus ergab sich, daß nicht die Affektion des vasomotorischen Zentrums, sondern die peripherische Erschlaffung des Gefäßapparates, namentlich des Herzens, an dem Absinken des Blutdrucks schuld ist. Das scheint mir doch aber nur für das Stadium der Narkose gelten zu können, in welchem die Giftwirkung noch nicht diejenige Stärke erreicht hat, um von den Sympathicuseinwirkungen auf die zentrale vasomotorische Reizung übergehen zu können, d. h. für die Zeit zwischen Pupillenenge des tiefsten Schlafes und der erhaltbaren mittleren Pupillenweite. Würde das zweite Tier bis zur extremen Vergiftung chloroformiert werden, auch über die Zone des konstatierten Insultes der Atmungszentren hinaus, so würde unzweifelhaft auch schließlich eine zentral ausgelöste Alteration der Herztätigkeit konstatiert werden können. Diese höchst dankenswerten Untersuchungen der englischen Forscher bestätigen also nur die zeitliche Differenz der Affektionen der einzelnen Gehirnzentren. Im übrigen, so sehr man auch diese exakte Fragestellung bewundern mag, muß doch zugegeben werden, daß der Ablauf der Experimente am Tiere sich durchaus nicht mit der Beobachtung am Menschen zu decken braucht, denn auch hier wie so oft könnte der Organismus des Menschen in anderer Weise und Reihenfolge auf das Gift reagieren wie die verschiedenen Tierspezies, welche wiederum unter sich eine große Variabilität in Quantität und Qualität der Intoxikationswirkung zeigen.

Für die Theorie der Chloroformwirkung ergeben sich für uns nach allem oben Gesagten folgende grundlegende Gesetzmäßigkeiten.

7. Das Gesetz von den toxischen Wirkungen der Narcotica in umgekehrtem Verhältnis zum entwicklungsgeschichtlichen Alter der einzelnen Hirnzentren. Giftwirkung und Phylogenie.

Die narkotischen Gifte insgesamt affizieren die einzelnen funktionell differenten Zentralapparate in einer Reihenfolge, welche eine kontinuierliche Kette darstellt von der Großhirnrinde und ihren einzelnen Systemen abwärts in die Tiefe, von der Sphäre logischer Verknüpfung und Augenblicksvorstellungen zu den Sinneswahrnehmungen und der motorischen und unterbewußten Verknüpfung dieser. Dann folgen die Sphären der motorischen Koordination in der Tiefe der Rinde über die Großhirnknollen, darauf die Systeme koordinierter glatter Muskulatur, dann die Sitze der sympathischen Automatie und schließlich die Herde der Regulation der Atmung und des Herzens. Jedes Stadium des örtlichen Inkrafttretens der Vergiftung zeigt eine zeitliche Differenz. Eins folgt dem anderen, gleichsam als ob sich die Wirkung des Giftes langsam in die Tiefe schöbe, und an jeder Stelle der Einwirkung folgt der Reizung die Lähmung, der Exzitation die Depression. In Wirklichkeit wirkt jedoch, mit dem Blutstrom transportiert, das Chloroform überall gleichzeitig ein, nur erweisen sich die einzelnen Zentren von der Hirnrinde über das Mittelhirn zur Medulla oblongata verschieden empfänglich für den Insult; nur die Symptome treten nacheinander in Erscheinung. Die Zentren sind um so empfindlicher, je jünger, entwicklungsgeschichtlich genommen, der affizierte Bezirk ist. Die phylogenetisch ältesten Bestandteile nervöser Differenzierung, das Zentrum des Herzens und der Atmung, erweisen sich meist als die widerstandsfähigsten, festgefügtesten, nur von hohen Dosen und zuletzt alterierten Strukturen und Gruppierungen von Nervenelementen der frühesten Entwicklungsepoche. Jede daraus hervorgegangene, ihr organisch sich anschließende Differenzierung folgender Epochen ist reizbarer als ihre nervöse Matrix; so werden aufwärts die einzelnen Ganglien- und Nervensysteme immer leichter und früher von der Schädlichkeit getroffen, je näher ihre Bildungsepoche der gegenwärtigen Periode der Entwicklung liegt. Und die jüngsten Zonen des

Bewußtseins für den Moment, für die Realität des Daseins und der Außenweltswirkung sind auch diejenigen, in welchen sich zu allererst die Wirkung des Giftes in Form von seelischer Erregung, Trübung des Situationsbewußtseins und perfektem Schlafe kundgibt. Daran schließen sich dann die Reizung und Lähmung der traumähnlichen Vorstellungssphäre und der peripheren Verknüpfungen ihrerseits an, um der motorischen Reizung muskulärer Zentren und deren Lähmung Platz zu machen. Es folgen die Affektionen der sympathischen und vasomotorischen Zentren, dann die der Atmungs- und schließlich der Herztätigkeit. Man kann also für die Chloroformwirkung folgenden Satz aufstellen:

Die Chloroformwirkung auf die einzelnen Zentren des menschlichen Gehirns verläuft in umgekehrter Reihenfolge ihrer phylogenetischen Entwicklung. Dieses auffallende, aber bei entwicklungsgeschichtlicher Betrachtung leicht verständliche Verhältnis läßt sich vielleicht auch bei vielen anderen Giften feststellen, es erscheint in derselben Weise ausgeprägt für die dem Chloroform nahestehenden narkotischen Mittel, so auch bei Morphium, Chloralhydrat, Haschisch. Dabei muß natürlich in der Anwendung dieses Gesetzes auf die Praxis im Auge behalten werden, daß gerade die früher betonte persönliche Gleichung die Konstanz dieses Verhältnisses mehr oder weniger verschieben kann, aber diese individuellen Verhältnisse werden uns unter Festhaltung an dieser Grundnorm toxischer Einwirkungen überhaupt erst verständlich. Dieser Gesichtspunkt enthält auch eine Erklärungsmöglichkeit der Ursachen so großer Verschiedenheit in dem Verhalten von Tier und Mensch den einzelnen Giften gegenüber. In demselben Sinne wahrscheinlich, wie die Entwicklungsreihe der Nervendifferenzierung bei Tieren eine andere Richtung genommen hat, wird auch nach Extensität und Intensität die verschiedenartige Irritabilität wahrscheinlich einmal unserem Begreifen näher gebracht werden können.

Was nun die Sonderstellung der hypnotischen Mittel, im Lichte dieser Theorie betrachtet, anbelangt, so ergibt sich ihre Symptomatologie in oben geschildeter Weise aus dem Antagonismus zwischen Neuroglia- und Gangliensubstanz, indem alle Symptome z. B. der Chloroformvergiftung durch ein Ineinandergreifen beider Arten von aktiver Zelltätigkeit des Gehirns ihre begreifliche Deutung erhalten, wobei zu bedenken ist, daß sich Exzitation und Depression in vielfältig variabler Folge neben- und durcheinander an beiden Apparaten abspielen, jedoch immer so, daß die Phänomene dieses nervösen Spieles an den einzelnen Stellen des Gehirns ihre typischen zeitlichen Differenzen im Sinne der Reziprozität zu ihrem entwicklungsgeschichtlichen Alter erkennen lassen. Für die Realität dieses Hemmungs- und Erregungsmechanismus scheint mir aber nichts so deutlich zu sprechen, als daß zu den Giften mit schlafmachender Wirkung mit ihrer Pupillenverengerung, ihrer Neurogliareizung, ihrer Gangliendepression jene in direktem Gegensatz toxischer Wirkung und Symptomatologie stehen, welche unter Ganglienexzitation, Neuroglialähmung und Pupillenerweiterung eine bis zu Delirien gesteigerte Erregung des ganglionären Apparates erkennen lassen wie das Atropin, Homatropin und Duboisin. Nach diesem Verhältnis lassen sich die Narcotica als primäre Neurogliagifte und ihre Antagonisten als primäre Gangliengifte auffassen.

So kann man es sich auch klar zu machen versuchen, warum bei einigen Menschen das Chloroform, das Morphium so ungeheuer gefährlich ist, weil nämlich bei diesen Leuten die Neuroglia auf die gewöhnliche Giftdosis nicht mit Reizung, sondern sofort mit Lähmung antwortet. Das ist deshalb wichtig, weil dieser Mangel an Widerstandsfähigkeit der Neuroglia sich bei genauester Beobachtung der einzuleitenden Narkose schon sehr frühzeitig aus dem gestörten Ablauf der Pupillenverengerung und aus dem Mangel des Eintretens des Schlafes erkennen läßt, und weil man bei Leuten, bei welchen gar keine Neigung zum Eintritt der Pupillenenge besteht, darauf schließen kann, daß bei ihnen die Neurogliamassen des Gehirns durch Chloroform nicht gereizt, sondern primär gelähmt werden. Was sich aber bei dem Ablauf der Wirkung auf die Großhirnrinde vielleicht nur unangenehm bemerkbar macht, kann in den automatischen Zentren plötzlich und unvermutet als Vergiftung lebenswichtiger Zellkomplexe direkt tödlich werden. Darum haben wir uns stets geübt, gerade aus dem Beginn der Narkose ein Urteil über ihren mutmaßlichen weiteren Ablauf zu gewinnen. In dieser Fähigkeit wurzelt unserer Meinung nach die Kunst, mit dem Chloroform zu individualisieren.

8. Fünfzehn Thesen zur Handhabung der Narkose.

(*Chloroform und temperiertes Gemenge.*)

Allen unseren theoretischen und praktischen Auseinandersetzungen sind im wesentlichen die Phänomene der Chloroformnarkose zugrunde gelegt. Für die Narkosen mit meinem Gemenge treffen diese Regeln ohne weiteres zu; für die Äthernarkose findet man das Wesentliche im Teil I dieses Abschnittes und in dem folgenden Kapitel.

Für die praktische Ausübung der Narkose ergeben sich aus dem Obigen folgende Regeln, wobei natürlich die vorangehende Untersuchung des zu Narkotisierenden auf markante Symptome irgendwelcher Organerkrankungen als selbstverständlich vorausgesetzt werden muß.

1. Der narkotisierende Arzt verschaffe sich ein Urteil über mittlere Spannung, Frequenz und Typus des Pulses sowie über den Atmungsmodus und die Irritabilität der Iris des zu Narkotisierenden vor Beginn der Narkose.

2. Im Beginn der Narkose werden gleichsam tastende Versuche mit einzelnen spärlichen Dosen des Narcoticums, gemischt mit Luft, veranstaltet durch ununterbrochenes Auf- und Abnehmen der Maske. Es wird der Effekt dieser geringen Dosen an Puls, Atmung und vor allem durch sanftes und zartes Aufheben der Augenlider sorgfältig studiert. (An der Cornea ist jedes Tappen zu unterlassen!)

3. Anzeichen von sofortiger Veränderung von Atmung und Puls im Sinne der paralytischen Herabsetzung der Herz- und Lungenleistung sowie sofortige sprungweise Veränderung der Pupille kontraindizieren die weitere Verabfolgung des Giftes. Ohnmachtsanfälle sind ebenfalls ominös.

4. Bei Erhaltung der normalen Irritabilität der Iris, bei Konstanz der Atem- und Herzbewegungen oder bei Beschleunigung derselben unter gleichbleibender Energie (auch Erhöhung des Blutdruckes und Vertiefung der Atemzüge) kann weiter narkotisiert werden.

5. Die psychischen Veränderungen des zu Narkotisierenden, die Art seiner repulsiven Bewegungen, die Stärke reflektorischer

Reizauslösungen (Husten, Räuspern, Schluckbewegungen) werden in ihren einzelnen Phasen genau verfolgt und über ihre Intensität ein Urteil formuliert. Die individuelle Reizbarkeit der psychomotorischen Zone wird festgestellt unter dauernder Beobachtung von Puls, Atmung, Pupillenstellung.

6. Es wird konstatiert, ob die Abnahme des Situationsbewußtseins der Exzitation vorangeht oder ihr folgt. Im ersteren Falle nimmt die Narkose den typischen, im letzteren den atypischen Verlauf. Im letzteren ist auch die Exzitation heftiger als im ersteren.

7. Der Eintritt der ausbleibenden Pupillenenge darf nicht erzwungen werden durch hohe Steigerung der Dosis. Sie muß allmählich herbeigeführt werden. Dagegen kann der Nachlaß der Exzitation nur durch energische Steigerung der Dosis erreicht werden. Diese darf erfolgen, wenn Puls und Atmung ungeändert bleiben, und die Pupille keine Neigung zeigt, sich automatisch zu erweitern. Allmählicher Übergang in Pupillenverengerung ist ein Symptom des eintretenden Schlafes (der vollzogenen Neurogliahemmung).

8. Plötzliche Pupillenveränderung, Absinken der Pulswelle und der Atmungsintensität bedeuten in jedem Stadium der Narkose, auch in dem der Exzitation, unmittelbare Gefahr.

9. Der Nachlaß der Exzitation, begleitet von Abnahme der Reflexerregbarkeit und zunehmender Pupillenenge, markiert den Einsatz der vollen Toleranz und des tiefen Stadiums der Narkose.

10. Die weitere Narkose muß in mittlerer Pupillenstellung erhalten bleiben. Von der Beeinflußbarkeit der Pupillenweite (durch vermehrtes Zuschütten von Chloroform Erweiterung — durch Fortlassen der Maske engere Pupillenstellung) muß man sich fortwährend überzeugen.

11. Gegen das Ende der Operation muß der Übertritt der Narkose in natürlichen tiefen Schlaf unter Fortlassung des Narcoticums, der Übergang der mittleren Pupillenweite in ihre Enge beobachtet werden.

12. Brechbewegungen im Stadium der Pupillenenge sind ein Zeichen der erwachenden Reflexe, sie können durch erneute Verabfolgung des Mittels überkompensiert werden, falls der Fortgang der Operation es erfordert. Brechbewegungen im Stadium der aus der Pupillenenge durch weitere Gaben erreichten Pupillenweite sind

Symptome des Übertrittes der Giftreize auf die Medulla oblongata. Die Maske muß entfernt werden so lange, bis neue Dosis keine Brechbewegungen mehr auslöst. Brechbewegungen im Anfang der Narkose sind meist Symptome peripherischer Magenreizung. Narcoticumzufuhr beseitigt dieselben. Wo die Brechbewegungen im Beginn der Narkose durch atypischen Medulla oblongata - Reiz ausgelöst werden, gehen denselben andere Symptome des atypischen Narkosenverlaufes voran. (Schwankungen des Blutdrucks, Anomalien der Pupillenbewegung, Verfärbung der Gesichtsfarbe, Kollaps der Gesichtszüge.)

13. Der Verfall der Gesichtszüge ins Leichenhafte, Blässe, Fahle ist in jedem Stadium das Zeichen dringender Gefahr. Das Narcoticum ist ganz beiseite zu schieben und frische Luft zuzuführen.

(Erhöhter Turgor des Gesichts im Exzitationsstadium, Blaufärbung bei allen Formen des Verschlusses der Luftwege, begleitet von Stridor und stertorösem Atmen. Cyanose der Äthernarkose s. u.)

14. Die exakte Beobachtung des Verlaufes der Narkose setzt sich vornehmlich zusammen aus der kontinuierlichen Verfolgung aller Phänomene der Atmung, des Herzens, der Pupillenstellung, der Gesichtsfarbe und ihrer zeitweisen Veränderungen.

15. Der Narkotisierende muß in jedem Moment der Narkose imstande sein, sich und anderen Rechenschaft abzulegen über die physiologische Situation, in welcher sich der Narkotisierte befindet.

9. Sechs Thesen zur Äthernarkose.

Für die Äthernarkose sind, abgesehen von den durch die physikalischen Verhältnisse bei Ein- und Ausfuhr des Narcoticums bedingten Abweichungen vom Typus der Narkose überhaupt, dieselben allgemeinen Gesichtspunkte maßgebend wie für andere Formen der Narkose durch Inhalation. Die Symptomatologie der Äthernarkose steht so vielfach zur Diskussion, daß ich nur nötig habe, einige Punkte hervorzuheben, welche nach meinen psychophysikalischen Anschauungen von der Narkose von besonderer praktischer Wichtigkeit sind.

1. Die Cyanose im Anfang der Äthernarkose gehört in den Rahmen des Mechanismus der Lungenregulation beim Aether sulf. Wo sie nicht bemerkbar wird, akkommodiert sich die Lunge unmerklich der veränderten Gasdissoziation. Die Lungen sind darum nicht weniger schwer belastet. (Beweis: Die vielfach gesteigerte Zahl und Tiefe der Atemzüge und die Speichel-Überproduktion.)

2. Die Speichelproduktion ist ein Zeichen der emphysematoiden Alveolarüberspannung. Sie kommt auf reflektorischem Wege zustande, genau wie die reichliche Schleimproduktion beim Emphysematiker, bei Lungeninfiltration und bei Einatmung von Quecksilberdämpfen. (Beweis: Stetes und völliges Fehlen bei Narkosen mit temperiertem Siedepunkt trotz Gehaltes von 90% Aether sulf. im Gemenge.) Daß der eventuelle Gehalt an Aldehyd, wie Schönheimer meint, nicht die Ursache des Speichellaufes ist, wird bewiesen durch das Fehlen von Überproduktion des Schleimes bei echter Aldehydvergiftung und bei der Narkose mit dem temperierten Gemenge.

3. Lungenleiden und Herzkrankheiten kontraindizieren den Äther mehr als das Chloroform, am wenigsten das temperierte Gemenge. Denn eine Mehrleistung der Lunge kann bei Stauungen vom linken Vorhof her nicht erhofft werden, ist aber für die Respiration unter Ätherdämpfen dringend erforderlich.

4. Die Überwachung der Atmung ohne Kontrolle des Pulses genügt beim Äther nur im Beginn der Narkose, und zwar deshalb, weil, solange die Atmung suffizient ist, stets genügende Mengen exspiratorisch evakuiert werden, so daß eine Anhäufung vom Narcoticum und eine zentrale Herzwirkung unwahrscheinlich erscheint. (Das ist der einzige Vorzug, welchen unbestritten der Äther vor dem Chloroform hat.) Darum verzögert sich aber auch der Eintritt und die Tiefe der Narkose in unbequemer Weise. Das eingestellte Gemenge ($S = T$ oder $S = T + 3^0$ C.) hält auch hier die natürliche Mitte.

5. Im Stadium der tiefen Äthernarkose muß jedes Symptom der psychophysikalischen Wirkung, auch der Puls, genau so kontrolliert werden wie bei jeder anderen Narkose. Die Narkose sinkt sonst zum Handwerkerschematismus. Wie anders will man das Herannahen einer Gefahr erkennen als durch Inanspruchnahme aller unserer Sinne! Ich wenigstens möchte das feine Gefühl eines

gebildeten Physiologen nicht entbehren, wo es sich darum handelt, einen vergifteten Organismus zu steuern.

6. Solange es nicht gelingt, mit einer Maske zu ätherisieren, welche es gestattet, den Gesichtsausdruck, das feine Spiel der Gesichtszüge — dieses nach außen projizierte Scenarium cerebraler Aktionen — in jedem Augenblick frei zu überschauen, so lange hat der Äther trotz allem nicht die geringste Aussicht auf Popularität in der allgemeinen Ärzteschaft. Das ärztliche Publikum insgesamt hat den Äther schon einmal dauernd beiseite geschoben, es wird ihm in richtigem Instinkt wiederum die Aufnahme versagen, ganz abgesehen von anderen Vorzügen und Nachteilen, denn die Narkose ist nicht rein, sie ist kombiniert mit CO_2-Betäubung.

10. Forderungen zum Unterricht in der Anwendung der Narkose.

Vorstehende Anschauungen über die Theorie der Chloroformnarkose mit ihren für die Praxis gültigen Regeln könnten nun in der Tat nicht verdienen, Beachtung zu finden, wenn sie einzig und allein Schlußfolgerungen aus spekulativ gewonnenen und konstruierten Prämissen darstellten. Das ist aber ganz und gar nicht der Fall. Verfasser hat während seiner Studien- und Assistentenjahre eine so außergewöhnlich große Anzahl von Narkosen in unseren Berliner Kliniken zu leiten gehabt, daß es wohl nicht viele Ärzte geben dürfte, denen ein gleich großes Material der Beobachtung nach dieser Richtung zu Gebote stand. Wenn jemand während einer Reihe von mehreren Jahren Tag aus Tag ein mindestens 3 bis 4, bisweilen aber auch 5 bis 6 Narkosen auszuführen das Glück und die Gelegenheit gehabt hat, so darf man in der Tat von ihm annehmen und erwarten, daß er sich eine feste persönliche Ansicht von diesem Zweige ärztlichen Könnens gebildet hat, und daß die Regeln, welche er für sich selbst aus der täglichen Übung in immer gleicher Richtung entnahm, einigermaßen den Bedürfnissen der Praxis entsprochen haben. Jene oben formulierten praktischen Ratschläge für die Narkose sind denn auch in der Tat so ziemlich identisch mit dem, was uns die Praxis im Chloroformieren gelehrt hat. Denn eine Theorie, ja einen Unterricht, eine wissenschaftliche Unterweisung im Chloroformieren gab es dazumal nicht und gibt es heutigen Tages noch nicht. Wer hat uns je auf der Universität einen Vortrag über Chloroformnarkose gehalten, wer hat uns jemals wissenschaftlich die Wirkung des Chloroforms an der Hand einer vollzogenen Narkose (gewissermaßen mit Demonstration am Chloroformierten) in ihren einzelnen Phasen auseinandergesetzt? Nun, das ist niemals geschehen, und zwar aus dem einfachen Grunde, weil es gar keine wissenschaftliche Theorie, welche die einzelnen Narkosephasen umfaßte, bisher gegeben hat*). Ein methodischer Unterricht in der Kunst zu narkotisieren war deshalb in der Tat nicht möglich. Denn wie soll ich imstande sein, meine Erfahrung jemand anderem zu übermitteln, wenn nicht auf Grund einer eigenen, klaren und ganz logisch durchdachten Vorstellung? Es mag richtig sein, daß viele mit einem Blick die Situation des Chloroformierten zu überschauen und richtig abzuschätzen vermögen, z. B. an dem Gesichtsausdruck, aber wie will man diese durchaus persönliche Fähigkeit auf Schüler übertragen? Die Erfahrung eines anderen ist für mich fast wertlos, wenn ich sie nicht kontrollieren, bestätigen oder korrigieren kann. Ohne theoretische Begründung persönlicher Erfahrungssätze kann man seine Fähigkeiten nicht wissenschaftlich übertragen. Da aber eine Theorie über die Chloroformwirkung, welche die gesamte Symptomatologie der Narkose unter einheitliche Gesichtspunkte, wie ich das versucht habe, stellte, nicht existiert, so gibt es naturgemäß auch keinen systematischen Unterricht der Narkose. Man mag obige Theorie verwerfen, dann mögen ihre Widersprüche mit der Praxis gefunden und eine andere bessere aufgestellt werden, aber im Besitze irgend einer einheitlichen Theorie von dem Mechanismus der Narkose muß jeder sein, welcher in der Kunst zu chloroformieren unterrichten will. Denn daß das geschieht, ist doch eine dringende Notwendigkeit. Jährlich wird hunderten von Medizinern die

*) Es gibt auch keine Theorie vom Schlaf. Die Vergiftungstheorie durch Muskelgifte stolpert über den Schlaf kleiner Kinder, der fast kontinuierlich ist. Welches Lebewesen bewegt sich weniger als das neugeborene? Sie fällt auch über den Winterschlaf der Tiere, welche sich ohne Muskelaktion eines kontinuierlichen Schlafes erfreuen. Wo produzieren sie das Muskelgift?

Approbation erteilt und mit ihr die Möglichkeit, überall im Deutschen Reiche ärztliche Handhaben zu vollziehen, und man frage einmal, welch geringer Bruchteil jemals ein Wort von Chloroformunterricht auf der Universität vernommen hat, und ein wie geringer Bruchteil vor seiner Ernennung zum Arzt jemals das Handwerkszeug der Narkose in die Hand bekommen hat. Auch alle diese müssen mangels einer ausgiebigen Unterweisung für sich persönlich am leidenden Menschen erst post festum ihre Studien machen. Auf wessen Kosten?! — So kommt es denn, daß die Gefahr der Narkose tatsächlich durch den Mangel eines systematischen Unterrichts sehr erheblich gesteigert ist; denn auch in den großen Kliniken üben Personen die Chloroformbetäubung aus, welche gerade dabei sind zu lernen, Neulinge, welche niemand anleitet, niemand systematisch kontrolliert, niemand berichtigt, Neulinge, die jung genug sind, um die ungeduldigen, gereizten Tadelsvota des Operateurs noch ruhig hinnehmen zu müssen. So kommt es, daß diese, die Operateure selbst, die Chloroformnarkose meist nur deshalb für gefährlich halten, weil „so wenig Menschen chloroformieren können“, „unter Hunderten kaum einer“; das sind die so oft gehörten Klagen unter Achselzucken. Ja, bemerken denn die Herren nicht, welche das als eine Entschuldigung gleichsam für die Gefahren der Narkose hinwerfen, daß sie damit dieselbe nur noch mehr belasten? Denn das ist unbestreitbar, es gibt sehr wenig Menschen, welche die Kunst zu chloroformieren meisterhaft zu handhaben wissen, und zwar deshalb, weil immer nur ein ganz kleiner Bruchteil von Studenten zur Ausübung vieler Hunderte von Narkosen kommen kann, an welchen er, mit Urteil und Beobachtungsgabe von Natur ausgestattet, für sich und durch sich empirische Normen seiner persönlichen Kunst allmählich annimmt. Denn kein anderer übermittelt ihm ein Verständnis. Und doch könnte gewiß an einer viel kleineren Anzahl von Narkosen eine ausreichende Unterweisung stattfinden, wenn eben die ganze Chloroformfrage nicht so unverantwortlich leicht genommen würde. Sofern sich nur die Chefärzte, die klinischen Lehrer, die Assistenten entschlössen, wirkliche Kurse der Narkose zu halten; sobald die Regierung und die Stadtverwaltung überzeugt würde von der Notwendigkeit, die Narkose einzelnen, nur dazu verpflichteten Ärzten mit dem Mandat des Unterrichtens in ihrer Kunst zu übertragen, würde sehr bald sich das Bedürfnis der Befreiung der Narkose aus den Fesseln der Empirie und indolenten Tradition ergeben. Man richte Chloroformkurse ein, man verlange Testate über sachgemäß vollzogene Narkosen, man nehme im Examen Rücksicht auf dieselbe — und man wird für die Chloroformfrage mehr getan haben, als wenn man fünfzig Jahre hindurch jährlich 2—3 Statistiken veröffentlicht und an dem milden Ernst der Zahlen seine kleinen Bedenken beruhigt. Wir sind der festen Meinung, daß, je mehr man sich eingehend mit der Narkosenfrage beschäftigt, um so deutlicher das hohe Maß der Verantwortlichkeit uns bewußt werden wird, welches man mit dem Anraten der Narkose übernimmt, denn auch hier, wie so häufig, decken sich Sorglosigkeit und mangelndes Wissen. Je tiefer man in das Wesen der Narkose einzudringen vermag, desto verständlicher, desto lebendiger und aktiver muß einem die unter Umständen deletäre Wirkung des Giftes erscheinen. Freilich setzt nun gerade die Chloroformfrage oder überhaupt die Toxikologie einen Grad von Vertrautsein mit biologischen Grundanschauungen voraus, wie er verhältnismäßig selten unter den Männern der Tat, den Chirurgen, zu finden sein dürfte; wie ja denn auch zwischen pharmakologischer Therapeutik und den Methoden der Chirurgie beinahe ein Gegensatz besteht; so sehr hat das Interesse für Anti- und Asepsis und für die Technik die biologischen Probleme in den Hintergrund gedrängt. Dazu kommt noch, daß die Beschäftigung mit der Psychophysik und feineren Nervenhistologie dem Chirurgen anscheinend sehr fern abzuliegen pflegt, so daß diejenige, ich möchte beinahe sagen philosophische Breite, auf welcher unserer Meinung nach allein sich eine Anschauung in diesen Dingen gewinnen läßt, wohl nur hier und da vorzufinden sein dürfte.

Vielleicht aber trägt dieser Versuch, die Chloroformnarkose von der Psychologie her zu beleuchten und ihre Phänomene zu gruppieren und in Zusammenhang zu bringen, ein weniges dazu bei, dieser Frage wieder mehr Interesse abzugewinnen.

Möchte doch einer der Machthaber unserer Kunst sich diese eine meiner dringlichen Forderungen zu eigen machen und seinen Einfluß an den maßgebenden Stellen des Unterrichtsministeriums einsetzen, um wenigstens dies eine Ziel zu verwirklichen, welches mir schnell und leicht erreichbar vor Augen schwebt: die Narkose und die lokale Anästhesie — ein obligatorischer Unterrichtsgegenstand an deutschen Hochschulen! Jener Fürsprecher würde der leidenden Menschheit einen ganz unsterblichen Dienst erweisen!

Anhang.

11. Die Psychophysik des Schmerzes.

Die wissenschaftliche Medizin kann der Hypothesen nicht entbehren, wenngleich dieselben bei ihr, einer Lehre mit realen Postulaten, geringer im Werte stehen als die sinnfälligen, jedem demonstrablen, neuen Tatsachen, auf deren Fundamenten zum Glücke unsere modernen Fortschritte sicherer ruhen als auf den luftigen, provisorischen Gerüsten einer nur gedachten Möglichkeit. Und doch, wenn manchmal die praktische Heilkunde rechtzeitig der kühnen Synthese so manches als grauen Theoretikers übersehenen Zeitgenossen gefolgt wäre, so hätte sie oft erheblich Zeit gespart, bis sie gleichsam von der Heerstraße der Erfahrung aus zu einem versteckt gelegenen Problem und zu seiner Lösung gelangte. Ist es doch, um ein schlagendes Beispiel für alle anderen anzuführen, schon Lord Bacon gelungen, in der Theorie die Erfordernisse der antiseptischen Wundheilung klar zu präzisieren, die sein Landsmann Lord Lister erst Jahrhunderte später auf dem Umwege über Paris und Pasteur ohne Kenntnis von seines Vorgängers sonnenklarer Prophetie „neu" erfand. Wenn wir uns hier mit dem Problem des Schmerzes vorwiegend theoretisch befassen wollen, so beanspruche ich beileibe nicht die Rolle eines Propheten; ich werde vollauf zufrieden sein, wenn in dem, was ich von einer rein persönlichen Auffassung unseres Themas zu sagen habe, auch nur ein Körnchen Wahrheit bei kritischer Beleuchtung zu finden sein wird.

Die Berechtigung, sich über den Schmerz seine eigenen Gedanken zu machen, kann keinem von uns bestritten werden; denn er tritt dem Arzte ja entgegen auf Schritt und Tritt wie ein stets begleitender Schatten des Gespenstes von Krankheit und Tod, ein fast beständiges, oft erstes Symptom jedes Leidens. Der Schmerz ist ein Mahner und Warner für jeden, gleichsam ein Verkünder der Gefahr, und wo er, wie selten einmal, der Entwicklung eines Leidens nicht begleitend zur Seite steht, da ist es, wie bei manchen Formen des Krebses, ein Verhängnis mehr, wenn ohne seinen alarmierenden Wächterdienst so spät an uns der Ruf nach Hilfe erschallt. Die Fragen nach seiner physiologischen Natur, nach seinen anatomischen Bahnen, nach seinem psychischen Mechanismus, nach seiner klinischen Bedeutung und nach den Mitteln seiner Bekämpfung sind also naturgemäß zu keiner Zeit verstummt und könnten wie alle biologischen Probleme definitiv erst mit der Frage nach dem Wesen des Lebens gelöst werden. Der Stand der biologischen Anschauungen einer Zeit wird also stets gleichsam der Maßstab für die Tiefe der jeweiligen Erkenntnis sein. Die Pfeile des Apoll haben die Dämonen abgelöst, diese die Teufel und die bösen Säfte, acra bilis und die Obstruktionen, diese die beißenden Gifte, abnormen Reize, Zellebenstörung und Stoffwechselalterationen. Was Wunder! wenn in unserer Zeit der Elektrotechnik, die elektroiden Spannungen und die Analogien der dynamischen Kontakte zur Vermittlung des Verständnisses dieses Kardinalsymptomes der Krankheiten herangezogen werden. Hier aber schon erhebt sich eine Schwierigkeit, welche sich ausdrücken läßt durch die Frage: Hat der Schmerz, ein psychischer Vorgang, eine Seelenwahrnehmung, wie das Licht, der Ton, der Geruch, gleich diesen eine spezifische Energie zur Ursache oder nicht? Läuft er auf besonderen, gerade für ihn gebildeten Nervensträngen? Hat er wie die Farbe für ihn und nur für ihn eingestellte Endapparate, Leitungsdrähte und besondere Zentren oder nicht?

Um diesen Fragen nahezutreten, müssen wir untersuchen, welche die Empfindung übermittelnden Nerven denn überhaupt Schmerz zu leiten imstande sind. Da gibt es einige feststehende Tatsachen, welche mit Sicherheit behaupten lassen, daß gerade da, wo höhere, spezifische Sinnesempfindungen auf anatomisch nachweisbaren, eigenen Bahnen dem Gehirne zugeleitet werden, eine Schmerzerregung nicht übermittelt werden kann, selbst bei intensivster Reizung, welche immer nur im Sinne stärkster, aber spezifischer Empfindung vom Gehirne wahrgenommen wird. Ich habe zweimal unter Infiltrationsanästhesie einen Bulbus exstirpiert: bei der finalen Durchschneidung des Opticus entstand beide Male für die Patienten eine blitzschnelle, enorme Feuerempfindung im ganzen Haupte; es war, als fülle sich das Gehirn mit Glut, ein ganzes Meer von Licht ergoß sich in das Gefühl — aber nichts von Schmerz. Ähnlich ist es bei der intensiven Reizung anderer spezifischer Sinnesorgane, beim Gehör, Geruch, Geschmack. Wo sie isoliert auf das extremste gereizt werden, antworten sie mit spezifischer, nicht aber schmerzhafter Energie. Ja, Goldscheider, dem wir wahrhaft klassische Arbeiten „Über den Schmerz" verdanken, vermochte den Nachweis zu führen, daß sogar die Empfindung der Haut sich spalten läßt nach spezifischen Wahrnehmungen für Temperatur und Druck, und daß seine sogenannten Temperaturpunkte wohl Unterschiede für die verschiedensten Wärmegrade registrierten, jedoch keinen Schmerz übermittelten. O. Rosenbach unterschied bei der Berührung eines erhitzten Reagenzglases ganz deutlich erst Druck-, dann Trockenheits-, dann Temperaturempfindung, ferner Lokalisationsgefühl und schließlich erst Schmerz in schneller zeitlicher Folge. So kompliziert ist das Gefühl der Haut und in so viele spezifische Einzelempfindungen für das Bewußtsein spaltbar. Wenn man jedoch, gleich mir, mit verbundenen oder abgewandten Augen von der Fingerbeere her die verschiedensten Schmerzqualitäten, wie Quetschungs-, Brand-, Frost-, Ätzungsschmerz allein und richtig zu differenzieren versucht, so wird man niemals ohne Zuhilfenahme des Auges den Brand eines glühenden Streichholzes oder einer glühenden Stecknadel von einem Stich oder einer Schwefelsäureätzung an sich zu unterscheiden vermögen. Der einmal ausgelöste Schmerz hat keine wesentlichen Kriterien: was wir brennend, stechend, ziehend, bohrend, klopfend schmerzlich empfinden, bezieht sich stets auf Dauer und Intensität, also auf Quantität, niemals aber auf qualitative Unterschiede. Bleiben wir bei der Entwicklung des Schmerzmechanismus zunächst bei unserem empfindlichsten Organe, der Haut, stehen. Denn hier entbrannte der Streit um die Spezifizität der Schmerzgefühle am heftigsten. Aus der Tatsache der Unempfindlichkeit der Goldscheiderschen Temperaturpunkte — eingestreuter Bezirke der Haut, welche nur Temperaturreize leiten — und aus der Tatsache des Erhaltenbleibens des Druckgefühls bei erfrorenen Gliedern, trotz Aufhebung der Schmerzempfindlichkeit, und ebenso bei einigen Formen der gliomatösen Myelitis leitete v. Frey und Richet die Lehre her, daß der Schmerz eine spezifische Sinnesenergie repräsentiere. Diese Lehre verstärkte das Experiment Schiffs, wonach bei Durchschneidung der grauen Rückenmarksubstanz kein Schmerz, wohl aber noch Tastempfindungen zum Gehirn geleitet wurden.

Das sind die nackten Tatsachen, auf Grund deren man sich berechtigt glaubt, dem Schmerz eine besondere Sinnesenergie zu vindizieren. Darnach soll es Schmerznerventastorgane, Schmerzstränge, Schmerzakkumulatoren im Rückenmark und schließlich Schmerzzentren im Gehirn geben. Dem steht zunächst die fast absolute Unempfindlichkeit des Gehirns und des Rückenmarks selbst gegenüber, welche sich klinisch oft beobachten ließ, und die ich bei einem unter Infiltrationsanästhesie trepanierten Knaben (Epilepsie) wie in einem Experimente kontrollieren konnte. Der Kopfschmerz, der Rückenmarkschmerz läßt sich zwanglos anders, nämlich durch Exsudat der Gehirn- und Rückenmarkshäute (Ödem, Blutung, Tumoren) und davon abhängigen Druck auf eintretende Nervenstämme des Trigeminus beziehen, und somit muß die sonderbare Tatsache festgehalten werden, daß der Schmerz zwar ein psychisches Phänomen darstellt, daß wir aber für ihn keine Lokalisation in dem Organ der Seele, Gehirn und Rückenmark, aufzudecken vermögen. Wir müssen also gerade so, wie wir für die Phantasietätigkeit, wie für Willensentschluß, für Grauen, Ekel, Entzücken oder Wollust keine Lokalisation anzugeben wissen, auch für den Schmerz absehen von einer Gebundenheit an festumschriebene Bezirke, an ein Schmerzzentrum des Gehirns. Dem entspricht auch vollständig die Gewalt, welche der entfesselte Schmerz über unsere Seele hat. Denn es ist eine psychologische Wahrheit, daß von keinem Sinnesorgan aus in solcher Weise Besitz von der gesamten Aufmerksamkeit unserer Seele genommen werden kann wie von den „Allgemeingefühlen" des Schmerzes oder der Lust. Keine Gesichts-, keine Gehörswirkung vermag ohne Mittun der Gesamtseele uns so in den sklavischen Bann zu schlagen wie ein brennender Schmerz, und wenn er auch im Gehirngrau uns bewußt wird, so ist er dennoch nicht an einen Ort gebunden, wenn er auch örtlich fast aus jeder Region unseres Körpers entladen werden kann. Psychisch ist er eine Alteration der Gesamtvorstellung, physisch übermittelt von der ganzen Peripherie einschließlich des Gehirns und seiner Häute. Ihn leiten Stränge von dieser Peripherie zum Rückenmark, um von hier aufwärts in unendlich viele Einzelerregungen ohne bestimmten Sitz auszustrahlen, deren Gesamterregung den seelischen Charakter der Unlust, der Bedrohung, der akuten Gefahr trägt.

Die Annahme nun, mit welcher ich glaube eine befriedigende Lösung der vorliegenden Erfahrungen über den Schmerz, von denen eine ganze Reihe noch der einheitlichen Deutung bisher harrte, anbahnen zu können, setzt eine besondere Tätigkeit und Funktion des Nervenzwischengewebes, des Neurilemms und der Neuroglia in Gehirn und Rückenmark voraus, und zwar schreibe ich diesem Gewebe nicht allein eine stützende und ernährende Rolle für Nervenstränge und Ganglien zu, wie das bisher geschah, sondern ich fühle mich zu der Annahme gedrängt, daß diesem Gewebe ein im elektro-dynamischen Sinne isolierender Mechanismus zukommt. Diese Hypothese, wonach also Hemmung und Aktion auf zwei verschiedene Funktionen — die Aktion auf die spezifische Nervenenergie, die Hemmung auf mehr oder minder stromdurchlässige Isolations-Umhüllung durch Neuroglia und ihrer Saftfüllung resp. Saftarmut — verteilt ist, ist nicht ohne Anerkennung geblieben; Deutsch in Wien, Rothe in Gotha und kein geringerer als Ramony Cajal haben sie in vollem Umfange akzeptiert. In den spezifischen Nervenbahnen können Ströme nach meiner Annahme nur so lange ungestört zum Gehirn verlaufen, als ihr isolierendes Neurilemm-Bindegewebe, welchem nach Tesla starker Widerstand gegen jede Form elektroider Spannungen zukommt, intakt ist; und Ganglienanschlüsse, Assoziationen, Reflexe u. s. w. können nur entstehen, wenn die vom Blutstrom mit modifiziertem Plasma gefüllte Neuroglia ein Überspringen elektroider Funken gestattet, so daß also diese im Rhythmus des Pulses bald gefüllte, bald geleerte, von den Vasomotoren bald erweiterte, bald verengte Zwischenmasse der Ganglienkörper gleichsam feuchte und dann undurchlässige oder kontrahierte, trockene und dann durchlässige Isolationsplatten zwischen den Ganglien darstellt gleich einer feuchten oder trockenen Schicht zwischen den Konduktoren einer Elektrisiermaschine nach Holtz. So geht auch in der Seele alles nach dem Gesetz des geringsten Widerstandes, und, während funktionierende Bahnen frei sind (in denen sich dann die Aufmerksamkeit „konzentriert“, richtiger: ohne unseren Willen „konzentriert wird“), sind alle übrigen Funktionen gehemmt, geradeso wie an meinem Telephon nur eine Bahn frei und alle übrigen isoliert sein müssen, wenn ich fernsprechen will. Schlaf ist die allgemeine periodische Neurogliahemmung in der Sphäre des Orientierungsbewußtseins, Narkose und Hypnose die chemisch oder dynamisch erzwungene Hemmung des Bewußtseins; Bewußtlosigkeit entsteht durch exzessive Blutabflußhemmung oder wie in der Ohnmacht durch Fortfall aller Hemmungen, weil alle zugleich in Kontakt geratenden Ganglien gleichfalls keine Orientierung gestatten. Exzessive Hyperämie und exzessive Anämie können also auf zwei verschiedenen Wegen das Bewußtsein aufheben. Das, was Goltz so geistreich auf eine Hemmung durch Nervenleitung bezog, der Ausschluß aller Gebiete außer dem in Aktion befindlichen Mechanismus, die Hemmungserscheinungen, Hemmungsausfälle u. s. w., mit welchen die Psychiatrie arbeitet, vollzieht sich also nach meinen Anschauungen auf den vom eigentlichen Lebensnerv, dem Sympathicus, beherrschten, halbautomatischen Bahnen der an das Gefäßsystem angeschlossenen Neuroglia. Automatie, Instinkte, Koordination, normale Reflexe beruhen auf fixierten Isolationen durch feste, nicht variable Neuroglia (strafferes Bindegewebe), während Willenstätigkeit, Überlegung, Phantasie, Logik deshalb scheinbar frei schalten, weil wir bei wechselndem, noch nicht fixiertem Ein- und Ausschalten der Neuroglia das Gefühl einer willkürlichen Direktion unserer psychischen Tätigkeiten haben. Der psychische Affekt ist wie die Epilepsie im motorischen Gebiet ein plötzliches Durchbrechen sonst gewohnheits- und erziehungsgemäß eingeengter Regulationen. — Betrachten wir im Lichte dieser von mir anderenorts ausführlich begründeten Anschauungen die Phänome des Schmerzes, zunächst soweit sie an unserer Haut erkenntlich sind, so ergibt sich, daß für gewöhnlich Tast-, Temperatur-, Druck-, Lokalisationsempfinden angeborner und normaler Weise von den spezifischen Endorganen in stets ein und derselben Weise ohne jede seitliche Irradiation in ganz bestimmten, durch den Neurilemmapparat seitlich gehemmten und wohlregulierten Bahnen verlaufen, nämlich in den stets in gleicher Richtung von den Tastkörperchen her molekular erzitternden Nervensträngen. Von den Temperaturpunkten kann nur Wärmequalität (Goldscheider), von den Druckpunkten nur Tastempfinden in wechselnder Stärke geleitet werden, die größte Steigerung des Reizes muß für sich immer nur Orientierungen über Warm, Kalt, Naß, Trocken, Leicht, Schwer und ihren örtlichen Ausgang dem Gehirn übermitteln, weil die die Meißnerschen Körperchen fest umhüllende und isolierende Neurilemmschicht seitliche Einmischungen nicht gestattet. Wie aber nun, wenn durch irgend eine Läsion, durch Schnitt, Stich, Ätzung, Brand, Blutung, Exsudat diese isolierende Bestimmung der Bindegewebs-Nervenhülle alteriert wird? Dann ist die Möglichkeit gegeben, daß durch unphysiologische, ungewohnte Seitenanschlüsse Nervenreize ihren Durchtritt auf bisher fremden Bahnen erzwingen! Dann entsteht das, was ich Kurzschluß sensibler, elektroider Bahnen genannt habe: eine fremdartige, erzwungene, gewaltsame und unnatürliche Alteration der Nervenendigungen erregt die Bahnen in perverser Qualität aufwärts zum Organ der Perzeption; das Gehirn, gewohnt nur bestimmte Qualitäten in geschlossenen Bahnen zu differenzieren und aus wohlgeordneten Gruppenbahnen sich zu orientieren, gerät in Unsicherheit, Unorientiertheit, vermag nicht mehr zu sichten, zu trennen, es empfängt einen unkontrollierbaren, ungewohnten, verwirrenden Nervenimpuls, es wittert die Gefahr, den Einbruch in die Harmonie der Regulationen; und die Folge ist das Gefühl der verwirrenden Unlust, der Bedrohung der Hilfslosigkeit der funktionellen Läsion: das ist der Schmerz.

Drücke oder kneife ich beim Erheben einer Hautfalte diese fest und schnell und damit eine solche große Zahl solcher Tastkörperchen aneinander, so geschieht das gleiche: ich erzwinge durch Apposition, gewaltsame Annäherung der in der Haut zerstreuten Tastkörperchen seitliche, abnorme Kontakte; wieder erzittert zum Gehirn eine abnorme, seitlich durch die Isolierschicht hindurch erzwungene Erregungswelle, auf welche dasselbe entwicklungsgeschichtlich nicht eingestellt ist, da es seine Orientierung aus der Endausbreitung des Neurons bezieht. Es erfolgt eine gleichzeitige, verwirrende Alarmmeldung von vielen irregulären Stellen aus, gleichsam als ertönten in einer Telephonzentrale plötzlich hundert Meldungen zu gleicher Zeit, der Effekt ist hier wie dort der Alarm mit dem Charakter der gefährdenden Störung, der Schmerz. Schon das Streicheln, Jucken, Kitzeln ist solch eine abnorme seitliche Annäherung der perzipierenden Endorgane und beim pathologischen Jucken können Ketten von Leukozyten, Bakterienkolonien, Toxindepots den Isolationsmechanismus schädigen und abnorm seitliche Anschlüsse übermitteln. Die Tatsache, daß das Kitzeln zu Lustgefühlen überleitet und umgedeutet wird, widerspricht durchaus nicht unserer Anschauung von der Unlustempfindung seitlicher Kurzschlüsse, denn hier ist erstens die seitliche Stromerregung relativ zart und gewohnheitsgemäß als harmlos erkannt, und zweitens kann Kitzeln bekanntlich zur grausamen Quälerei gesteigert werden. Stoße oder schneide ich aber die Gewebe mit einem Instrumente durch, so lädiere ich die seitliche Isolation der Nerven, und die entblößten Apparate sind frei für zahllose von abnormer Stelle ausgelöste Kurzschlüsse. Liegt ein drückendes, quetschendes Exsudat zwischen den Nervenelementen, so sind in gleicher Weise wie beim Druck die Möglichkeiten seitlicher Funkenüberführung gegeben, und ihre systolische Verstärkung beim Anprall des Pulses wird leicht verständlich.

Es ist aber durchaus nicht ausgeschlossen, daß es Flüssigkeiten gibt, Exsudate, Toxinlösungen, abnorme Gewebssäfte, welche an sich die Isolation schädigen, so daß Flächenkontakte zustande kommen mit gleicher Wirkung, als seien alle benachbarten Nervenelemente miteinander verbunden. Auf granulierenden Flächen kann man oft Schmerz erregen in viel näherem Abstande, als er durch Neubildung von Schmerznerven verständlich ist; hier ist man oft direkt gezwungen, leitende Zwischensubstanz, ausgequollene Schwannsche Scheide, Auffaserung der Nerven u.s.w. anzunehmen, so schmerzleitend wird die pyogene Membran von jeder Stelle aus erregbar. Es spricht gewiß sehr zugunsten unserer Auffassung, daß es pathologische Produkte gibt, welche dazu im Gegensatz den Isolationsmechanismus verstärken, so daß übernormale Hemmungen vorhanden sind, welche Anästhesie übermitteln wie bei Lepra anaesthetica, bei luetischen Infiltrationen, bei gewissen Krebsformen, ja bei den gewöhnlichen Ödemen, eine Tatsache, die ich zur Komposition meiner Infiltrationsanästhesie mit Erfolg benutzen konnte. Denn diese appelliert nicht an Aufhebung der direkten Nervenfunktion, sondern ganz bewußt an die Nachahmung eines hemmungsverstärkenden Ödems. Gehen wir nach diesen Analysen des Schmerzes an der Peripherie zur Betrachtung des von größeren Nervenstämmen ausgelösten Schmerzes über, so kann es nach dem Gesagten nicht wundernehmen, wenn von hier aus seitliche Läsionen der Neurilemmscheide, eine Durchschneidung, ein konstanter Druck, ein Gichtkristall dazu führen, daß starke abnorme Reize scheinbar aus dem ganzen zentrifugalen

Ausbreitungsgebiet Alarmsignale geben, weil der Isolationsfortfall gleichzeitige Reizung ganzer peripherischer Gebiete vortäuscht, was bei Tabes das Symptom der lanzinierenden, diffusen Schmerzen hervorruft.

Hat man bei Tabes Gelegenheit, schmerzhafte Druckpunkte zu konstatieren, so kann das Einspritzen von isolierenden Flüssigkeiten an der Stelle des beschädigten Neurilemms Aufhebung des Schmerzes hervorrufen, wie das Jürgens mit Ölinjektionen, ich mit meinen Lösungen häufig genug konstatieren konnten. Etablieren sich Narben um einen Nerv, bildet sich ein Neurom, so werden natürlich die Nervenbündel aneinander gedrückt und selbst vom Gehirn oder Rückenmark induzierte Ströme vermögen hier seitliche Kurzschlüsse zu erzwingen, welche natürlich in das abwärts von der Läsion gelegene Gebiet projiziert werden (Hyperaesthesia paradoxa bei Amputationen). Die oben zitierte Beobachtung von der Aufhebung des Schmerzes im erfrorenen Gebiet bei bestehender Tastempfindung findet nach unserer Meinung ihre einfache Erklärung darin, daß eben die Aufhebung der Zirkulation die Erfrierung der Teile, die Stase und die Diffusion aus den Gefäßen eine Hemmungsverstärkung hervorruft, vermöge deren seitliche Kontakte in unserem Sinne unmöglich werden, wohl aber starke Reize nur als normale Tastempfindung apperzipiert werden. Bei der Infiltrationsanästhesie beobachte ich fast täglich, daß im infiltrierten Gebiet Druck, aber kein Schmerz wahrgenommen wird. Auch die Herabsetzung der Schmerzempfindung durch Kompression mit dem Schlauch gehört hierher. Daß noch weiter aufwärts im Rückenmark durch Etablierung von hemmungsverstärkenden Lösungen Anästhesie in großen peripherischen Gebieten erzeugt werden kann, haben Biers geniale Versuche erwiesen; welche Form der Schmerzlosigkeit mir viel mehr durch eine Ödemisierung der Rückenmarksubstanz als durch einen direkten Ganglienkontakt zustande gekommen erscheint.

Nach Übereinstimmung sämtlicher Autoren ist es nun eine ausgemachte Sache, daß in den grauen hinteren Rückenmarkshörnern sensible Ganglien liegen, welche gewissermaßen ein Aufgehaltenwerden sensibler Reize übermitteln, also gleichsam Akkumulatoren von Nervenenderregungen darstellen. Nur ein Teil der ins Rückenmark eintretenden Hinterstränge verläuft direkt zum Gehirn, der größere Teil fließt in die Ganglien der Hinterhörner und erfährt hier nach unserer Anschauung naturgemäß (Wundt, Gad und Goldscheider) eine stärkere Hemmung eben durch die hier von mir vermutete Neurogliatätigkeit. So erklären sich leicht die sonderbaren Tatsachen des Experimentes von Schiff und gewisser klinischer Beobachtungen bei Rückenmarksgliose, wonach oft unterschmerzliche Erregungen bei periodischer Wiederholung plötzlich einen intensiven Schmerz auslösen, während gleichzeitig Tastempfindungen normal geleitet werden. Das Experiment konnte beliebig oft wiederholt werden. Wie lange auch die peripherischen Reizungen dauern mögen, nur die Tasterregung wird in solchen Fällen direkt zum Gehirn geleitet und kann nicht übernormal gesteigert werden, dagegen vermögen sich die induzierten Substanzganglien allmählich zu füllen und ähnlich, wie motorisch bei der Epilepsie plötzlich zu gewaltsamen Sprengungen der Hemmung zu führen, welch letztere bei Gliose noch erheblich verstärkt ist. Wir können uns also ungezwungen vorstellen, daß bei abnormen peripherischen Kurzschlüssen nur der sensible Anteil, welchen das Tastgefühl hat bei der Läsion, direkt auf den langen Seitenbahnen zum Gehirn fließt, während eben die abnormen Anschlußerregungen im Gangliensystem des Rückenmarks eine Sprengung der Neurogliahemmung vollziehen, die wesentlich zum perturbatorischen Charakter der Schmerzempfindung beiträgt. Gerade wie bei der Epilepsie die aufgespeicherte Ganglienfüllung plötzlich wie eine Flut in die motorischen Zentralapparate einbricht, genau so durchbricht die akkumulierte Sensation im Rückenmark die regulierende Hemmung und überflutet die ganze Psyche mit gefahrdrohenden Schmerzwellen, zugleich aber wissen wir auch deutlich, woher der Schmerz kommt, denn dem Schmerzgefühl assoziiert ist auf den gleichzeitig erregten langen Seitenbahnen das Tast- und Lokalisationsgefühl. Wir verstehen auf Grund dieser Anschauungen auch leicht, warum bei Schiffs hinterer Durchschneidung der grauen Substanz keine Schmerzempfindungen, wohl aber Tasteindrücke übermittelt werden, weil des Tastgefühls Bahnen ja unverletzt sind. Wenn umgekehrt Hyperalgesie besteht bei gewissen Formen der Läsion des hinteren weißen Markes, so können wir getrost annehmen, daß die Neurogliahemmung in den erhaltenen Akkumulatoren mit ihrer rhythmischen Erhöhung der Reizschwelle, erst recht in Aktion tritt. Hier hat man bisher den Fortfall gewisser spinaler Leitungsbahnen verantwortlich gemacht. Tatsächlich hat sich herausgestellt, daß es die Läsion der hinteren, an das Seitenhorn angrenzenden weißen Masse des Seitenstranges sei, welches das sonderbare Phänomen der Hyperästhesie im Bezirk unterhalb der Läsion hervorruft. Die Tatsache war schon Schoeps 1837 bekannt, ist dann von Brown-Sequard und Schiff und W. Müller bestätigt worden. Koch und Woroschiloff fanden, daß eben allein jene Durchtrennung der hinteren weißen Stränge es sei, welche periphérische Hyperästhesie erzeuge. Nun, man braucht nur einen Blick auf die Zeichnungen der Gefäßverteilung im Rückenmark zu werfen, um sogleich mit uns zu erkennen, daß die Verletzung dieser Teile unbedingt eine Durchschneidung spinaler Arterien bedingt, welche wiederum eine Anämie der Neuroglia im Hinterhorn zur Folge haben muß. Diese aber ist es nach unserer Darstellung, welche ohne weiteres die Hemmung sensibler Reize in den Ganglien zum Fortfall bringt und es bewirkt, daß auch unterschmerzliche Erregung nun ungehemmt als Schmerz zum Bewußtsein geleitet wird. So sehen wir aber in Konsequenz dieser Auffassung nicht nur bei diesen Läsionen und bei den hierher gehörigen Brown-Sequardschen Lähmungen, sondern bei allen Affektionen, welche mit Anämie des Markes einhergehen, Hyperästhesien eintreten. Das wirft ein helles Licht auf die rätselhaften Hyperästhesien der Chlorotischen, Anämisch-Hysterischen nicht nur, sondern auch auf die Hyperästhesien bei Meningitis spinalis, Tumoren und davon bedingten Neuralgien. Überall dürfen wir hier annehmen, daß, wo abnorme Empfindlichkeit, Hyperalgesie, Neuralgia spinalis besteht, diese bedingt sein kann durch mangelnde Reizhemmung in der blutleeren resp. komprimierten Neuroglia um jene berühmten Akkumulatoren in den Hinterhörnern. Ja, der Gefäßkrampf bei Strychnismus für das motorische Spinalgebiet bietet so eine vollendete Analogie für die toxischen Hyperalgesien aus gleicher Ursache im sensiblen Gebiete. Umgekehrt kann aber auch bei Sklerose der Neuroglia die Schmerzleitung durch Hemmungsverstärkung verlangsamt sein, woraus hypalgetische Zustände aller Art resultieren.

Mit der Auffindung dieser verwickelten Einrichtung der Spaltung der eintretenden sensiblen Rückenmarksnerven in Ganglien und in Seitenstrangbahnen ist aber die Kompliziertheit des Baues der sensiblen Einmündungsbahnen noch nicht erschöpft. Head war es, welcher als erster darauf hinwies, daß bei Unterleibsaffektionen bestimmte Gebiete der Haut über den Viszeralorganen früher hyperalgetisch werden, als Sensationen in dem erkrankten Organe selbst auftreten. Head beobachtete eine große Anzahl von Fällen und gelangte zu dem Resultat, daß die hyperalgetischen Zonen scharf voneinander abgegrenzt sind und bestimmten sensiblen Innervationsgebieten entsprechen, ohne daß sie peripherischen Nervenausbreitungen gleichen, was Goldscheider bestätigte und Nothnagel für schmerzhafte Sensationen in der linken vorderen Thoraxwand bei Herzkranken gleichfalls fand. Hier liegt spinale Mitempfindung vor, die nach unserer Auffassung leicht sich deuten läßt als ein Überspringen elektroider Ladungen von Ganglien der Hinterhörner in benachbarte Gebiete, so daß nun für das Gefühl die schmerzhaften Sensationen aus jenem nicht affizierten peripherischen Gebiet zu kommen scheinen. Es ist also die Möglichkeit gegeben, sich vorzustellen, daß im Grau des Hinterhorns die Ganglien durch Widerstandsfortfall zunächst benachbarte Ganglien laden, und daß die Akkumulation nur in diesen Nachbarketten zustande kommt, deren Entladung ihrerseits erst dem Bewußtsein den Impuls weitergibt, aber nun in falscher Projektion. Genau also, wie nach der Auffassung von der Neurogliahemmung die Gehirnganglien nur da Anschluß erhalten, wo es ihnen die saftleere, in der Aufmerksamkeit kontrahierte Neuroglia gestattet, genau so arbeiten auch die Schmerzakkumulatoren in den Hinterhörnern des Rückenmarkes: ihre Funken springen leicht über auf Nachbarzellen, welche kontaktbereit sind. Freilich ist hier ein abnormer Prozeß und führt zu direkten Irreführungen des Bewußtseins, was im Gehirn die Norm ist, wenngleich auch hier die Philosophen à la Nietzsche dafür sorgen, daß falsche Assoziationen, Bocksprünge im Geiste zu einer auch andere verwirrenden Epilepsie der Gedanken führen. Hier, durch die Abenteuerlichkeit abnormer Schwellenüberschreitung viszeraler Irritationen auf naheliegende Gangliengebiete des Rückenmarks liegt ein drehbarer Schlüssel für das Verständnis des Wechselbalges klinischer Beobachtung, der Hysterie. So wird vielleicht doch noch einst der Name dieses bunten Zustandes von abnormen

Sensationen die Berechtigung seiner Herleitung vom Uterus erfahren, weil es nach Head viszeraler Herkunft spinaler Irradiation wohl annehmbar erscheint, daß sexuale Hemmung in dieser sprunghaften, zu Neuralgien und Hyperästhesien neigenden Abirrung ihren Ausgleich sucht. Diese spinale Irradiation macht auch klar jene merkwürdigen Fälle von Miterklingen tief sitzender Leiden an ganz abgelegenen Hautpartien, von denen Goldscheider einige so interessante Fälle zu berichten weiß. Weir Mitchell sah einen Amputierten, bei welchem beim Gähnen ein heftiger Schmerz im Stumpf des linken Armes auftrat, und Richet berichtet von einem unglücklichen Knaben, der beim jedesmaligen Urinieren aus seiner tuberkulösen Harnblase neben dem Urethralschmerz intensivstes Schmerzgefühl in einer alten Operationsnarbe empfand. Ich selbst sah eine Frau, welche ein Kugelpessar zehn Jahre in der Scheide trug, und welche wegen einer schweren Neuralgie des Plexus brachialis zu mir kam. Nach der regelrechten Exstirpation des mit Granulationen ganz umwachsenen Pessars hörte die Neuralgie sofort auf. Daß solche spinalen Hyperästhesien auch in motorische Gebiete sich zu entladen vermögen, beweist der Magen- und Duodenalkrampf, die gatsrische Krise bei Tabes und das Heer der neuralgischen Affektionen bei Neurasthenikern. Daß schlechte Ernährung, Blutarmut, psychische Depressionen zu allerhand exzentrischen Hyperästhesien disponieren, beruht wohl gleichfalls auf einer verminderten Hemmung sensibler Reize im Rückenmark und dem periodischen Entladen akkumulierter Ströme in geschilderter Weise. Welche Rolle spielt nicht bei Neurasthenikern mit Darmatonie die einfache Obstipation und welche Buntheit der Symptomatologie bei einfacher, nicht fixierter Reflexio uteri! Warum muß man zu kühnen Vorstellungen der Selbstvergiftung die Zuflucht nehmen, wenn ein näher geprüfter Mechanismus der Sensationen genügenden Aufschluß gewährt? Sahen wir so, daß Anämie und Hyperämie auf sehr verschiedenen Wegen zu Schmerzempfindungen Veranlassung geben, wobei die Hyperämie der Zentralorgane stets wohl durch leichtes Ödem der Dura zu einer Art Kompression der Ganglien führt, während die Anämie direkt die normalen Reize zu schmerzhhafter Sensation steigern kann, so sehen wir auch umgekehrt die direkte Hyperämie der Zentralapparate gefolgt von einer Erhöhung der Lustgefühle und einer gewissen Unempfindlichkeit gegen Schmerzeindrücke, weil z. B. in dem gesteigerten Blutdruck beim Alkoholgenuß die gesteigerte Funktion der Neuroglia schmerzerregende Kontakte direkt abdämpft. Das führt uns in das Gebiet der Abblendung des Bewußtseins durch die Narkose und Hypnose, auf welche ich hier nicht näher eingehen will. Nur anführen möchte ich, daß die Kälte mit ihrer Rückdämmung des Blutstroms zum Gehirn und den inneren Organen imstande ist, Müdigkeit, Schlafsucht und sogar beim Erfrieren Bewußtlosigkeit zu erzeugen, was mir ein starker Beweis für die Richtigkeit unserer Anschauungen zu sein scheint.

Erwähnen will ich noch, daß es rein vaskuläre Schmerzen gibt, welche durch die von Thoma und Krause in der Aorta und in den großen Arterien gefundenen Vater-Pacinischen Körperchen leicht zu erklären sind, so daß sogar Nothnagel von einer vaskulären Kolik sprechen konnte. Vielleicht haben diese Tatsachen Oppenheimer verleitet, den Schmerz überhaupt als eine Funktion der Vasomotoren zu erklären, eine Deutung, die wohl nur auf einigen Gebieten, z. B. dem der Hemikranie, stichhaltig sein dürfte.

Wir haben also den Kurzschluß der sensiblen Bahnen, die Akkumulation und die Irradiation im Rückenmark überall abhängig von zweierlei gefunden: dem Zustand der jeweiligen Reizung und dem Zustand der jeweiligen Isolation der reizleitenden Organe. Stets ging hier die Schmerzerregung von der Peripherie zum Zentrum. Es bleibt uns nun noch übrig festzustellen, ob es Schmerzen gibt, welche umgekehrt von dem Zentrum zur Peripherie erregt werden. Es ist eine sonderbare, eigentlich wohltätige Einrichtung der Natur, daß man nicht imstande ist, sich in der Phantasie einen Schmerz vorzustellen, ja ich möchte bezweifeln, ob es eine Möglichkeit gibt, sich einen einmal gehabten Schmerz wieder vorzustellen. Es gibt scheinbar gar keine Erinnerung an den Schmerz. Das ist eine merkwürdige psychologische Tatsache. Auch kann ich von meinen Traumesbeobachtungen mitteilen, daß bei mir jeder Traum abbricht, wenn ein Schmerzgefühl einsetzen will. Eine Schmerzerinnerung kann es nicht geben, weil, wie ich meine, Erinnerung stets ein gleicherweise wie beim Erlebnis sich zentral abspielender Assoziationsvorgang ist in der Richtung des schon einmal befahrenen Geleises, und mir keine Möglichkeit erscheint, mit dem Willen die beim Schmerz perturbierten Gangliengruppen gleicherweise wie beim Erlebnis in Aktion zu versetzen. Ein Traum aber bricht wohl deshalb im Moment des Schmerzes scheinbar ab, weil die gefühlte schmerzhafte Sensation schon dem Traummotiv zugrunde lag. Man hat eher die örtliche Schmerzempfindung, ehe man den Traum hat. Sie wurde des Traumes Inhalt und beendigte ihn zugleich, als es ihr gelang, die Schlafhemmung zu überwinden.

Ich wage nicht zu entscheiden, ob es Halluzinationen von Schmerzen gibt, oder ob nicht stets bei Halluzinierenden reale Schmerzen mit in das Bereich der ideellen Vorstellungsanomalien hineingerissen werden. Wie steht es nun aber mit den sogen. eingebildeten Schmerzen? Ich glaube, daß wir Ärzte unsern Hypochondern Unrecht tun, wenn wir von Einbildungen reden. Nach dem Gesagten ist es mir wahrscheinlicher, daß es sich um vieldeutige Mitempfindungen im Sinne von Heads korrelativen Sensationen, also um reale Sensationen, handelt. Sicher aber vermögen viele Menschen durch häufige Bewußtseinskonzentration auf einen bestimmten Körperteil Schmerz gleichsam in das Gebiet hinein zu denken. Wie haben wir uns diesen, uns Ärzten wohlbekannten Vorgang zu deuten?

Ich meine, daß es psychologisch und physiologisch gar keine Möglichkeit gibt, sich vorzustellen, wie man seine Seele zwingen kann, sich in einem beliebigen Gebiete einen für sie gefährlichen Zustand vorzustellen und zugleich zu empfinden. Das wäre so, als wenn sich die Feuerglocke selbst zwingen könnte, Alarm zu läuten. Hier liegt meiner Meinung nach eine falsche Kausalitätsbeziehung vor, eine jener Bewußtseinstäuschungen, deren grandioseste Form ja überhaupt das Gefühl des freien Willens ist. Der freie Wille ist eine nur subjektive, psychologische Tatsache, ein erhaltungsgemäßes Gefühl für uns, eine objektive Wahrheit ist er angesichts unserer totalen Abhängigkeit von Erde und Welt nicht. So mag auch bei dem durch den Willen an einer gedachten Stelle erzwungenen Schmerz für die Wahl dieser Stelle schon irgend eine vorhandene Sensation, ein unterschmerzlicher taktiler Reiz, ein kaum empfundener Druck, ein leises Jucken, ein gefühlter Pulsschlag, eine Stoffwechselalteration entscheidend gewesen sein. Die Seele glaubt sich selbst die Stelle ihrer Aufmerksamkeit frei auszuwählen und steht doch im Banne eines spinalen Wegweisers, welcher auf schon geöffnete Stromrichtungen hinweist. Für das, was man modern „Unterbewußtsein“ nennt, bieten im übrigen die Tatsachen der Akkumulation sensibler Ströme im Rückenmark mit ihrer abgedämpften Leitung allerfeinster Tastempfindung ganz plausible Unterlagen. Für die feineren Sinnesorgane kann es unmöglich anders sein: es schlagen nicht alle ihnen zugetragenen Erregungen direkt ins Bewußtsein, es gibt Stationen der Akkumulation, gleichsam geistige Filter, welche die unterbewußten Stromwellen spalten, zerstreuen, transformieren und nur den zur bewußten Orientierung nötigen Teil der Wellen ins Hirngrau gelangen lassen. Die Akkumulation, Irradiation, Transformation der Ströme wird unserer Auffassung nach erst verständlich durch die Annahme einer regulierenden Hemmung, Ein- und Ausschaltung durch die Neuroglia; sie gilt dann in gleicher Weise für das motorische, psychomotorische, sensible und sensuelle Gebiet der Seele. Da diese Neuroglia gefüllt und geleert wird durch den Puls und die vasomotorische Tätigkeit, so bietet sich hier zum ersten Male die Möglichkeit eines mechanischen Begreifens, auf welchen Bahnen (nämlich denen des Sympathicus) die nervösen Wurzeln des Lebens, die Uranfänge der Anpassung hineinreichen in die Register höchster organischer Funktion, in die Seele.

Die örtliche Narkose
und die Anästhesie durch Infiltration.

Einleitung.

Wir haben nunmehr die Gefahren, welche die allgemeine Narkose und insbesondere die Chloroformnarkose für Leben und Gesundheit des zu Betäubenden mit sich bringen kann, vor unsere Kritik gefordert und sind zu der unumstößlichen Gewißheit gelangt, daß wir so ohne weiteres nicht berechtigt sind, aus Gründen der persönlichen Bequemlichkeit und der persönlichen Annehmlichkeit für den Operateur die Narkose in Anwendung zu ziehen. Wir haben für den Nachweis und den realen Bestand dieser Gefahren die tägliche Erfahrung, das Bewußtsein der Ärzte, die Statistik und die wissenschaftliche Deutung der Phänomene der Narkose herangezogen, und wir stehen nun vor der Frage, was soll denn an Stelle der Narkose, wo sie unanwendbar erscheint, in Anwendung kommen? Gibt es denn irgend eine Methode, welche diese ideale Forderung, schmerzlose Eingriffe der schwersten Art zu gestatten, in einer Weise erfüllt, daß überhaupt gewagt werden könnte, dieselbe der Narkose gegenüberzustellen? Nun, in der Tat, unser heftiger Angriff auf die Narkose hätte wenig Sinn, wenn wir nicht in der Lage wären, auf Grund vieljähriger Erprobung an mehreren Tausenden von Operationen eine Methode zu empfehlen, welche auf einem prinzipiell entgegengesetzten Wege dem unumgänglichen humanen Postulat der Analgesie gerecht zu werden vermag. Meine Methode zur lokalen Anästhesie, die Anästhesie durch Infiltration, durch künstliche Ödemisierung des Operationsgebietes mit indifferenten Lösungen, vermag, einmal im Besitze aller Ärzte, zum mindesten 90 Proz. aller Narkosen überflüssig zu machen. Man rechne dabei nicht nach dem Material eines großen Krankenhauses, welches naturgemäß eine

Ansammlung der schweren und schwersten Fälle aufweist, sondern nach der Summe aller, auch kleinerer und kleinster Operationen, welche rings im Reiche ausgeführt werden müssen. Wieviel Inzisionen von Panaritien gehen auf eine Exartikulation der Schulter? Wieviel Atherome oder Lipome auf ein Karzinom, wieviel Phimosen auf einen Blasenschnitt?

Dieses verhältnismäßige Überwiegen schwerer und seltener Leiden in unseren Krankenhäusern ist wohl der eigentliche Grund, weshalb die großen Virtuosen unseres Faches so schwer sich entschließen können, meine Methode ihren Maßnahmen zur Schmerzlosigkeit ebenbürtig einzureihen. Sie haben keine Gelegenheit, an sogenannten „kleinen" Operationen ihre Trefflichkeit aus eigener Anschauung zu erproben. Was Wunder, wenn sie ihnen, den technisch ganz Ungeübten, beim ersten Versuch am „großen" Objekt ganz und gar versagt, wo sie doch einfachen Ärzten, welche Übung besitzen, zum Staunen des Patienten an gleichem Falle glänzend gelingt. Solche mir recht zahlreich mitgeteilte und selbst erlebte Fälle können gewiß unter Umständen die Methode ungerecht belasten, meist aber werfen sie kein vertrauenerweckendes Licht auf die Urteilskraft des vorschnellen Tadlers. — Dazu ist diese Methode, so wie wir sie handhaben, absolut ungefährlich — ungefährlich aus theoretischen Erwägungen heraus und ungefährlich auf Grund sehr zahlreicher, über viele Hundert zählender Erfahrungen, welche an der Tübinger Klinik (v. Bruns) von Hofmeister, an der Breslauer Klinik (v. Mikulicz) von Gottstein, von Braatz, Mehler, Steinthal und Dipper, von Ruge, Noack, Briegleb, Simonsohn, Krecke, Reinhold jun. und einer ganzen Reihe anderer Kollegen durchaus bestätigt sind. Nur wenn es mir gelingt, die Ärzte davon zu überzeugen, daß in der Tat bei meiner Methode auch nicht ein Schatten von Gefahr besteht, daß zum mindesten der Operateur es in der Hand hat, die Grenze der gefährlichen Zone jederzeit enger oder weiter zu ziehen, nur wenn mein Verfahren tatsächlich auch in anderen Händen seine Ungefährlichkeit erwiesen und behalten hat, nur in diesem Falle kann ich hoffen, der Narkose diese 90 Proz. aller Operationen, die täglich nötig werden, zu entreißen. Dies als unbedingt durchführbar anzunehmen, habe ich nun alle Ursache. Das würde aber gar wenig für die Allgemeinheit, auf deren

Dienst wir Ärzte insgesamt verpflichtet sind, bedeuten, wenn ich nicht imstande wäre, durch fortgesetzten Kampf und immer erneutes Indieschrankentreten meiner guten Sache zum Siege zu verhelfen, allem anfänglichen Widerstand zum Trotz. Deshalb ist es auch unumgänglich nötig, in voller Ausführlichkeit die Methode, wie sie sich bisher brauchbar erwiesen hat, an dieser Stelle zu veröffentlichen. Denn es gilt mir vor allem, die meiner Meinung nach durch die Narkose unnötig geopferten Menschenleben zu retten und unseren Stand von dem Vorwurf zu befreien, daß wir uns nicht scheuten, Hilfsmittel anzuwenden, die oft gefährlicher seien als das Grundleiden, dessentwegen unsere Hilfe gesucht werde. Mein Freund Briegleb in Worms demonstriert ganz richtig: Wenn jeder deutsche Arzt mit Deinem Verfahren im Jahre nur 10 Operationen ausführt, damit aber (20 000 Ärzte in Deutschland gerechnet) 200 000 Narkosen erspart werden, so sind in jedem Jahre selbst nach der milden Statistik des Chirurgenkongresses (1 Todesfall auf 2000 Narkosen) 100 Menschenleben gerettet. Wem das nicht ein Ziel ist, um das es sich lohnt zu kämpfen, dem ist nicht zu helfen, von dem sollte sich aber auch niemand helfen lassen.

Wie das mit allen Neuerungen prinzipieller Natur der Fall zu sein pflegt, was leichthin durch die Geschichte auch großer Entdeckungen zu beweisen ist, sind natürlich, seitdem mein Werk sich der Anerkennung mehrerer Autoritäten zu erfreuen gehabt hat, eine große Menge von Modifikationen und Ausgrabungen publiziert worden, welche sämtlich natürlich Verbesserungen meines Verfahrens darstellen. Nun, ich begrüße alle diese Herren Kollegen, welche manchmal allzudeutlich mich in den Schatten zu stellen und zu diskreditieren versuchen, ohne jede Empfindsamkeit als willkommene Mitarbeiter. Mein einziges Ziel, für das ich freudig viel Unbill gelitten, ist, die Welt von dem Wahn zu befreien, als sei die in den bisherigen Formen geübte Narkose etwas Harmloses, und ihren Ersatz durch etwas Besseres herbeizuführen. Diese meine Anschauungen, endlich einmal voll und ganz anerkannt, werden mit Sicherheit dazuführen, Hunderte von Menschen aus Gefahr und Tod zu erretten, und für dies einzige, hohe Ziel soll es mir ganz gleichgültig sein, ob der einzelne nach Oberst-Pernice, Braun oder Manz davor bewahrt bleibt, durch die Narkose schwer geschädigt zu werden.

Man wird nicht bestreiten dürfen, daß der erste zielbewußte logische und doch starke Angriff gegen die Alleinherrschaft der Narkose von mir ausgegangen ist, und daß ich der erste war, der einen absolut ungefährlichen Ersatz derselben und ein Korrektiv ihrer Gefahren zu empfehlen vermochte.

Das ist der Kernpunkt der Angelegenheit. Warum also meine Verbesserer und Nacherfinder durchaus gegen mich zu polemisieren sich genötigt fühlen, wird mir niemals ganz verständlich sein. Sie sind doch meine Mitarbeiter und Schüler, und ihr Mühen um bessere Methoden gibt ja stillschweigend meinem Streben und meiner Auffassung Recht: die Narkose muß durch eine ungefährliche Lokalanästhesie so weit verdrängt werden, wie es nur irgend angängig ist. Dabei wird mir dann niemand verargen, daß ich persönlich, durch viele Tausende von Operationen geschult, mit der konsequenten Durchführung meiner Methode weiter kommend als mit irgend einer der Besserungen, diese meine eigene Methode für zulänglicher halte als die anderen. Mögen andere Operateure mit Modifikationen leichter arbeiten — eine gewissenhafte Prüfung hat mir meine Technik den anderen als durchaus überlegen gezeigt, wie das noch näher ausgeführt werden soll — mich soll es vor allem erfreuen, daß von Jahr zu Jahr mehr Ärzte sich unter meinem Prinzip vereinigen: die ungefährliche Lokalanästhesie ist gegenüber den gebräuchlichen Formen der Narkose, welche stets Gefahren haben, die idealere von beiden Methoden, schmerzlos zu operieren. Dieser früher einmütig von den Chirurgen bekämpfte Satz wird doch in absehbarer Zeit eine unumstößliche und allgemein anerkannte Wahrheit sein. Für alle diejenigen, welche mir, wie ich weiß, einen maßlosen Ehrgeiz andichten, diene die Versicherung zur Beruhigung, daß der bescheidene Ruhm, an jenem Dogma kräftig gerüttelt zu haben, mir für alle Zeiten genügt.

Leider gibt es nun ebensowenig, wie es bisher eine Schule der Narkose gab, bis jetzt eine umfassende Methodik der lokalen Anästhesie. Erst im Besitze beider, erst mit der Fähigkeit, die Technik beider voll und ganz zu beherrschen, wird der einzelne in der Lage sein, ihre Vorteile und Nachteile gegeneinander abzuwägen; es jedermann zu ermöglichen, die Technik auch meiner Infiltrationsanästhesie ausgiebigst zu handhaben, das ist der Zweck der folgenden Zeilen. Falls möglichst viele Fachgenossen in derselben umfangreichen Weise die Methodik der Infiltrationsanästhesie in Anwendung gezogen haben werden wie der Verfasser und die oben genannten Autoren, denen ich an dieser Stelle meinen Dank auch öffentlich bekunde für die Sorgfalt, mit welcher sie meine Methode geprüft, und für die Wärme, mit der sie für dieselbe eingetreten sind, wird unzweifelhaft die Narkose um ein sehr beträchtliches Stück ganz allmählich und ganz von selbst eingeschränkt werden, und darauf ist zum Besten der Leidenden mein Bestreben unausgesetzt gerichtet.

Nachdem wir die Theorie und praktische Handhabung der Infiltrationsanästhesie in ausführlicher Weise erörtert und dargestellt haben werden, wird schließlich sich aus einer Gegenüberstellung beider die Wahl dieses oder jenes Mittels für den einzelnen Fall, eventuell ihre gemeinsame Verwendung fast von selbst ergeben.

---

1. Theorie der lokalen Anästhesie und Infiltrationsanästhesie.

Die lokale Anästhesie verfolgt den Zweck, das Terrain des chirurgischen Eingriffes außer Funktion seiner sensiblen Nerven zu setzen, die Leitung der Empfindungsnerven für das Operationsgebiet zeitweise zu unterbrechen. Dieses Ziel sollte historisch auf prinzipiell verschiedenem Wege erreicht werden. Auch die allgemeine Anästhesie, die Inhalationsnarkose, erfüllt diese Forderung: hier ist die lokale Anästhesie des Operationsfeldes eine Teilerscheinung der gesamten, geradeso wie die lokale Ischämie der Teileffekt der allgemeinen Anämie sein kann. Aber die Narkose leistet mehr, als für die Operation an Ort und Stelle an sich erfordert wird, sie setzt alle Teile des Körpers außer Leitung zum Zentralapparat. Aus dieser unerwünschten und unnötigen Mehr- und Nebenleistung ergeben sich logisch alle erörterten Unzuträglichkeiten der Anästhesie durch Inhalation*). Hier liegt die Wurzel aller der aufgedeckten Konflikte. Ein wirklich ideales Anästheticum müßte vom Zentrum her die gewollte Lokalität außer Funktion setzen, nicht mehr und nicht weniger leisten, als der individuelle Fall an Anästhesierung nötig macht**). Es erscheint physiologisch fast unmöglich, jemals diese ideale Forderung zu erfüllen. Darum verläßt die lokale Anästhesie im Prinzip die Ausschaltung an zentraler Stelle und nimmt den Ort der Wahl von der Peripherie her zum Angriff. Dazu gibt es theoretisch verschiedene Möglichkeiten, welche sämtlich zu praktischen Versuchen geführt haben. James Moore schlug vor, durch Kompression der leitenden Nerven und Liégaud durch forcierte Einwicklung der Glieder, ähnlich wie bei der Esmarchschen Konstriktion, unter gleichzeitiger Ischämie der Teile Analgesie herbeizuführen. Beide Methoden wirken nicht vollkommen, und zwar deshalb nicht, weil in der Tiefe der umschnürten Teile und neben den Bahnen komprimierter Stämme genügend kompensatorische, durch tiefe Anastomosen der Nerven übermittelte Leitung erhalten bleibt. Der Schmerz gelangt auf anderen Bahnen, wenn auch weniger intensiv, zur zentralen Perzeption. Ein anderes Mittel, gleichfalls unter Mitwirkung der entstehenden Anämie angewandt, ist die am Orte der Anästhesierung applizierte Kälte in irgend einer der hier möglichen Formen. Unstreitig sind diese Methoden verwendbar. Schon Larey und Hunter war die anästhesierende Wirkung der Kälte wohl bekannt; Arnott erzeugte sie mittels einer Eis- und Kochsalzmischung, und nach Richardons Vorgang fand die Zerstäubung schnellverdunstender, ätherischer Mischungen über dem Operationsgebiet vielfach Verwendung. Dieser Substanzen sind gar viele in Anwendung gezogen: der einfache Aether sulfuricus, Aether sulfuricus cum Petroläther, der Liquor

*) Gedanke meines Vaters, des Geh. Sanitätsrats Schleich, Stettin.

**) Dieser prinzipielle Einwand muß auch der Bierschen Rückenmarksanästhesie gegenüber, die übrigens, wie weiter unten nachgewiesen werden soll, eine regionäre Anästhesie der Rückenmarksganglien ist, aufrecht erhalten bleiben. Es ist zu viel geleistet, wenn man für eine Amputation beide Beide und ein beträchtliches Segment des Abdomens anästhetisch macht resp. beide unteren Extremitäten mitanästhesiert, wenn man laparotomieren will.

hollandicus, der Aether Arani, Hydramyläther, Bromäthyl, Robbins anaesthetic aether und neuerdings das Äthylchlorid.

Allen diesen Äthern kommt ihre starke Verdunstung bei gewöhnlicher Temperatur zugute; bei dem Übergang der flüssigen, in Staubform applizierten Ätherteilchen in Dampfform wird den Geweben rasch Wärme entzogen, der Effekt ist eine Abkühlung und schließlich eine Erfrierung der während weniger Minuten übersprayten Teile. Es ist keine Frage, daß dieser Modus zur Analgesie führt. Die erfrorenen und blutleeren Teile leiten den Schmerz nicht. Aber es ist ebenso gewiß, daß die Wirkung der Kälte keine allzu tief reichende, keine anhaltende und keine allzu ausgedehnte sein kann, denn die Zirkulation des Blutstromes läßt es in nicht allzu großer Tiefe zu einer Eisbildung kommen. So vermag man kaum die ganze Dicke der unverdünnten Haut völlig sicher zu anästhesieren. Ein weiterer, gewichtiger Übelstand ist die intensive Schmerzhaftigkeit des Vorganges der Erfrierung an sich. Namentlich über entzündlich affizierten Partien erreicht er oft die Höhe des chirurgischen Eingriffs. Kinder und empfindsame Personen schreien und klagen auch bei der ohne Anästhesie vorgenommenen Operation nicht mehr als bei der Einleitung dieses lokalen Frostes. Man lasse nur einmal sich selbst den Strahl des Äthylchlorids etwa $^1/_2$ Minute auf die Vorderarmhaut wirken, und man wird begreifen, daß man nach Applikation desselben über entzündeter Haut eigentlich von schmerzloser Operation während der Einleitung des Gefrierungsverfahrens nicht gut reden kann. Ferner aber bietet bei einigermaßen tiefer Wirkung die Erfrierung der Teile, namentlich in entzündlichem Gebiet und unter gleichzeitiger Konstriktion, die Gefahr der Stase und Nekrose. Daß weder mit dem Königschen Äthergemisch noch mit dem Äthylchlorid anästhetische präparatorische Tiefenoperationen auszuführen sind, wird jeder zugeben, der es einmal versucht hat, mit diesen Methoden auch bei den kleinsten Geschwulstexstirpationen auszukommen. Von den Versuchen, mittels Applikation flüssiger Kohlensäure genügende Anästhesie zu erzeugen, ist nach einigen Anläufen nichts mehr verlautet. Aus allen diesen Versuchen, mittels Kälte Anästhesierung des Operationsgebietes zu erzeugen, hat sich eine allgemein anerkannte und ausgedehnte Verwendung findende Methodik nicht ergeben, wenngleich nicht bestritten werden soll, daß in einer Anzahl von Fällen Operationen auf diese Weise sich ausführen lassen, wohlgemerkt, niemals aber unter idealer Anästhesie, denn die Schmerzhaftigkeit des Erfrierens der Teile kann nicht aus der Welt geschafft werden, obgleich dieser Vorgang von dem einzelnen gelegentlich mehr oder weniger empfunden werden mag. Auch hier erzielen wir eine Anästhesie auf dem Wege des Schmerzes, ein Verhältnis, welches Liebreich mit dem Paradox der Anaesthesia dolorosa belegt hat. Auch die Kälte gehört zu diesen Anaestheticis dolorosis. Wir werden zu zeigen versuchen, in welch idealer Weise gelegentlich während der Anwendung unserer Methode die Kälteanästhesie durch Ätherstrahl zum Hauptzweck der Schmerzlosigkeit interkurrierend benutzt werden kann.

Einen prinzipiell anderen Weg bedeuten die Versuche vermittelst Einverleibung arzneilicher Stoffe direkt in das Gewebe zwecks Ausschaltung der Empfindung. Hier sollte durch direkten Kontakt mit der peripherischen Nervensubstanz durch das differente Mittel die Nervenfunktion ausgeschaltet werden. Pelikans Saponin hielt nicht, was es versprach, die von Filehne vorgenommene, überaus interessante Benzoylisierung der Alkaloide vermochte nur auf dem Umwege der vorangehenden Schmerzhaftigkeit die Anästhesie hervorzurufen, und das Erythrophlaeïn Lewins beschwor die herbe Kritik Liebreichs herauf, welcher mit der Aufstellung der Anaesthesia dolorosa diesem und ähnlichen Mitteln ein großes Grab grub. Liebreich gebührt das große Verdienst, nachgewiesen zu haben, daß, wenn man nur den Schlußeffekt der Anästhesie zu erreichen nötig hätte, es eine Unzahl von Anaestheticis gäbe, welche, lokal in die Gewebe einverleibt, vermöge chemischer Differenz die Nervenleitung zu vernichten oder zu unterbrechen geeignet wären. Schon Liebreich hatte vor mir an Tieren die Beobachtung gemacht, daß sogar die reine Aqua destillata in diesem Sinne bei Tieren ähnliche Wirkungen habe wie jene Anaesthetica dolorosa. Aus diesen Versuchen ergibt sich aber ohne weiteres, daß die Verwendung aller solcher Substanzen aus dem einfachen Grunde zu einer vollendeten Methode der Anästhesierung nicht führen konnte, weil die vorangehende Hyperästhesie der Teile praktisch die nachfolgende Anästhesie völlig entwertete.

Dasjenige Prinzip nun, welches bisher zu den relativ besten praktischen Resultaten geführt hat, beruht auf der Einverleibung echter narkotisch wirkender Stoffe in die Gewebe, deren Natur sofort die paretisierende Wirkung auf die Nervenenden im Gewebe oder auf der Oberfläche der Schleimhäute auslöst, ohne vorher eine Reizung im Sinne der Schmerzhaftigkeit zu veranlassen. Hier steht allen Mitteln das Cocainum muriaticum voran. Das neuerdings empfohlene Eukain, Novokain, Tropakokain, Stovain, Anästhesin, Orthoform können einen Vergleich mit dem Kokain zu Infiltrationszwecken nicht aushalten. Die von mir an der eigenen Haut angestellten Versuche ergaben zwar Anästhesie in ziemlich denselben Konzentrationen wie das Kokain, jedoch auf dem Umwege einer Anaesthesia dolorosa, womit ihre praktische Verwendbarkeit in meinem Sinne fortfällt. Das Kokain vermag, auf Schleimhäute geträufelt oder gepinselt, ins Unterhautzellgewebe instilliert, vollkommene Anästhesie ohne vorhergehende Reizung und Hyperästhesie zu erzeugen. Da Kokain ein echtes Zellgift ist, so wird es verständlich, daß in den bisher üblichen Dosen von 2—10 prozentigen Lösungen meist in dem Augenblick die Funktionsvernichtung der Nervenelemente einsetzt, in welchem ein Kontakt zwischen dem Gifte und dem nervenhaltigen Gewebe stattfindet *).

Etwas anderes ist es, außer dem Alypin, auf das ich noch näher eingehen werde, mit dem Eukain B, einem neuen Präparat aus der Scheringschen Fabrik. Dieses vermag in der Tat nach meinen Selbstversuchen das Kokain zu ersetzen, leider fehlt ihm die gefäßtonisierende Kraft des Kokains, so daß Operationen mit demselben nicht so vollendet blutleer auszuführen sind wie mit dem Kokain, ein Umstand, der mehreren Autoren, die Eukain B als Ersatz für Kokain empfohlen haben, völlig entgangen zu sein scheint. Mag das für die meisten Operationen nicht schwer ins Gewicht fallen, für meine Methoden ist es mir stets von großem Vorteil erschienen, ohne Verwendung des Schlauches fast total blutleer zu operieren **).

---

*) Wir werden sehen, mit welchen Ausnahmen.

**) Die Folge ist, daß die Anästhesie mit Eukain B nicht so lange andauert wie mit meinen Lösungen und keine Glühhitze verträgt.

Um die Technik der bisherigen Kokainanästhesie haben sich Landerer, Wölfler und namentlich Reclus in Frankreich sehr erhebliche Verdienste erworben. Während die beiden ersteren mittels 4—5 prozentiger Lösungen arbeiteten, ging Reclus auf eine Konzentration von 1—2 prozentigen herab.

Merkwürdigerweise wird eine Methode, die Kokaininjektion von 1—2 proz. Lösungen an den Extremitäten mit der Gummischlauchkonstriktion zu verbinden, jetzt von der Literatur allgemein als das Oberstsche Verfahren geschildert. Nun, solange es überhaupt Kokainanästhesie und so lange es Konstriktion gibt, ist diese Kombination im Schwang gewesen, und Oberst, der nie mit einem Worte dies Verfahren als eine eigene Erfindung literarisch beschrieben hat, wird jetzt überall als der Entdecker derselben genannt. Wenn Herr Pernice, welcher bei Oberst diese Methode sah und sie dann als eine neue Methode beschrieb, mehrere Anästhetiker besucht hätte, so würde er fast ganz allgemein dieselben sich dieses Hilfsmittels bedienen gesehen haben, wie denn auch Lehrbücher der 80er Jahre, wo sie von Kokainanästhesie sprechen, meistens ihrer Kombination mit der Konstriktion Erwähnung tun. Über die Leistungsfähigkeit dieses Verfahrens soll weiter unten Näheres angegeben werden.

Aus den Arbeiten jener Forscher geht deutlich hervor, daß sie nichts als eine reine Nervenwirkung des Kokains in seiner Lösung erwarten, auf die Bestandteile und auf die Wirkung des Lösungsmittels an sich legten dieselben leider keinen Wert. Und doch ist das Oberstsche Verfahren nichts als eine verkappte Infiltrationsanästhesie, indem nämlich die 1—2 prozentige Lösung an die Basis der Finger- oder Zehenglieder tropfenweise gespritzt, durch den umgelegten Schlauch zu einer direkten Vermengung mit dem abgeschnürten Gewebssaft gezwungen wird. Die injizierte Menge wird verdünnt durch den restierenden Gewebssaft, und der umgelegte Schlauch übernimmt die Rolle der infiltrierenden Spritze, zusammen mit dem nicht ganz auszuschaltenden arteriellen Zustrom durch das Knochenmark und die Haverschen Kanäle in umgekehrter Stromrichtung. Das ist der wahre Grund, weshalb man beim sogen. Oberstschen Verfahren 2—5 Minuten warten muß; das ist nämlich die Zeit, während welcher die konzentrierte Lösung

(1 bis 2 %) mit dem Gewebssaft zu einer indifferenten Lösung verdünnt wird. Wölfler und Landerer unterscheiden eine Zone anästhetischer und eine hemianästhetischer Wirkung, d. h. eine Zone, in welcher das Kokain seine volle, und eine andere, in welcher es seine abgemilderte Wirkung entfaltet. Das ist aber nur möglich, wenn von dem Kokain erwartet wird, daß es vor- und rückwärts, zentral und peripher zu den Nervenbahnen seine Wirkung ausdehnen soll. Diese Methoden benutzen also nicht allein den Kontakt der chemischen Lösung mit dem Gewebe, sondern sie erhoffen ausdrücklich von der auf- und absteigenden Alteration des konzentrierten und in der Umgebung der Injektionsstelle durch die Säfte verdünnten Mittels einen Zuwachs an räumlicher Ausdehnung der Anästhesie. Man injizierte die Lösung subkutan, so daß gewissermaßen ein Depot der Anästhesie, ein Zentrum derselben gebildet wurde, und erwartete nun die regionäre Ausdehnung der Kokainwirkung, sowohl peripherisch zur Haut als auch zentralwärts in die Tiefe immer die Nervenstämme entlang. Man hoffte gewissermaßen auf das Einsetzen einer besonderen Affinität zwischen Nervengeflecht und Nervengiftlösung, indem die Nervenstämme in dem Gewebe gleichsam elektiv die sie alterierende Flüssigkeit ansaugen sollten, ähnlich wie z. B. subkutan ins Gewebe eingespritzte Methylviolettlösung nur die nervösen Elemente in topographischer Kontinuität vor den übrigen Gewebselementen zu distinguieren vermag. Aber es muß auch hier in Erwägung gezogen werden, ob nicht die mit dem Plasmastrome mitgerissenen Injektionsmengen in Verdünnung an Ort und Stelle gelangen. Unstreitig kann diese regionäre Anästhesie*), diese Anästhesie in der Kontinuität der Nervengeflechte, Erfolge erzielen. Verf. selbst hat bis vor 8 Jahren in sehr ausgedehnter Weise, namentlich unter Benutzung der von dem Franzosen Reclus**) meisterhaft ausgebauten Technik von dieser Art der Kokainanästhesie Ge-

*) Braun, Leipzig, hält augenscheinlich diesen von mir gefundenen Namen für so treffend, daß er ohne Rücksicht auf seinen langjährigen Bestand denselben noch einmal mit einer gewissen Emphase vorschlägt.

**) Ich bewundere an Reclus ebenso Schärfe des Urteils wie Genie der Technik.

brauch gemacht. Jedoch diese Methode hatte doch Übelstände, welche ihr nicht gestatteten, mit der allgemeinen Narkose in Konkurrenz zu treten. Vor allem traf sie derselbe Vorwurf, wie ihn die Narkose verdient, nämlich der der Gefahr für Leben und Gesundheit. Konnte Reclus doch 8 Todesfälle und sehr zahlreiche Unfälle aus der Literatur auffinden. Die Tageszeitungen waren eine Zeitlang voll von Intoxikationsberichten und bedrohlichen Ereignissen unter Anwendung des Kokains. Da ging es natürlich, wie es noch heute mit der Narkose geht, nicht das Mittel wurde beschuldigt, seine Dosierung verworfen, sondern die Technik seiner Anwendung war schuld an den üblen Zufällen. Es war klar, dasjenige, was der lokalen Anästhesie und den Bestrebungen, sie zu einem Ideale auszubauen, ihre innerste Berechtigung gab, die Lebensgefahr der Narkose, konnte mit gutem Rechte ebenso der Kokainanästhesie entgegengeschleudert werden. Ja, es ist keine Frage, die Kokainanästhesie mit 2—5 prozentigen Lösungen ist in der Tat gefährlicher als die Chloroformnarkose. Denn wenn auch die meisten Unglücksfälle schließlich einen guten Ausgang nahmen, so muß man doch zugestehen, daß ein Mittel, bei welchem ca. 75 Proz. aller damit Operierten einen bedrohlichen Kollaps, Herzschwäche, kalten Schweiß, ungeheure Seelenangst erlitten, nicht zu den sieghaften Konkurrenten des Chloroforms gezählt werden konnte. Man kann es auch als ein Glück betrachten, daß die Kokainanästhesie, so wie sie war, nicht populär geworden ist, denn die üblen Erfahrungen jedes einzelnen hätten den tiefgreifenden Reformen der lokalen Anästhesie noch mehr, vielleicht noch unüberwindlichere Schwierigkeiten in den Weg geworfen, als sie es jetzt schon getan haben. Man muß es zugeben, die lokale Anästhesie ist durch die Kokainanästhesie, wie sie war, gründlichst diskreditiert bei Arzt und Publikum. Es wird langer, unausgesetzter, immer öffentlicherer Arbeit bedürfen, um dem neuen, von diesen Schlacken freien und auf ganz andere theoretische Grundsätze gestellten Verfahren zum unausbleiblichen Siege zu verhelfen. Aber die Vergiftungsgefahr ist nicht der einzige, wenn auch theoretisch der wichtigste Übelstand der alten regionären Kokainanästhesie. Praktisch sprach gegen sie etwas, was bisher allen Versuchen zur lokalen Anästhesie so hinderlich gewesen ist, nämlich die Anaesthesia dolorosa, der Erwerb der Anästhesie durch prodromale Hyperästhesie, ferner die Höhe des Nachschmerzes, d. h. der Hyperästhesie nach Aufhören der Lähmung der Nerven und nach vollzogener Operation.

Ich kann daher nicht mit einstimmen in das Lob der sogen. Oberstschen Methode, welche ebenfalls mit 1 und 2 proz. Lösungen von Kokain arbeitet. Da nach Reclus schon 0,0075 Kokain, auf einmal verabfolgt, giftig wirken können, so ist diese Methode nach meinen wissenschaftlichen Anschauungen nicht absolut ungefährlich, wie die meinige. Diejenigen, welche allein wegen der größeren technischen Leichtigkeit (?) diese Methode der Anwendung indifferenter Lösungen vorziehen, begreifen noch immer nicht, worauf es ankommt: Anästhesie ohne jeden Schatten von Gefahr. Nur eine solche ist prinzipiell der Narkose überlegen.

Man kann unmöglich eine Methode, welche wie die sogenannte Oberstsche oder die Kofmannsche (Chirurg. Zentralbl. 1898, Nr. 40), welche beide der Anästhesierung der Kokain- resp. Eukain B-Anwendung die Konstriktion der Gliedmaßen voranschicken, bei letzterem soll dieselbe sogar allein die Anästhesie bewirken, frei von diesem Nachteil der Verbindung von Etablierung der Schmerzlosigkeit mit einer Erregung von Schmerz an anderer Stelle sprechen. Wenn man die alte Methode von Liégaud, durch forcierte Einwicklung der Glieder, welche Kofmann als etwas ganz Neues auftischt, verlassen hat, so hatte das darin seinen Grund, daß die allen Chirurgen seit Celsus bekannte Methode der Schmerzlinderung durch Blutverdrängung das Übel nur verschob. Die zu operierende Stelle wurde schmerzlos, aber der Schmerz trat an der Stelle des Druckes der Umschnürung neu auf. Dasselbe ist bei der sogen. Oberstschen Methode der Fall, denn kein Mensch kann behaupten, daß die feste Umschnürung eines Gliedes für 10—15—30 Minuten, noch dazu eines entzündeten, ein „schmerzloser" Akt sei, und wenn in der Tat, wie die Autoren behaupten, diese gewaltsame, übrigens für die Ernährung der Teile nicht gleichgültige Operation, sah doch Kofmann Gangrän der Basalphalanx am Finger eintreten, einige Patienten diese Vornahme ohne erheblichere Schmerz-Äußerung aushielten (Kofmanns Patienten haben sämtlich Klagelaute von sich gegeben und bei Braun in Leipzig haben laut mündlichem Bericht eines amerikanischen Kollegen die Patienten bei der nachfolgenden Operation des eingewachsenen Nagels jämmerlich geschrien), so kann ich mir das nur so erklären, daß die Patienten bisweilen bei dem „stumpfen“ Schmerz durch den Bindendruck viel höhere Grade zu ertragen geneigt sind als viel geringere „scharfe“ Schmerzen durch Messer oder Schere. Das ist aber, meiner festen Überzeugung nach, ein psychisches und kein lokalanästhetisches Phänomen, und diese Herren benutzen in der Tat etwas, was man auf meine Methoden absolut nicht anwenden kann, nämlich die Anästhesie durch suggestive Akte. Es ist ein lange bekanntes Gesetz, daß man von zwei gleichzeitig eintretenden Insulten des Zentralapparates nur deutlich den quantitativ und qualitativ stärkeren wahrnimmt. Ich vermag ohne weiteres Kindern meist völlig „schmerzlos“ einen Zahn zu ziehen, wenn ich im Augenblick des Zangenansatzes und der blitzschnellen Extraktion ebenso plötzlich durch einen Assistenten eine 25-Gramm-Spritze kalten Wassers in den Rachen und auf den Kehldeckel spritzen lasse — ein Verfahren, welches ich oft geübt habe — dann entsteht gleichzeitig mit dem Extraktionsschmerz ein Erstickungsanfall, und der scheinbar lebenbedrohendere, asphyktische Insult übertäubt ziemlich konstant den gleichzeitigen Extraktionsschmerz. Das ist die Methode der gleichzeitigen Ohrfeigen- oder Elektroden-Applikation. Ist es doch den Psychologen lange bekannt, daß erheblicher Schreck gleichzeitige Verletzungen fast schmerzlos vor sich gehen läßt. Welcher Chirurg hätte nicht schon von Eisenbahn-, Schuß-, Sturz-, Radler-, Wagenradverletzten auf die Frage, ob ein Knochenbruch, eine Zerfleischung, eine Skalpierung wehe getan habe, die ganz richtige Antwort erhalten — „dazu war der Schreck zu groß“. Nun, es ist das ein Vorgang der Hypnose durch Schreck, welcher auch in anderen Formen der Bewußtseinsalteration seine natürlich relative Gültigkeit hat. Wenn ich jemand einen Konstriktionsschmerz mache, so ist es mir durchaus plausibel, daß ein von demselben nicht mit angesehener Schnitt zumal in durch Kokaindosis etwas herabgesetztem Gefühlsgebiet kaum als Schmerz taxiert wird, die Konstriktion nimmt das Sensorium gefangen und ist der qualitativ größere Hirninsult. Kofmann hat daher meiner Meinung nach ganz konsequent die Injektion von Kokain ganz fortgelassen und benutzt nur die Konstriktion wie weiland Liégaud. Nur muß man dabei zugeben, daß der Konstriktionsschmerz keine Annehmlichkeit ist, und daß solche „anästhetischen" Operationen eigentlich schmerzvolle Anästhesien sind, das Weh ist nur verlagert, aber der Mensch erträgt ganz im allgemeinen an einer gesunden Stelle mehr Schmerz als in krankem Gebiet. Das ist die Lösung des Rätsels. Meine Patienten — ich habe nur solche gewählt, die früher schon einmal mit Infiltration operiert waren, welche ich nach der sogen. Oberstschen Methode operiert habe, gaben einstimmig ihr Urteil dahin ab, daß meine Methode absolut schmerzlos gewesen sei, und daß sich das „neue" Verfahren absolut nicht mit dem früheren (d. h. der Infiltration) messen könne. Umgekehrt habe ich an 3 Patienten, welche in einer hiesigen Klinik nach „Oberst" operiert wurden, später Operationen unter Infiltration (es waren Ungues incarnat. der anderen Seite) gemacht, und sie haben ebenfalls, ganz objektiv befragt, geäußert, daß meine Anästhesie weit vollkommener war als die frühere. Will man über so schwierige Fragen Aufschluß erhalten, so muß man eben an demselben Individuum Vergleiche anstellen; auch muß natürlich eine technische Beherrschung beider Methoden in gleich vollkommener Weise vorausgesetzt werden. Von der Freiburger Klinik habe ich durch Augenzeugen Berichte erhalten, welche bestätigen, daß das Oberstsche Verfahren bessere Resultate gezeitigt habe als das meinige, allerdings wären die Infiltrationen auch mit einem erstaunlichen Mangel an Technik ausgeführt worden, so daß, wie der eine der Herren Kollegen sich ausdrückte, man die Überzeugung gewinnen müßte, der betreffende Operateur habe nie auch nur einen Blick in mein Buch getan. So brauchbar an sich (faute de mieux) diese Umschnürungsmethoden sein mögen, sie beruhen dennoch auf einem der meinigen völlig fremden Prinzip und sind an sich Formen der „Anaesthesia dolorosa".

Auch war früher immer der Einstich der Pravazschen Nadel ein Schmerz, ein geringer in unentzündetem Gebiet, ein recht erheblicher in entzündetem oder mukösem Gebiete. Dieser Übelstand war, ähnlich wie bei allen Anästhesierungen durch Kälte, recht oft geeignet, empfindliche Patienten überhaupt nicht mehr aus ihrer einmal aufgescheuchten Erregung zu bringen. Der Effekt der nachträglich wirklich schmerzlosen Operation vermochte oft die Angst nach dem ersten empfindlichen Insult nicht mehr überzukompensieren. Dazu kommt aber die Tatsache, daß Lösungen von 2 bis

4 prozentigem Kokain an sich so different gegen die Nervensubstanz sind, daß das heftige Zellgift an der Grenze seiner paretisierenden Zone eine Reizung der Nerven ausübt, genau so wie Liebreichs Gesamtgruppe der Anaesthetica dolorosa. Es sind, davon kann sich jedermann überzeugen, intrakutane Injektionen von Kokainlösung (2—4 Prozent) auch in nicht entzündeter Haut direkt schmerzhaft beim Entstehen, erst allmählich stellt sich Anästhesie ein, genau so, als wenn man reines Wasser in die Cutis injiziert. Noch empfindlicher wird aber die Injektion selbst in entzündetem, d. h. in hyperästhetischem Gebiet. Hier kann die Flüssigkeit, direkt in das entzündete Gewebe injiziert, Schmerzen auslösen, welche dem operativen Eingriff an Intensität in nichts nachstehen dürften. Freilich verschwinden die Schmerzen bald, aber eine schmerzhafte Schmerzlosigkeit ist für mich ein Paradox, welches nur geeignet ist, die Methoden praktisch unmöglich zu machen, so interessant wissenschaftlich das Phänomen sein mag. Die Giftigkeit und die praktische Unzulänglichkeit der alten regionären Kokainanästhesie also gestalteten dieselbe nahezu unbrauchbar. Jedenfalls aber konnte mit dieser Anästhesie in der Hand niemand dem Chloroform ganz im allgemeinen und in jedem Gebiet entgegentreten. Dazu bedurfte es einer grundsätzlichen Umgestaltung unserer Anschauuungen über lokale Anästhesie überhaupt.

2. Der Begriff „Infiltration" und „künstliches Ödem".

Die Liebreichschen Versuche zur lokalen Anästhesie haben ergeben, daß subkutane Injektionen sehr verschiedenartiger Stoffe nach vorübergehender Irritation der sensiblen Nerven eine Leitungsunfähigkeit derselben herbeiführen, ohne daß man deshalb berechtigt wäre, dieselben den Anaestheticis im Sinne der regionären, rein nervösen, narkotischen Lokalanästhesie zuzuzählen. Die prodromale Schmerzhaftigkeit aller dieser Mittel nun hat auch niemand auf den Gedanken kommen lassen, auf Grund der Tatsache der späteren Anästhesierung vermittels der eingetretenen Vernichtung, Kolliquation, Nekrotisierung, Ätzung oder Korrosion der mit chemisch differenten Stoffen infiltrierten Gewebe daraus methodische Vorschläge zur Lokalanästhesie zu machen. Aber die größte Mehrzahl aller dieser Versuche wurde subkutan und an der Haut oder Schleimhaut von Tieren angestellt. Die hierbei aber zu beobachtenden Vorgänge sind so diffizil, daß sie unserer Meinung nach nicht anders gelöst werden konnten als am Menschen selbst, trotzdem Liebreich einem seiner Schüler auf das dringendste von derartigen Versuchsreihen abgeraten hatte. In der Tat war dem Betreffenden ein solcher Versuch (mit Ammoniak) sehr übel bekommen. Jedoch mußten Injektionsversuche am Menschen, an uns selbst und meinen Assistenten, sichere Aufschlüsse geben über die physiologische Anästhesierung durch die verschiedenartigsten Stoffe. Dabei mußte vor allem der Weg der regionären Anästhesierung von einem Herde im Unterhautzellgewebe aus peripherisch zur Cutis und zentralwärts in die Tiefe wirkend verlassen werden. Denn einmal ist das Unterhautzellgewebe an sich nicht sehr empfindlich, und zweitens bestand die Möglichkeit, daß derselbe Stoff zwar, an Ort und Stelle appliziert, anästhesierend wirkte, ohne diese Wirkung die Nervenstämme entlang weiter zu übertragen. Es konnte subkutane Anästhesie ohne kutane bestehen. Wir wählten daher bei unseren Versuchen unsere eigene Cutis, und zwar die sehr empfindliche Partie des linken Vorderarmes. Herren Dr. Kauthe, Dr. Straeter, Dr. Nathanson, Wittkowski, Asch, Legal und Oppenheimer*) bin ich zu großem Danke verpflichtet, weil sie in bereitwilligster Weise gestatteten, die bei mir selbst gewonnenen Resultate an ihren Armen zu wiederholen und zu kontrollieren. Wir erprobten die Empfindlichkeit einer endermatischen, vermittelst einiger Teilstriche der Pravazschen Spritze gebildeten Quaddel.

Wenn man nämlich eine Pravazsche Nadel an einer vollen Spritze direkt unter die Epidermis, gewissermaßen subpapillär, also intrakutan flach bis zur Bedeckung des Nadelschlitzes einsticht und am Spritzenstempel drückt, so bildet sich, wie bekannt, eine weiße, stark erhabene Quaddel (Fig. 12). Diese Quaddel, der man eine beliebige Ausdehnung durch neue Einstiche innerhalb

*) Letzteren, den unermüdeten Vorkämpfer für diese Fragen, konnte ich dreimal unter Infiltrationsanästhesie operieren. Derselbe hat öffentlich Zeugnis abgelegt für die erfahrene Anästhesie.

des erhobenen Hautbezirkes geben kann, ist das eigentliche Prüfungsobjekt für die an Ort und Stelle direkt durch den Kontakt der Flüssigkeit entstandene Anästhesie, Parästhesie und Hyperästhesie. Vermittelst solcher Quaddeln mußte sich auf exakteste Weise die gefühlalterierende Kraft jeder Flüssigkeit erproben lassen. Dabei gewährten diese Prüfungen der alterierten Sensibilität der Haut den Vorteil, daß eventuell sich ergebende Resultate zugleich auch für alle übrigen Gewebe verwertbar und darauf praktisch übertragbar sich erweisen mußten, da die Haut mit ihren spezifisch differenzierten, feinfühligen Tastorganen ein besonders sicheres Beobachtungsfeld darbot. Die hier gewonnenen Resultate mußten für andere Gewebe, das Periost, die Faszien, die Muskeln, die Schleim- und serösen Häute gleichfalls ihre Gültigkeit haben. Zunächst lag uns am meisten daran, festzustellen, wo die untere Grenze der Wirksamkeit des Kokains lag, weil wir ja den dringenden Wunsch hatten, die gebräuchlichen 4 bis 5 proz. Lösungen womöglich erheblich verdünnen zu können, ohne ihre Wirksamkeit aufzuheben. Denn da mit einer 1 bis 5 proz. Lösung mittels 1 bis 5 Spritzen schon die Maximaldosis des Mittels erreicht wurde, so ergab sich, falls man diese Maximaldosis nicht willkürlich überschreiten und damit dem Verfahren der lokalen Anästhesie den Stempel hoher Gefährlichkeit aufdrücken wollte, daß die Anwendung dieser Lösungen nur in einer kleinen Zahl räumlich sehr beschränkter Operationen zulässig war. Die Prüfung der endermatischen Quaddeln, mittels verschiedener Konzentrationen des Kokains von 1 Proz. abwärts vorgenommen, ergab das überraschende Resultat, daß noch Lösungen von 0,02 Proz. imstande waren, ohne jeden Injektionsschmerz (Schmerz während der Quaddelbildung) vollkommene Gefühlslosigkeit genau innerhalb des infiltrierten Gebietes zu erzeugen. Unmittelbar neben der entstandenen, weißen, erhabenen, Mückenstich ähnlichen Quaddel bestand volle Empfindlichkeit, auch keinerlei Herabsetzung der Empfindung. 0,02 Kokain auf 100 Teile destillierten Wassers ist also die dünnste Konzentration, mittels welcher man Anästhesie ohne prodromale Hyperästhesie erzeugen kann. Diese verschwindend geringe Menge von 0,0002 Kokain in einer Spritze und von 0,00001 innerhalb der anästhetischen Quaddel legte den Versuch mit reiner

Aqua destillata mehr als nahe. Es ergab sich, daß Aqua destillata zwar während der Quaddelbildung sehr empfindliche Schmerzen veranlaßte, nachträglich aber vollendete Anästhesie innerhalb des Bereiches der Infiltration hervorrief. Damit war die nach einem Tierexperiment von Liebreich vermutete Zugehörigkeit der reinen Aqua destillata zu den Anaestheticis dolorosis erwiesen. Das Wasser macht also nicht nur bei Tieren „ähnliche Erscheinungen" wie andere Anaesthetica dolorosa, wie Liebreich sich ausdrückt, sondern auch beim Menschen genau dieselben Erscheinungen. Das war praktisch von keiner erheblichen Bedeutung, denn der Injektionsschmerz ist so heftig, daß er mit anderen Hilfsmitteln, z. B. dem gleichzeitig funktionierenden Ätherspray, nur mit Mühe überkompensiert werden konnte. Einige von mir in dieser Weise mit Zuhilfenahme des Ätherssprays ausgeführte kleinere Operationen haben unerwünschterweise eine weitgehende Besprechung in allen möglichen Tagespressen gefunden. Ich hatte diese Vorstudien in Form einer kurzen Mitteilung in der Deutschen Medizinalzeitung veröffentlicht. Zu meinem größten Bedauern fanden sie ihren Weg in die allezeit sensationslustige Presse. Sehr bald nahmen unsere Versuche und damit unsere praktischen Verwendungen der Resultate eine andere Richtung.

Wir gingen nämlich zu Versuchen mit Kochsalzlösungen*) über. Zunächst ergab sich, daß die physiologische Kochsalzlösung von 0,6 Proz. eine Quaddel bildete, welche die Sensibilität der Cutis intakt ließ. Sowohl während der Infiltration als nachher trat kein Schmerz auf, aber es bildete sich auch keine Schmerzlosigkeit im Bereich der 0,6 proz. Kochsalzquaddel. Wir vermuteten, daß zwischen dem reinen Wasser und der 0,6 proz. NaCl-Lösung eine Konzentration gefunden werden müsse, welche ebenfalls schmerzlose Infiltrationen gestattete, aber dennoch wegen ihren größeren Ähnlichkeit mit reinem

---

*) Auch Karlsbader Sprudelsalz wurde neuerdings von mir geprüft. Dasselbe gewährt in Konzentrationen von 0,3—0,5 Proz. ein ausgezeichnetes Lösungsmittel für Kokain, da diese Lösung auch ohne Kokain fast ohne Infiltrationsschmerz sehr vollendete Anästhesie in Quaddeln erzeugt. Die Versuche werden nach dieser Richtung fortgesetzt.

Wasser später Anästhesie erzeugen würde. In der Tat, eine 0,2 proz. Kochsalzlösung verursacht während der Infiltration sehr geringes Gefühl von leichter Spannung, auch wohl etwas Jucken (Parästhesie), zugleich tritt aber im Bereich der Quaddel Anästhesie ein, genau so deutlich als wäre der Lösung etwas Kokain beigegeben. Diese Flüssigkeit ist also an sich ein brauchbares Anästheticum, und ich habe mit ihm allein Herrn Dr. Bergmann einen dreimarkstückgroßen Naevus des Nackens exzidiert und die Haut durch fünf Nadeln vereinigt, ohne daß er die geringste Schmerzempfindung dabei gehabt hätte. Diese Lösung von 0,2 proz. Kochsalz stellt also das eigentliche Vehikel aller meiner anästhesierenden Flüssigkeiten dar. Sie ist die wesentliche, neue Grundlage meiner Methode. Es ergab sich nämlich die überraschende Tatsache, daß die untere Grenze der Wirksamkeit des Kokains von 0,02 auf 100 g Wasser noch um das Doppelte herabgedrückt werden konnte, wenn man die Kokaindosis in dieser $^1/_3$-physiologischen Kochsalzflüssigkeit auflöste. Kokain blieb in dieser Lösung noch bei einer Konzentration von nur 0,01 auf 100 völlig wirksam. Bei weiteren Versuchen mit stärkeren Konzentrationen Kochsalz über 3 und 4 Proz. nun ergab sich, daß die so hergestellte Lösung wieder lebhaftes Brennen und sogar Hyperästhesie im infiltrierten Gebiete erzeugte. Für die stärkeren Lösungen des Kokainsalzes (4 und 5 Proz.) ergab sich nun, daß auch diese bei der Infiltration deutliches Brennen verursachen, wenngleich auch schnell hinterher sich Schmerzlosigkeit einstellte. Es gibt also, wie wahrscheinlich für jedes Salz, auch für das Kokain gewissermaßen drei Zonen verschiedener Wirksamkeit. Beim Kochsalz fanden wir eine Konzentration von 0,2 Proz. mit sehr wenig parästhesierender Wirkung und nachfolgender Anästhesie, eine zweite Konzentration von 0,6 Proz. mit weder anästhesierender noch parästhesierender Wirkung und bei 3 und 4 Proz. eine deutlich hyperästhesierende Kraft; beim Kokain eine Zone von unter 0,01 Proz., welche parästhesiert und erst später anästhesiert, bei 0,02 bis 2 Proz. eine reine anästhesierende Zone und bei Konzentrationen darüber hinaus eine Wirkung gleich den Anaestheticis dolorosis. Etwas Ähnliches ergaben nun unsere Versuche mit zahlreichen andern Mitteln: so bildet Morphium bei einer Konzentration von 0,1 Proz. ein ausgezeichnetes, nicht parästhesierendes, reines Anästheticum, entgegen allen Angaben in den Lehrbüchern, wonach Morphium keinerlei lokalanästhesierende Potenz haben soll — ein Satz, der sicherlich bei schon früher vorgenommener endermatischer Prüfung unmöglich gewesen wäre, wie überhaupt die Auffindung dieser für die Lokalanästhesie so eminent wichtigen Tatsachen nur der etwas veränderten Fragestellung, der direkten Applikation der Mittel in die Haut und nicht unter dieselbe, zu verdanken ist.

Bei einer Konzentration von 1 auf 1000,0 Wasser resp. 0,2 proz. Kochsalzlösung ist Morphium ein sehr brauchbares Anästheticum. Darunter geht seiner Anästhesierungskraft eine für die Nerven irritative Wirkung voraus, darüber, in stärkerer Konzentration von 3 bis 4 Proz., erfolgt Brennen und dann erst Anästhesie.

Ebenso sind 3 proz. Zucker-, 3 proz. Bromkalium-, 1 proz. Methylviolett- und 2 proz. Koffeinlösungen reine Anaesthetica, darunter und darüber findet immer eine mehr oder weniger irritative Einwirkung auf die Nervenelemente statt. Auch Karbollösungen bewirken von 0,2 bis 1 Proz. eine ganz reine Anästhesie innerhalb der Quaddeln, 2 bis 5 proz. Lösungen dagegen rufen bei der Injektion Brennen hervor. Wir sind überzeugt, daß es noch sehr viele Mittel gibt, durch welche in dieser Weise Anästhesie erzeugt werden kann, und hier dürfte vielleicht noch manches gefunden werden, was große Rückwirkung auf die Methoden der Anästhesie gewinnt*). Vermöge

*) Diese meine kurzen physiologischen Notizen, welche auf der Suche nach einem praktisch brauchbaren Mittel zur künstlichen anästhetischen Ödemisierung gleichsam im Vorübergehen gefunden wurden, sind von Braun und Heinze so heftig angegriffen worden, als bildeten sie die Hauptsache meiner Entdeckung. Man gewinnt bei der Lektüre ihrer Arbeiten den Eindruck, als hätte es ihnen große Freude bereitet, mir doch irgendwo einen Schwupper nachweisen zu können, da die Bedeutung meiner Resultate, auf die es praktisch doch allein ankommt, zu leugnen, ihnen ja doch unmöglich war. Im Gegenteil, hier spenden sie mir sogar herablassende, weihevolle Anerkennung. Sonst aber spicken sie ihre „exakte“ Nachprüfung mit Ausdrücken wie „aus der Luft gegriffen“, „ganz falsch“, „zum mindesten leichtfertig“ u. s. w. Nun — was muß ein „Erfinder“ sich nicht alles gefallen lassen von seinen Nachentdeckern. Sie haben ja auch alle Ursache zu dem edlen Bestreben, mich zu entwerten, um ihre großen Verdienste um die Anästhesie (?) desto greller zu beleuchten. Ich kann das von ihrem Stand-

dieser gefundenen Tatsachen ist es jedoch schon jetzt gelungen, die Methodik der lokalen Anästhesie um einen sehr erheblichen Schritt vorwärts zu bringen, vor allem ihr eine Gestalt zu geben, bei welcher der Vorwurf der Gefährlichkeit nun und nimmer gegen sie erhoben werden kann. Damit aber tritt die lokale Anästhesie erst in ein Stadium, in welchem sie ganz von selbst gegen die Narkose direkt zu Felde zieht. Denn die Möglichkeit, das Kokain oder das Morphium und das Karbol in so dünnen Lösungen zu verwenden, daß erst eine große Alzahl von Pravazschen Spritzen (100, 250, 500) die Maximaldosis des Mittels erreichen, gestattet, auch umfangreiche Operationen in einer Weise auszuführen, daß die dabei verwendeten Giftmengen stets weit unterhalb der gefahrdrohenden Zone bleiben.

---

punkt aus ganz und voll verstehen. Wenn alle Angaben des Herrn Braun so zuverlässig sind wie die über den Mangel jeglicher lokalen Anästhesie durch Morphium, so bedaure ich aufrichtig sein Mißgeschick. Denn an einer Stelle sagt er, um mich zu widerlegen, „das Morphium ist also alles andere als ein lokales Anästheticum“, und der Vorsatz, aus welchem er diesen kuriosen Schluß zieht, den jeder an sich selbst widerlegen kann, „die lokalanästhetischen Wirkungen des Morphiums sind von ganz untergeordneter Bedeutung und erst in 3—4 proz. Lösungen treten sie deutlicher hervor“. Nun das verstehe, wer will. Ein Mittel, dessen lokalanästhetische Wirkung zwar vorhanden, aber von untergeordneter Bedeutung ist und deutlicher hervortritt bei stärkeren Konzentrationen ist alles andere als ein lokales Anästheticum!!

Übrigens kann ich unmöglich alle von meinen an mir selbst vorgenommenen Untersuchungen abweichenden Resultate, die ja wohl auch z. T. auf persönlichen Sensibilitätsschwankungen beruhen mögen, jedesmal zum Ausgang einer Wiederholung meiner sämtlichen Experimente machen.

Aus der Luft gegriffen ist aber keins meiner Resultate, sie sind durchaus gewissenhaft an meiner eigenen Haut angestellt. Welchen Grund sollte ich haben, diese Daten anders darzustellen als ich sie bei mir gefunden? Herr Braun und Heinze sollten immmerhin eine Spur Dankbarkeit gegen mich empfinden, denn die Methoden, welche sie ihren Untersuchungen zugrunde legen, haben sie — natürlich ohne Erwähnung dieses nebensächlichen Umstandes — insgesamt aus diesem Werke geschöpft. Sie könnten gegen ihren geistigen Vater eine Kleinigkeit höflicher sein. Wenn ich nun ein Geheimrat und ein wirklicher Professor wäre, ob die Herren wohl eben so despektierlich schrieben wie gegen einen einfachen Arzt, gegen den die Assistenten unserer Staatsinstitute gern ein leichtes Garderegimentsgefühl zur Schau tragen.

Wir werden auf diesen Punkt noch des öfteren zurückkommen. Es steht also unumstößlich fest, daß Kokainlösungen von 1 g : 5 l Wasser oder 1 g : 10 l 0,2 proz. Kochsalzlösung Flüssigkeiten sind, mit denen sich Anästhesie erzeugen läßt. Es ist dabei als oberstes Prinzip festzuhalten, daß nur im Bereiche der Infiltration mit diesen Flüssigkeiten Anästhesie besteht, darüber hinaus bleibt die normale Empfindlichkeit absolut bestehen. So beruht denn auch im wesentlichen unsere Methode auf dem Prinzip einer vollendeten künstlichen Ödemisierung des Operationsgebietes.

Die experimentell gewonnenen Tatsachen lehren uns, daß durchaus nicht die narkotische Wirkung des Mittels allein geeignet ist, Anästhesie im Infiltrationsgebiet zu erreichen. Die physiologische Kochsalzlösung ist den Gewebssäften zu adäquat, als daß sie Alterationen irgend welcher Art innerhalb des Gewebes herbeiführt. Aber schon geringe Veränderungen in der Konzentration des Kochsalzgehaltes genügen, die für die Anästhesierung nötige Differenz hervorzurufen. Auch die pathologischen Ödeme würden Anästhesie in ihrem Bereiche erzeugen, wenn sie statt 0,6 proz. Kochsalzgehalt nur einen solchen von etwa 0,3 oder 0,2 Proz. enthielten. Umgekehrt vermag ich künstlich durch Infiltration mit 0,2 proz. Kochsalzlösung ein Ödem zu erzeugen, welches das infiltrierte Gebiet außer Leitung setzt. Das geschieht nun gewiß nicht allein durch die geringe Modifikation im Kochsalzgehalt. Dahingehende Experimente haben uns überzeugend dargetan, daß hier und bei allen Anästhesierungen noch andere Faktoren als die chemische Differenz mit im Spiele sind. Wenn man Haut und Unterhautzellgewebe unter ziemlich hohem Druck künstlich ödemisiert, so wird das ganze Gebiet sehr vollkommen ischämisch. Aus den durchschnittenen Geweben tritt kein Tropfen Blut aus. Das ist gewiß schon geeignet, die Sensibilität herabzusetzen, zweitens setzte ich das ödemesierte Gebiet unter einen viel höheren Druck, als es ihn normalerweise auszuhalten hat. Es werden also auch die Nervenelemente direkt mechanisch komprimiert und damit sicherlich in ihrer Leitungsfähigkeit beeinträchtigt. Drittens wirkt bei Zimmertemperatur die größere Kälte der Infiltrationsflüssigkeit sehr erheblich zur Herabsetzung des Gefühls. Alle unsere Lösungen in geringer Konzentration der anästhesierenden Mittel verloren bei Körpertemperatur und darüber hinaus ihre Wirksamkeit oder wurden wenigstens weniger wirksam, während eine Abkühlung der Lösung auf 0° ihre Wirksamkeit nicht unerheblich steigerte. Custers Ansicht, daß es das Nervinum allein sei, welches auch in meinen Lösungen die Anästhesie bewirkte, kann ich nicht teilen. Genügt doch eine geringe Erwärmung der Lösung auf ca. 38°, um die damit vorgenommenen Injektionen meiner Lösung innerhalb der Quaddel Schmerz auslösen zu lassen. Das beweist, daß die Temperaturdifferenz von Einfluß ist. Zweitens ist ohne Frage, daß die Wirksamkeit des Kokains im ischämischen Gebiet stärker ist als im hyperämischen, ein Beweis für den Einfluß der nebenher entstehenden Anämie; drittens spricht die relative Gefühllosigkeit pathologischer Ödeme, am Krankenbett leicht zu beobachten, doch entschieden für einen Anteil des rein mechanisch gesteigerten Gewebsdruckes.

Zu diesen prädisponierenden und unterstützenden Momenten kommt dann noch die direkte chemische Alteration der Nervensubstanz hinzu*). Man hat die Frage aufgeworfen, warum denn über-

---

*) Diese 4 Faktoren bewirken die Anästhesie der künstlichen ödemisierten Stelle, aber auch nur dieser, während ca. 20 Minuten. Man muß Herrn Braun (s. obige Anmerkung) aufrichtig dankbar sein, denn ihm war es vorbehalten, zu entdecken, daß nicht diese 4 Faktoren: Druck, Anämie, Nervinum, Temperaturdifferenz die Anästhesie machen, sondern daß es nur die Quellung und chemische Differenz der Flüssigkeit ist. Warum aber in aller Welt, wenn dem so ist, läßt er das sog. Oberstsche Verfahren zu Recht bestehen, bei dem doch vollbewußt der Blutstrom abgehalten wird. Die schnellere Fortspülung des Kokains könnte man ja mit einem Fingerdruck beliebig verhindern, und wenn das Kokain oder Eukain allein chemisch wirkte, so könnte man ja nachträglich, wenn es eine Zeitlang gewirkt hat, den schmerzhaften Schlauch lösen. Die chemisch alterierte Nervensubstanz könnte doch nicht mit fortgespült werden! Das Experiment, welches er angestellt hat, um den Einfluß der Anämie zu untersuchen, nämlich die forcierte Injektion von indifferenter Kochsalzlösung, bei welcher das Gewebe blutleer und gedrückt wird, ist ganz und gar nicht geeignet, diese Frage zu entscheiden, weil ja eben in diesem Falle die Nervenenden leitungsfähiger gemacht werden als sie es sonst sind. Wie kann Braun bestreiten, daß Anämie die Empfindung herabsetzt, ein Grundgesetz der Physiologie und Pathologie, wofür man unzählige Experimente anführen könnte? Es ist kurios, daß einer seiner Anhänger Kofmann gerade der Anämie allein die Anästhesie überläßt, indem er

haupt nicht auf die Wirkung nervenaffizierender Chemikalien von mir verzichtet sei, warum nicht die behauptete Anästhesierung vermittelst 0,2 proz. Kochsalzlösung genüge, um damit allein praktisch zu arbeiten. Nun, diese anästhesierende Lösung ohne Nervinum genügt auch für alle die Fälle, in welchen man innerhalb völlig gesunden Gebietes zu arbeiten hat, das ist aber bei Operationen in den seltensten Fällen zutreffend. Wir haben es zu allermeist, wenn nicht immer, mit pathologischen Veränderungen zu tun, durch welche die Sensibilität mehr oder weniger gesteigert erscheint. Wenn auch die $^1/_3$-physiologische Kochsalzlösung das gesunde, normal sensible Gewebe anästhesiert, so anästhesiert sie darum noch nicht das hyperästhetische Gebiet. Diese Hyperästhesie ist aber bisweilen über entzündlichen Partien so stark, daß das einfache Zusammenwirken von mechanischem Druck, Anämie, Temperaturdifferenz nicht genügt, um die gesteigerte Nervenfunktion auszuschalten. Hier bedürfen wir der direkten Mitwirkung der narkotischen Gifte, und darum glaube ich, daß das alleinige Arbeiten mit physiologisch indifferenten Mitteln sich nur schwer wird erfüllen lassen. Es wäre freilich das Ideale. Jedoch der von mir geführte Nachweis, daß das Kokain, auch das Morphium, das Karbol in Konzentrationen noch wirksam sind, welche mehrere hundertmal dünner als die gewöhnlichen, bisherigen Anästhesierungsmittel hergestellt werden können, ermöglichen es, diese für die Überkompensation hyperästhetischer Nervenleitung nötigen Dosen absolut unterhalb der giftigen Breite zu halten. Die stärksten Lösungen,

---

das Kokain ganz fortläßt und nur wie Liégaud die Konstriktion anwendet. Das sind doch arge Differenzen im Feldlager derer um Braun. Wie man aber angesichts der Geschichte der Drucklähmungen behaupten kann, daß der Druck ungeeignet ist, die Sensibilität herabzusetzen, ist mir unbegreiflich. Zu solchen Absurditäten hat Herrn Braun die offenbare Tendenz, mich um jeden Preis anzugreifen, verleitet. Ich halte also, gewiß in Übereinstimmung mit allen Physiologen und Pathologen, die Behauptung aufrecht, daß Anämie und Druck bei meiner Methode mitwirken, um die Anästhesie so vollendet sein zu lassen. Ich behaupte aber auch gegen Custer und Kofmann, daß weder die chemische Differenz des Kokains allein noch die Anämie allein praktisch so brauchbare Faktoren zur Anästhesierung sind wie die physikalisch-chemische Ausnutzung aller dieser Faktoren für meine Infiltrationsanästhesie zusammen.

welche zur Verwendung kommen, und zwar nur ausnahmsweise bei stärkster Hyperästhesie, enthalten 0,2 Proz. Kokain und 0,02 Proz. Morphium, so daß erst viele Pravazsche Spritzen die Maximaldosis dieser absolut anästhesierenden Lösung erreichen würden. Wir werden aber sehen, daß Dosen unter dem Maximum zur operativen Verwendung genügen, und zwar in einer Weise, welche völlig verschieden ist von einer einmaligen Verabfolgung dieser Dosis. Wir werden ferner sehen, daß kaum ein Drittel dieser Flüssigkeit zur Resorption gelangen kann, und wir werden an der Hand der Schilderung unserer Operationen nachzuweisen vermögen, daß unter mehreren Tausenden operierter Menschen naturgemäß auch niemals Intoxikationen aufgetreten sind. Für die allermeisten Fälle aber genügen uns Konzentrationen von 0,1 Proz. Kokain oder Morphium, und in den exquisit seltenen Fällen, in welchen einmal 100 Spritzen dieser Lösung verabfolgt werden müßten, bleibt uns immer noch die Möglichkeit, lange bevor diese Anzahl erreicht wird, die Dosis auf mehr als die Hälfte, ja auf ein Fünftel herabzusetzen. In welcher Weise das zu geschehen hat, muß gleichfalls der spätereren Detailerörterung überlassen bleiben.

Die Gründe, weshalb in meinen Lösungen das Morphium*) mit dem Kokain kombiniert erscheint, warum auch wenige Tropfen einer 5 proz. Karbollösung der 0,2 proz. Kochsalzlösung hinzugesetzt erscheinen sind folgende: Erstens haben wir gefunden, daß in entzündeten Gebieten die Infiltration mit reiner Kokainlösung in einzelnen Fällen vor Eintritt der Anästhesie Schmerzen verursacht, so namentlich über phlegmonösen Partien mit starker Hyperästhesie der Teile; dieser Umstand machte, wenn auch in wenigen Fällen, die Methode unbrauchbar, in welchen sie bei Fortfall dieser Schwierigkeit gut verwendbar gewesen wäre. Wohlgemerkt trat das bei Fällen ein, welche wegen der Größe und Ausdehnung der Operation so wie so an der Grenze der Leistungsmöglichkeit der Methode lagen. Diesem

*) Es hindert natürlich nichts daran, auch andere Kombinationen, z. B. mit Eucain. mur., Codein. phosphor., Antipyrin, Koffein u. s. w. zu versuchen, natürlich alle in minimaler, noch anästhetische Quaddeln produzierender Konzentration. Wir haben zahlreiche solche Versuche angestellt. Die unten gegebenen Rezepte sind aber die brauchbarsten.

Übelstande wurde in überraschender Weise durch die Kombination der Kokainsalzlösung mit Morphium erheblich abgeholfen. Zweitens war nicht zu leugnen, daß hier und da der Nachschmerz im entzündeten Operationsgebiet bei reiner Kokainlösung anscheinend stärker auftrat als er nach Chloroformanästhesie sich zu dokumentieren pflegt. Wenngleich eine geringe Morphiumdosis in allen diesen Fällen sehr prompt diese Nachwehen der Operation beseitigte, so war ich doch lange in Sorge, ob nicht aus diesem Umstande dem Verfahren ernste Hindernisse für seine Popularisierung erwachsen würden. Zu unserer größten Freude hat die vorgenommene Kombination diese Bedenken völlig beseitigt. In vielen Hunderten von Fällen erprobt, erwies sich der Nachschmerz nach der kombinierten Kokain-Kochsalz-Morphiumanästhesie deutlich herabgesetzt auch gegenüber dem Nachschmerz nach Operationen unter Chloroform. Deshalb enthält die jetzt von mir verwendete Lösung 0,02 Proz. Morphium. Bevor ich zur Besprechung der Anfertigung und Handhabung der Lösungen komme, will ich noch einmal in kurzem das Prinzip meiner Infiltrationsanästhesie an dieser Stelle zusammenfassen.

Der den früheren Methoden der lokalen Anästhesie anhaftende Übelstand der Schmerzhaftigkeit des Einstiches der Nadel ist vermieden durch die Anwendung des Äthersprays über der Haut, eines Tröpfchens konzentrierter Karbolsäure oder konzentrierter Kokainlösung auf Schleimhäute*), um ganz oberflächlich die Nadel schmerzlos die Cutis oder die Mucosa durchstechen zu lassen. Dann folgt die eigentliche Infiltration der Gewebe. Meist zunächst der Haut oder Schleimhaut durch Bildung einer Linie von aneinandergereihten Quaddeln, die genau der Schnittführung entspricht. In die Tiefe wird so viel infiltriert, als operativ erreicht werden soll. Überall wird nicht eher operiert als bis die künstliche Aufschwemmung, das artifizielle Ödem, vollendet ist. Nur das ödemisierte Gebiet ist anästhetisch. Die vornehmliche Anästhesierung erfolgt durch Ischämisierung, Kompression und Abkühlung, die Schmerzhaftigkeit der Infiltration indifferenter Lösungen wird überkompensiert durch

*) Oder durch Anwendung von Äthylchlorid, welches von mir jetzt ausschließlich benutzt wird. (Glyzerin beim Scrotum, After, Scheide, zum Schutz gegen Brennen des Äthylchloridstrahles.)

die geringen Dosen narkotischer Stoffe (Morphium, Kokain). Die Anästhesie tritt ein im Momente der Etablierung des künstlichen Ödems. Die Wirkung braucht nicht abgewartet zu werden, sie ist sofort vorhanden.

Die Anästhesie wird getragen durch die Flüssigkeit an sich. Sie ist eine mehr physikalische Methode, denn die chemischen Faktoren kommen nur so weit in Betracht, als der Einspritzungsschmerz der Lösung überkompensiert werden soll. Träger der eigentlichen Schmerzlosigkeit ist aber vor allem die wäßrige Lösung. Daneben wirken natürlich Anämie, Druck, Temperaturdifferenz.

Die so aufgebaute kombinierte Infiltrationsanästhesie hat sehr erhebliche Vorzüge vor den alten Methoden der lokalen Kokainanästhesie. Ich will das besonders hervorheben, weil man des öfteren zu hören bekommt, mein Verfahren sei absolut nichts Neues, resp. Methoden, welche auf ganz anderen Prinzipien aufgebaut sind, mit ihr verglichen werden (sog. Oberstsche, Braunsche, Kofmannsche Methode). Abgesehen, davon, daß es uns sehr gleichgültig erscheint, ob ein Verfahren neu oder alt ist, wenn es nur gut und der Nachahmung wert ist, muß man doch sagen, daß es entschieden einen erheblichen Unterschied bedeutet, ob ich mit Lösungen von 2 bis 5 Proz. eines Mittels arbeite, oder ob dies Mittel nur in einer Lösung von 0,5 bis 1 pro Tausend mit sehr viel größerer Ausdehnungsmöglichkeit und Leistungsfähigkeit in Anwendung kommt. Damit ist ja gerade der Kern der Sache getroffen. Die bisherigen Methoden waren schon theoretisch gefährlich und sehr beschränkt in ihrer Anwendung; zahlreiche Intoxikationsvorgänge diskreditierten sie recht erheblich; Todesfälle sind verzeichnet, und deshalb waren sie nicht imstande, dem Hauptangriffspunkt der Narkose, ihrer Lebensgefährlichkeit, zu Leibe zu gehen. Sie teilten ihn mit derselben. Meine Methode ist theoretisch und praktisch ohne jeden Schatten einer Gefahr, denn die vielen Operierten haben keinerlei Symptome einer unerfreulichen Nebenwirkung gezeigt. Damit aber erhebt die lokale Anästhesie zum ersten Male einen direkten Anspruch auf gesteigerte Beachtung. Nun erst kann sie das ganze schwerwiegende Material gegen die überflüssige Verwendung der Narkose ins Feld führen, und jetzt erst besteht kein Schimmer einer Berechtigung, aus Gründen der größeren Bequemlichkeit für den Operateur der Narkose bei gleicher Wahl den Vorzug zu geben. Wer denn von allen Vorkämpfern der lokalen Kokain-Anästhesie war bisher in der Lage zu behaupten, daß seine Methode bei gleicher Leistungsfähigkeit ungefährlich sei? Niemand hat das tun können, und niemand hat es tatsächlich getan. Abgesehen von allen, sehr erheblichen Abänderungen der Technik, abgesehen davon, daß hier zum ersten Male überhaupt eine völlig ausgebaute, in jedes Gebiet operativer Technik eingreifende Methodologie in Form einer Schule der lokalen Anästhesie möglich wurde, sollte diese eine unumstößliche Tatsache, daß die hier geschilderte Methode ungefährlich ist, genügen zu ihrer Prüfung und vorurteilsfreien Beurteilung. Niemand hat das von mir aufgestellte Prinzip anzugreifen oder gar umzustoßen vermocht, die Gegnerschaft gegen dasselbe war nie eine auf Anschauung beruhende Überzeugung.

Freilich ist von mancher Seite (Braun, Manz) der Versuch gemacht worden, die sog. Oberstsche Form der Injektion, 1—2 % Lösungen, unter gleichzeitiger Konstriktion der Extremitäten mit meiner Infiltration in Vergleich zu stellen. Custer hat das Tropakokain, Braun das Eukain B an Stelle des Kokains unter Fortlassung des Morphiums und Veränderung des Kochsalzgehaltes von 0,2% auf 0,8% empfohlen. Wir haben uns über Brauns unglücklichen Versuch, wiederum die mühsam von mir bekämpfte, rein chemische Theorie gegen meine mehr physikalisch begründete Anschauung von den Vorgängen bei der Infiltrationsanästhesie in den Vordergrund zu schieben, schon ausführlich geäußert. Ferner sind Orthoform und Anesin als neue chemische Körper hinzugekommen, die mir gar keine Konkurrenz mit Kokain, Eukain B (nicht A, welches reizt) und Tropakokain auszuhalten scheinen. Meine Methode des Selbstversuches gestattet uns heutzutage ein sehr schnelles Bestimmen, ob ein neu empfohlenes Mittel ein brauchbares Anästheticum sei oder nicht. Die mit verschiedenen Konzentrationen am Experimentator selbst angelegte endermatische Quaddel ist das einzige sichere Prüfungsmittel. Die Physiologen sollten mir eigentlich dankbar sein, ihnen den früher leider nie beschrittenen Weg angezeigt zu haben, trotzdem bemühen sich die Herren Braun aus Leipzig und Heinze aus Dresden in ihren rein physiologischen

Arbeiten, natürlich unter stillschweigender Inanspruchnahme meiner Methoden und Begriffsformulierungen, sehr deutlich, den Wert meiner Entdeckungen herabzusetzen. Ich habe aber lange vor ihren Versuchen von den Fabriken selbst die Stoffe geliefert bekommen und habe sie einer Prüfung unterzogen, die, wie ich gern zugebe, sich hier völlig mit den ihrigen deckt. Anesin ist in keiner Konzentration völlig schmerzlos zu injizieren. Hier erscheint die Anästhesie, welche nachfolgt, nicht so langdauernd wie mit gleichen Konzentrationen Kokain oder Eukain B. Orthoform ist ebenfalls in Konzentrationen von 0,1 bis 1,0 nicht schmerzlos zu injizieren, wenn auch die sekundäre Anästhesie vollendet ist. Mit diesen beiden Anaestheticis erreicht man also für meine Infiltrationsmethode kaum mehr als mit Wasser oder 0,2% Kochsalzlösung an sich, d. h. eine Anaesthesia dolorosa, welche praktisch deshalb keinen Wert hat, weil ich dieselbe doch erst mit Kokain oder Eukain B komplizieren mußte, um schmerzlose Infiltration zu gestatten; dasselbe leistet mir aber auch meine 0,2% Kochsalzlösung und bietet noch den Vorzug erheblicherer chemischer Indifferenz. Wenn Heinze glaubt, diese meine Methode der Ausnutzung der sekundären Anästhesierung der Kochsalzlösung als einen falschen Glauben hinzustellen, so kann man nur die Kühnheit bewundern, mit der durch diesen einen Federstrich die vielen positiven hundert Nachprüfungen, welche meine Methode gefunden hat, annulliert werden sollen, und die Unverfrorenheit, zugunsten eines praktisch recht unschuldigen Gedankens von der Quellungsanästhesie die jahrelangen nur einsam geführten und bitteren Kämpfe für eine bedeutungsvolle Neuerung übertrumpfen zu wollen. Tausende und aber tausende Operationen sind schmerzlos und nebenwirkungslos mit meinen Lösungen ausgeführt worden, und doch meint er bedauern zu müssen, daß er in seiner Arbeit „so häufig die mit verblüffender Sicherheit vorgetragenen und deshalb bisher auch offenbar von niemandem nachgeprüften Ausführungen Schleichs einer scharfen Kritik unterziehen mußte“. Nun, wer anders konnte ihn zu diesem nutzlosen Attentat zwingen als seine eigene Freude, mein Verdienst eventuell zu schmälern. Daß durch seine abfällige Kritik allein „von den die Grundlagen der Infiltrationsanästhesie behandelnden Kapiteln meines Buches eigentlich so gut wie nichts übrig geblieben sei“, ist eine

Anschauungsweise, die im Spiegel der Geschichte der Medizin einst nicht des Humors entbehren wird. Ich habe auch deshalb von meiner Art, übelwollende Angriffe zu ignorieren, in diesem Falle abgesehen, weil ich meinen späteren Lesern ein Bild geben will, was alles ein Entdecker über sich ergehen lassen mußte, der nicht zur Zunft derer gehört, welche sich einbilden, die Wahrheit, die Weisheit und das Richteramt gepachtet zu haben. Es ist psychologisch so verständlich: Der Chirurgenkongreß hatte 1892 meine Entdeckungen rundweg abgelehnt. Ich war „tot“. Denn alle Autoritäten hatten die Sache für einen Schwindel oder eine Verrücktheit gehalten. Fünf Jahre lang trieb ich allein diesen „Schwindel“, bis mir über Amerika die Bestätigung kam, wo Würdemann alle meine Beobachtungen bestätigte. Dann nahmen sich namentlich die Landärzte meiner an, und eine Fülle von Referaten bestätigte absolut die Leistungsfähigkeit meiner von den berufenen Autoritäten ignorierten Neuerungen. Erst als die Tübinger und Breslauer und Kieler Klinik die Resultate mit Freimut ebenfalls zugaben, fängt meine Methode an, auch in autoritativen Kreisen Boden zu gewinnen. Ich kann mir ganz gut vorstellen, wie der Ruhm, mich gründlich abzutun, junge, ehrgeizige Köpfe nicht schlummern läßt; man würde damit gewißlich das offenbare Unrecht, welches der Chirurgenkongreß an mir begangen hat, in etwas abschwächen. Ich will nicht behaupten, daß jene Herren bewußt so vorgegangen sind, aber der hämische Ton, mit welchem sie mir scheinbare Irrtümer nachgewiesen zu haben sich rühmen — nota bene in Dingen, die für die Praxis absolut gleichgültig sind — legt den Gedanken an eine vorgefaßt feindliche Stimmung dennoch nahe. Mein linker Arm trägt über hundert Schnittnarben, welche ich mir selber behufs Eruierung der Wahrheit angelegt habe, von denen einige mich tagelang arbeitsunfähig machten, denn ich prüfte nicht nur fein und zierlich mit der Nadel die angelegten Quaddeln wie Herr Braun und Heinze, sondern durchschnitt sie glatt mit dem Messer oder brannte sie mit dem Thermokauter, was mich eben zu so viel besseren Resultaten der Prüfung führte, als jene Herren erreichten, und ich denke, ein so uneigennütziges Opfer für die Wissenschaft verdiente einen zum mindesten in der Form respektvollen wissenschaftlichen Austausch der Meinungen. Über Differenzen der Beobachtung läßt sich streiten, solange die Unzulänglichkeit der Menschheit Ereignis ist; mit Andichtung von bewußter Unwahrheit aber stellt man sich selbst außerhalb der Reihe der Kämpfer mit reinen Mitteln für den Sieg der Wahrheit.

Was nun nach dieser persönlichen Abschweifung, die mir der Leser gütigst verzeihen mag — sie ist die natürliche Folge unzähliger Kränkungen, die ich mir habe gefallen lassen müssen, und die ich bisher sämtlich stillschweigend getragen habe — jene anderen Methoden der „lokalen" Anästhesie betrifft, so will ich nochmals ausdrücklich erklären, daß ich mich im Prinzip über jeden Ausbau, den die lokale Narkose in ihrem Kampfe gegen die allgemeine erfährt, überaus freue. Ich begrüße es als einen Vorteil ohnegleichen, welcher dem Leidenden zugute kommt, wenn der Arzt auf irgend eine ungefährliche Weise einem Patienten die Narkose ersparen kann. Mein Ziel ist Einschränkung der Narkose um jeden Preis, Linderung der Gefahren, schmerzlose Operationen bis auf ein möglichstes Minimum; selbst wenn man meine Methode durch eine bessere ganz und gar entbehren lernte, so würde ich das als einen Sieg meiner Ideen jubelnd begrüßen. Denn einen bewußten Kampf gegen die Narkose gab es nicht vor meinem heftigen Angriff, der mir ja eine Schar von Feinden erstehen ließ. Ich habe den Anstoß zu dieser Bewegung gegeben und, falls der Sieg der ihre ist, so wäre dieser Ruhm, wenn mich danach so sehr gelüstete, dennoch mir mehr als genug.

Ich will hier nur noch einmal kurz die Prinzipien auseinandersetzen, welche die verschiedenen Methoden zur Erreichung des gleichen Zieles verfolgen.

Alle Methoden, welche die Schmerzlosigkeit an einer anderen Stelle etablieren, als an welcher operiert werden soll, sind eigentlich keine lokalen Anästhesieformen, sondern Anästhesien, welche eine ganze Region, von der die Operationsstelle nur ein Teil ist, außer Nervenfunktion setzen. Alle diese Methoden leisten eigentlich mehr, als sie brauchten. Wenn ich eine Fingerspitze operieren soll und anästhesiere den ganzen Finger, wenn die Hand erkrankt ist, und der ganze Vorderarm wird anästhetisch, so wird mehr vom Körper außer Sensibilität gesetzt, als unbedingt nötig ist. In diesem Sinne ist eigentlich nur die Infiltrationsmethode eine rein „lokale" Methode der Anästhesie, und die einzig echte lokale Anästhesie ist die Infiltration. Darum eben nenne ich alle anderen Methoden „regionäre Anästhesie“; die Regio, nicht der Locus morbi, wird ausgeschaltet. Wie sich nun die Übelstände der allgemeinen Narkose logisch sämtlich ergeben aus dem Zuviel, welches der zentrale Angriffspunkt der Betäubung bedingt, so ergeben sich die Nachteile der regionalen Ausschaltung gegenüber der lokalen logisch ganz von selbst. Erstens: nur eine wirklich lokale Infiltration kann ausgiebig von der untersten Grenze der Toxizität eines Nervinums Gebrauch machen. Beweis: Ich infiltriere einen Finger mit 0,1% Kokainlösung, Oberst mit 1—2%. Bei meiner Methode ist Intoxikation ausgeschlossen, bei Oberst kann sie eintreten. Denn schon bei Anwendung von 1—2% Lösungen sind schon bei 0,0075 Kokain schwere Vergiftungssymptome aufgetreten. Das sagt der Meister der Anästhesie, Réclus, und Kofmann warnt aus demselben Grunde direkt vor der Verwendung solcher Dosen. Nach Meunier ist Kokain aber fast ungiftig in Einzeldosen von 0,002, selbst wenn diese insgesamt die Maximaldosis um das Doppelte überschreiten. Das ist ein physiologisches Faktum, von dem nur die Infiltration ausgiebigen Gebrauch machen kann. Ich habe in Summa 0,1 Kokain in dünnen Lösungen einspritzen können, wenn rechtzeitiger Abfluß durch Einschnitt und Verzögerung der Resorption infolge der Unmenge lokal applizierter Flüssigkeit eintrat ohne jede toxische Phänomene.

Ich habe an mehreren Tausend Operationen niemals Lähmungen oder Nekrose durch die Infiltration gesehen, auch andere nicht; man weiß, daß nach Umschnürung Lähmung und Nekrose und Nachblutung auftritt. Kofmann selbst sah Gangrän des Fingers nach Anwendung der Konstriktion.

In diesem Sinne kann ich also weder das Oberstsche noch das Manzsche noch das Kofmannsche Verfahren als absolut ungefährlich bezeichnen, und ich wage es zu prophezeien, daß sehr bald Publikationen kommen werden, welche diese Anschauung bestätigen.

Ist so die regionäre Methode logisch absolut nicht ungefährlich zu nennen (man glaubte früher auch an die Ungefährlichkeit der Narkose), so ist sie auf der anderen Seite in allen ihren Formen nicht entfernt so sicher schmerzlos wie die meinige der Infiltration.

Ich will dabei ganz absehen von dem recht empfindlichen Schmerz, den selbst in pathologisch nicht verändertem Gebiet der Schlauch auszulösen vermag. Wer bestimmt mir mit Sicherheit die Stelle der zuführenden Nerven, welche ich ausschalten muß, um eine bestimmte Region zu anästhesieren? Ich habe an meinem eigenen Finger totale zirkuläre Anästhesie um die Basis der ersten Phalanx mit 1 proz. Lösung und extra Bespritzung der Fingernervenstämme ausgeführt, die dritte Phalanx blieb auch nach 15 Minuten Konstriktion schmerzleitend. Wer bestimmt mir ferner die Stärke der anzuwendenden Konstriktion? „Fest", „derb" umschnüren ist ganz relativ, und ich vermag auch durch 20 Minuten lange Konstriktion meines Fingers keine deutliche Anästhesie bei mir zu erzeugen, wohl aber ganz gehörigen Druck und Spannungsschmerz. Ich will gern zugeben, daß Übungslosigkeit im Infiltrieren den Patienten ebenfalls Schmerzen verursacht, ich kann aber versichern, daß es mir stets gelingt, Panariten und Furunkel und Bubonen schmerzlos zu infiltrieren und zu operieren. Meine Methode ist also unbedingt suffizient auch für die Fälle, bei welchen das sogenannte Oberstsche Verfahren sie übertreffen soll, man muß allerdings die Technik sorgfältig erlernen. Bei Verzicht auf diese Übungszeit mag das Oberstsche Verfahren schnellere Resultate ergeben, man bedenke aber, daß man wieder zu toxischen Dosen zurückgekehrt ist, d. h. die größere technische Leichtigkeit auf Kosten einer Gefahr für den Patienten erkauft. Darauf will ich nur hingewiesen haben, und wenn bis jetzt die Erfahrung meine Anschauung noch nicht bestätigt, nun so wird sie es ganz sicher später tun. Ich will aber von Herzen wünschen, daß ich mich in diesem Punkte durchaus irre. Klarheit in den Prinzipien mußte aber geschaffen werden, um den edlen Streit um den Vorzug der einzelnen Methoden aus dem Niveau der Eifersüchtelei und Anfeindung zu erheben. Alle, die wir für die Linderung der Schmerzen kämpfen, sollten doch eine sich achtende Gemeinde, nicht ein Heer von Widersachern bilden.

Wer sich aber die Mühe nimmt, die in dem Folgenden breit entwickelte Technik zu studieren und sie anzuwenden, wird von der Praxis, dieser souveränen Lehrmeisterin, erfahren, wie verschieden diese Methode von der sonst üblichen Kokainisierung sich gestaltet hat.

3. Scheinbare Gefahren.

Ehe wir dazu übergehen, die einzelnen Technizismen des Verfahrens zu beschreiben, ist es notwendig, einigen naheliegenden, aus theoretischen Überlegungen geborenen Einwürfen und Bedenken von vornherein zu begegnen, damit der Leser nicht allzu lange während der Darstellung des Verfahrens über diese wichtigen und prinzipiellen Fragen im Unklaren bleibt.

Zunächst könnte man fürchten, daß die künstliche Ödemisierung z. B. eines Fingers bis zu seiner absoluten Weißfärbung und kompletten Durchtränkung dem Bestande der Gewebe an sich nicht gleichgültig sei. Denn wenn auch die niedrigen Dosen der differenten Mittel theoretisch wohl kaum geeignet erscheinen, das Zellleben zu beeinträchtigen, so wäre doch denkbar, daß der hohe Druck, unter welchen die künstlich aufgeschwemmten Gewebe gesetzt werden, hinreichend sei, um bei schon vorhandenen Zirkulationsstörungen Stase und Nekrose zu erzeugen. Nun, dieser allerdings nicht unmögliche Übelstand hat sich auch nicht in einem einzigen Falle eingestellt. Die ganze große Zahl der von mir so infiltrierten Wundflächen ist ohne jede andere Gewebsläsion zur Verheilung gekommen, als sie ohnehin aufwies. *Die prima intentio war niemals gestört, die Granulationsbildung war stets die normale.* Die ohne Naht gelassenen Wundflächen zeigten nach 24 und 48 Stunden durchaus kein anderes Ansehen als nicht infiltrierte; jede Schwellung war vorüber, soweit dieselbe sich auf das künstliche Ödem bei der Operation bezog; ein besonderer Belag, irgend welche Nekrosen der Haut oder anderer Gewebsschichten waren niemals in einem Maße vorhanden, daß sie hätten dem Verfahren und nicht dem pathologischen Prozesse an sich zugesprochen werden müssen. Die Hautnähte und die der Schleimhäute lagen genau so reizlos, wie wir es nach den Operationen unter Narkose gewohnt waren. So kann ich auf Grund einer großen Beobachtungsreihe von Wundheilungen mit voller Überzeugung und unter weitgehendster Verantwortlichkeit versichern, daß bei meinem Verfahren der Infiltration die Gewebsläsion absolut ausgeschlossen erscheint. Die zahlreichen Einstiche, welche nötig werden, haben hierbei auch nicht den geringsten Einfluß, zumal, wie wir sehen werden, ihre Multiplizität praktisch sich nicht so arg gestaltet, wie es bei rein theoretischer Erwägung den Anschein haben mag. In den Umfang von 2—3 cm kommt durchschnittlich ein Einstich der Pravazschen Nadel. Die dadurch gesetzte Läsion der Haut ist theoretisch und praktisch ohne jeden Belang.

Ebenso steht es mit der Sorge der durch die Behandlung der Spritzen und durch die multiplen Einstiche scheinbar gesetzten erhöhten Infektionsgefahr. Die Vorschriften, welche wir weiter unten über Aseptizität der Lösungen und des Spritzenmaterials geben werden, haben für alle unsere Operationen völlig genügt, in jedem Falle den aseptischen Verlauf zu sichern. Wir haben auch nicht einen Stichkanal infiziert gesehen, kein Wundverlauf war auch nach dieser Richtung irgendwie gestört. Die Tatsache aber, daß meine Assistenten und ich unter unseren gewohnten Kautelen uns viele Dutzende von Einstichen in die Vorderarmhaut beigebracht haben zur Feststellung der anästhesierenden Kraft der verschiedenartigsten Flüssigkeiten, ohne daß auch nur ein einziges Mal ein Stichkanal infiziert worden wäre, beweist allein und am sichersten, daß bei der von uns geübten, wie wir sehen werden, einfachen und leicht erfüllbaren Methode der Spritzensäuberung die Asepsis des Wundverlaufes keine Komplikation erfährt. Wen aber die von uns praktisch erwiesene Ungefährlichkeit der künstlichen Ödemisierung nicht völlig zu beruhigen imstande ist, den müssen wir bitten zu bedenken, daß die durch die Ischämisierung und Aufschwemmung sowie durch die leichte Paretisierung der Vasomotoren im Gewebe erzeugte sekundäre, fluxionäre Hyperämie nach unseren gegründeten Vermutungen über die bakterizide Kraft frisch aus der Ader entleerten Blutes sogar theoretisch einen direkten Schutz gegen Infektion bedeutet. Wir wissen, daß frisch aus der Ader entleertes Blut imstande ist, Keime fortzuspülen, sogar Bakterien abzutöten. Warum sollte diese bakterizide und mechanische Wirkung nicht auch innerhalb des Gewebes zur Geltung kommen, selbst für den Fall, daß Bakterien während einer aseptischen Operation in die Gewebe gelangt sein sollten? Durch die Aufschwemmung des Gewebes mittels meiner dünnen Salzlösungen werden die Saftlücken, die Bindegewebsspalten, die Kapillaren und

Gefäßstämme kleineren Kalibers ebenso wie die Lymphbahnen ihres physiologischen Inhalts entleert und mit Salzlösungen gefüllt, worauf eben die anästhesierende Kraft selbst sehr dünner Lösungen beruht. Nun wird in künstlich ischämischem Gebiete operiert, der hohe Druck, unter dem das Gewebe stand, läßt nach, aus zahlreichen durchschnittenen Gewebsfasern, aus Lymph- und Bluträumen fließt allmählich ein großer Teil der Flüssigkeit ab. Er wird nun seinerseits aus dem Gewebe durch den nachfolgenden und drückenden Blutstrom herausgeschoben, eventuell mit Keimen zusammen. Das ist zunächst der Grund, warum niemals die Gesamtmenge, sondern nur ein Teil, vielleicht nicht mehr als ein Drittel der infiltrierten Gesamtmenge zur Resorption gelangen kann, sowie sehr bald nach der Infiltration die Gewebslücken durch Schnitt eröffnet werden. Man kann es förmlich sehen, wie von der Schnittfläche das Salzwasser herabtrieft, zunächst ganz klar und ohne Blutbeimengung. Erst allmählich zeigen sich Streifen hellen, arteriellen Blutes in der Ödemflüssigkeit. Wir werden auf diese aktive Hyperämie noch zurückzukommen haben. Hier soll nur betont werden, daß die nachfolgende, sehr reichliche fluxionäre Hyperämie, besonders verstärkt durch die Parese der Vasomotoren, welche der anfänglichen spastischen Ichämie später unbedingt folgen muß, besonders geeignet erscheint, die infiltriert gewesenen Gebiete unter günstige, nutritive Bedingungen zu stellen. Damit werden die Zellen, falls sie gesteigerter Zufuhr bedürfen sollten, gewiß in den Stand gesetzt, sich zu kräftigen, ganz abgesehen von der bakterientötenden Kraft des arteriellen Blutzustromes und der frischen Durchtränkung der Gewebe mit Serum. Dazu kommt noch eins. Wie Thomas Spencer Wells vermutete, und wie neuerdings Walthard auf exakteste Weise experimentell erwies*), hat Kochsalzlösung im lebenden Gewebe im höchsten Maße die Eigenschaft, Infektionen zu verhüten. Spencer Wells, der diese Ansicht auf langjährigen Gebrauch dünner Kochsalzlösungen zur Bauchfellirrigation stützt, wobei mehrmals eitrige Peritonitiden durch Laparotomie und nachfolgendes Kochsalzauswaschen der Bauchhöhle günstig verliefen, während ohne solche oder

*) Siehe Zentralblatt für Bakteriologie, Bd. **12**, S. 372. II.; ferner: Pfeiffer, Zeitschrift für Hygiene, Bd. 16, S. 282.

unter anderweitiger Irrigation die Sepsis perfekt wurde. Spencer Wells glaubt, daß die dünne Kochsalzlösung einzig imstande sei, gewisse bakterizide Globuline zu lösen, welche ungelöst nicht in so ausgedehntem Maße Schutz gegen Infektion verleihen konnten. Walthard hat nun ganz kürzlich Infektion der Bauchhöhle unter Anwesenheit von Blut u. s. w. jedesmal vermieden, wenn er der eingeriebenen Streptokokkenkultur dünne Kochsalzlösungen zusetzte und dieselben damit vermengte; die Peritonitis trat aber ein, sowie das Kochsalz fortgelassen wurde*). Das ist ein direkter Beweis für unsere oft ausgesprochene Vermutung, daß unsere Infiltration mit dünnen Salzlösungen (Kochsalz-Kok.-Morph.) die Infektionsgefahr eher herabmindere als erhöhe. Jedenfalls spricht der Umstand, daß wir niemals eine Infektion sahen, gewiß nicht gegen eine solche Auffassung. Ich persönlich bin aber so ganz von dieser schützenden Kraft der Infiltration überzeugt, daß ich neuerdings einige Male auch da, wo ich unter Narkose aseptisch operierte, die Wundränder mit steriler 0,6 % Kochsalzlösung direkt infiltrierte. Die Wunden verheilten trefflich. Erst eine sehr große Zahl von Beobachtungen kann darüber entscheiden, ob diese an sich ganz unschuldige und harmlose Vornahme einen positiven Nutzen hat oder nicht. Mehler hat die fertigen Lösungen direkt im Soxhletschen Apparate vor dem Gebrauch sterilisiert. Sorgfältige Experimente am eigenen Arm haben mir ergeben, daß leider durch Erhitzung das Alkaloid etwas in seiner Wirkung gehemmt wird, was gelegentlich starker Hyperästhesien einmal Mißerfolge bedingen könnte. Da aber Mehler in einer stattlichen Reihe von mehreren Hundert Operationen tadellose Anästhesie mit solchen sterilisierten Lösungen erzeugen konnte, so habe ich eben nur dies theoretische Bedenken gegen die Sterilisation, womit in Gemeinschaft mit seiner sehr konsequenten Spritzensterilisation jedes Bedenken gegen die Aseptizität des Verfahrens schwinden muß. Wenn man die unten angegebene neue Spritze aus der Fabrik von Jetter & Scheerer, Aktiengesellschaft, Tuttlingen, benutzt und mit Alypin (s. o.) arbeitet, so kann man die

---

*) Natürlich haben meine „scharfen Kritiker“, Herr Braun und Heinze, von diesen Vorteilen der Verwendung der Kochsalzlösung gar keine Notiz genommen.

Lösung und Spritze ganz unbeschadet ihrer Wirksamkeit in toto sterilisieren.

In betreff der Intoxikationsgefahr, welche ja an sich theoretisch ebenfalls besteht, wenngleich prinzipiell die Maximaldosis von 0,05 Kokain nur sehr ausnahmsweise überschritten wird, soll hier darauf hingewiesen werden, daß gegenüber den früheren Anästhesierungsmethoden mittels Kokain ein erheblicher Unterschied zugunsten unserer Methode anerkannt werden muß. Es ist für die Intoxikationsgefahr sicherlich nicht dasselbe, ob die Kokaindosis, sagen wir einmal die maximale von 0,05, in einer oder zwei oder auch drei Spritzen verabfolgt wird, wie das früher der Fall war, und ob dabei mehrere Minuten die Wirkung des Giftes und damit auch die Resorption methodisch abgewartet wurde, oder ob wie bei unserer Methode die betreffende Kokaindosis in 50 bis 100 Spritzen einverleibt wird, und dabei durch das sofortige Einschneiden eine große Menge der Flüssigkeit wieder aus den Geweben herausbefördert wird. Es ist für die Intoxikationsgefahr von höchster Bedeutung, sich klar zu machen, daß von einem Flüssigkeitsdepot von 100 g Flüssigkeit in derselben Zeiteinheit relativ und absolut weniger resorbiert werden kann als von einem solchen von 1 g Flüssigkeit. Für die Resorption von infiltrierten Flüssigkeiten innerhalb der Gewebe ist doch nur die Vorstellung zulässig, daß dieselben durch die Gewebsspannung plus dem Blutdruck direkt in die Venenbahnen gedrängt werden. Wir wenigstens sind der Ansicht, daß die indirekte Ansaugung durch den Lymphstrom den bei weitem geringeren Anteil an der Resorption der ins Gewebe eingepumpten Flüssigkeiten hat. Über diese Verhältnisse herrscht unserer Auffassung nach keineswegs überall zulängliche Klarheit. Stellen wir uns vor, in das Unterhautzellgewebe eines Menschen oder Tieres würde vermittelst einer Spritze 1 g einer Flüssigkeit eingespritzt, so entsteht an Ort und Stelle ein Ödem, dessen Ausdehnung einesteils von der Höhe des Druckes, unter welchem die Injektion geschah, und zweitens von dem Widerstand abhängig ist, welchen die Elastizität des Unterhautzellgewebes diesem Drucke resp. der sich ergießenden Flüssigkeit entgegensetzt. Es soll sich hier natürlich nur um den dünnflüssigen Aggregatzustand eines Fluidums handeln. Ist das Quantum Flüssigkeit inkorporiert, so hat es natürlich ein entsprechendes Quantum Gewebssaft und Blut verdrängt. Es entsteht also ein ischämischer Bezirk in dem betreffenden Gewebsstück, gleichsam ein Flüssigkeitsinfarkt. Es ist klar, daß gemäß Gesetzen der allgemeinen Pathologie und der Lehre der Zirkulationsstörungen in der ganzen Umgebung dieses ischämischen und infiltrierten Teiles sich eine kollaterale Hyperämie und eine Steigerung des Blutdruckes ausbilden muß. Die überall unter erhöhtem Tonus der Arterien gegen diesen Flüssigkeitsherd anprallenden aktiven Blutmassen drücken nun rein mechanisch, unterstützt von dem elastischen Spannungsdruck der Gewebe, die Flüssigkeit direkt in das Venensystem und in die Lymphbahnen. Es wird also zweifellos ein Teil der infiltrierten Flüssigkeit sofort der Zirkulation einverleibt, und zwar durch das venöse System ins rechte Herz, über die Lungen ins linke und von da in alle Körperorgane, also auch zu den nervösen Zentralapparaten. Die Physiologie lehrt nun, daß innerhalb 27 Sekunden beim Menschen der Blutumlauf sich einmal vollendet, in etwa 13 Sekunden also würden von der infiltrierten Flüssigkeit die ersten in die Zirkulation hinübergeschobenen Mengen zum Herzen und zum Zentralnervenapparat gelangen können. Nur so wird es klar, wie durch subkutane Injektionen so schnell die betreffende toxische Wirkung sich einstellen kann (abgesehen von Reflexlähmungen vom Orte der Injektion aus wie beim Cyankalium). Nach dieser Vorstellung handelt es sich also nicht eigentlich um einen Vorgang der Resorption, sondern geradezu um einen solchen der indirekten Transfusion in die Venenbahnen, nur daß die Einverleibung in die Gefäßbahnen nicht vermöge eines künstlichen Druckes und auch nicht in ein größeres Stammgefäß erfolgt, sondern so, daß durch den natürlichen kollateral gesteigerten Blutdruck die Flüssigkeitsmenge in die feinsten Kapillaren und Venenwurzeln hinübergeschoben wird. Nach dieser Auffassung der Resorption infiltrierter Flüssigkeiten ist es klar, daß es für die toxische Wirkung einer Dosis durchaus nicht gleichgültig ist, auf wieviel Flüssigkeitsmengen die betreffende Arzneigabe verteilt erscheint. Etabliere ich ein Flüssigkeitsdepot von 30 bis 50 g, so kann in derselben Zeiteinheit nicht die gleiche Menge des gelösten Mittels in die Zirkulation gelangen, wie wenn das Mittel in 1 g Flüssigkeit gelöst ist. Mit anderen Worten, je größer die Flüssigkeitsmenge ist, in welcher eine gleiche Dosis Gift gelöst ist, desto verzögerter muß die Resorption und damit der Eintritt einer toxischen Wirkung sein. Falls also so große Mengen sehr verdünnter Lösungen infiltriert werden, daß die Resorption viele Minuten bis Viertelstunden in Anspruch nimmt, so wird wahrscheinlich eine erhebliche toxische Wirkung auch dann nicht eintreten können, wenn in der Gesamtmenge die Maximaldosis erreicht ist. Es kommen zu gleicher Zeit immer nur sehr geringe Spuren des Mittels in die Zirkulation, und infolgedessen kann, wenn keine Summation des Giftes stattfindet, von einer Vergiftung in solchen Fällen nur schwer die Rede sein. Da aber noch dazu die Verabfolgung einer Maximaldosis von Kokain in unserer Lösung und bei unserer Technik sich über die Dauer der ganzen Operation, also mindestens über $^1/_2$ bis 1 Stunde, verteilt, so würde also der Organismus für die Minute den 30. bis 60. Teil der Dosis zu verarbeiten haben, das wären für Kokain nur Bruchteile von Milligrammen, und auch das nur für den Fall, daß in einer Minute von einem so großen Depot Flüssigkeit ein Gramm der Zirkulation einverleibt würde. Daß die Resorption von Flüssigkeiten, die unter so hohem Drucke und in solcher räumlichen Ausdehnung eingespritzt werden wie bei dieser Methode, jedoch lange nicht so schnell erfolgt, davon können wir uns und andere tagtäglich überzeugen. Nun kommt noch dazu, daß wir absolut keine Zeit zwischen vollzogener Infiltration und Beginn der Operation verstreichen lassen, wie das während des Abwartens bei regionärer Anästhesie durch mehrere Minuten früher nötig war. Dadurch überheben wir den Organismus der Möglichkeit, den größeren Teil der Flüssigkeit in sich aufzunehmen, denn genau derselbe Mechanismus, welcher das Fluidum in die Gefäßbahnen durch kollateralen Druck hinüberschiebt, drückt in dem Augenblick der Durchschneidung sämtlicher infiltrierter Gewebe die Flüssigkeit nach dem Orte des geringsten Widerstandes, d. h. auf die freie Fläche des Schnittes. Das kann man regelmäßig beobachten, wenn man die Infiltrationszone durchtrennt. Das Salzwasser quillt förmlich aus der anämischen Schnittfläche hervor, und jemehr Blut sich demselben beimengt, desto mehr wird von der infiltrierten Menge fortgespült. Betupfen der Schnittfläche schafft gleichfalls noch einiges von dem Fluidum fort. Ferner hat Meunier in Paris durch sehr exakte Tierversuche festgestellt, daß das Kokain nur in dem Falle seine toxische Valenz entfaltet, bei welchem es in solchen Konzentrationen verabfolgt wird, daß dadurch die weißen Blutkörperchen zerstört werden. Diese Konzentration liegt nach Meunier zwischen 0,02 und 0,03. Derselbe fand, daß das Zehnfache dieser Dosis, also 0,2 und 0,3, noch nicht toxisch wirkte, wenn dieselbe zwar auf einmal, aber in starken Verdünnungen auf das 30- und 50- und 100fache verabfolgt wurde. Daraus ergibt sich also ohne weiteres der zwingende Schluß, daß die einmalige Gabe von 0,05 Kokain, auf 1 oder 5 g gelöst, toxisch wirken kann, während diese Dosis, in 50 bis 100 g Kochsalzlösung verteilt, indifferent bleibt. Nach Meunier würde man also bei dieser Verdünnung die Maximaldosis ungestraft sehr erheblich überschreiten können. Bei unserem Verfahren tritt jedoch prinzipiell eine Steigerung der Dosis über 0,05 Kokain niemals ein, um jedem Einwand einer toxischen Gefahr ein für alle Male jede Spur von Berechtigung zu entziehen. Denn wenn schon auf Grund obiger theoretisch-wissenschaftlicher Argumentationen eine Vergiftung des Anästhesierten gar nicht eintreten kann, so wird noch viel sicherer durch die Praxis der Beweis geliefert, daß diese Anschauungen durchaus stichhaltige sind. Für denjenigen aber, welcher eine eventuelle abnorme Idiosynkrasie auch gegen sehr geringe Dosen des toxischen Mittels fürchten sollte, möge nur bemerkt sein, daß die ersten Injektionen in einer Verdünnung von 0,0005 erfolgen, und daß eine tatsächliche Intoxikation bei dem sehr allmählichen Ansteigen der Gaben sich im Verlauf der Operation schon zu einer Zeit kundgeben würde, bei der erst sehr geringe Mengen des Mittels zur Resorption gelangt sind. Bei dem langsamen Verlauf der Infiltration und bei der dauernden Überwachung der Patienten während des sehr allmählichen Anwachsens der Flüssigkeitseinverleibung müßten sich schon sehr früh Symptome einer Intoleranz gegen das Gift ergeben. Daß aber auch nicht eine Spur einer solchen Symptomatologie unter allen meinen Infiltrierten sich gezeigt hat, das dürfte Beweis genug sein, um auch den Besorgtesten nach dieser Richtung hin völlig zu beruhigen.

Es ist vielfach behauptet worden und ganz kategorisch e cathedra verkündet, daß die Infiltration bei Diabeteskranken nicht anwendbar sei, weil sie die Gewebe schädige. Nun, ich kann auf das allerbestimmteste versichern, daß unter den 83 Diabetikern, an denen ich operiert habe, darunter 12 Amputationen, nicht ein einziges Mal eine Gewebsläsion bemerkbar gewesen ist. Mehrmals aber glaube ich, daß gerade die Umgehung der Narkose diesen armen Kranken das Leben erhalten hat. Da die Narkose an sich die Zirkulation schwer schädigt, so ist mit Bestimmtheit zu erwarten und übrigens durch die Häufigkeit sekundärer Progredienz der Gangrän direkt statistisch zu beweisen, daß das Allergefährlichste für Diabetiker die Narkose ist. Ich kann aber positiv versichern, daß die Infiltration bei Diabetesfällen genau so ungestraft ausgeübt werden kann wie innerhalb normalen Gewebes. Dieser apodiktische Einwurf gegen die Infiltration gehört zu den schwanken Vogelscheuchen, aufgebaut am grünen Tisch, zu dem alleinigen Zweck, die frische, fröhliche Reformbewegung zu meinen Ungunsten an allen Ecken und Kanten zu zwicken und zu zwacken.

Genau so ist es um das vernichtende Votum des Herrn Heidenhain bestellt, welcher vornehmlich warnt vor der Anwendung der Infiltration bei Tumoren. Da Herr Heidenhain meine ganzen Bestrebungen für das Wohl der Leidenden „Kinkerlitzchen“ genannt hat, so ist wohl nicht anzunehmen, daß er seine Kenntnis dieser Dinge dem Augenschein verdankt; da er ferner Kollegen, welche mich aufsuchen wollen, die Weisung gibt, es lieber nicht zu tun, da ihnen mein Operieren gewiß nicht gefallen würde, obwohl er gleich dahinter erklärt, mich niemals operieren gesehen zu haben, so beruht seine ganze Logik wohl auf Hörensagen resp. Sagenhören, eine Denkmethode, welche allein nicht zulänglich ist zur Erledigung so wichtiger Fragen. Wenn ich aber aufwarten kann mit über ein Dutzend Karzinomfällen, welche seit 6—7 Jahren ganz ohne jedes Rezidiv geblieben sind, obwohl sie sämtlich unter Infiltration operiert sind, und wenn der Prozentsatz dieser Heilungen reichlich die allgemeine Statistik erreicht, so kann ich wiederum mit gutem Gewissen erklären, daß, wenn man nicht den törichten technischen Fehler begeht, vom Kranken zum Gesunden zu infiltrieren, sondern vom Gesunden zum Kranken vorgeht und bei Berührung des kranken Gebietes die Kanülen wechselt, ich auch rein theoretisch gar nicht einsehen kann, wie bei einigermaßen überlegtem Infiltrieren erst nur in gesundem, dann in krebskrankem Gebiet durch die Infiltration Karzinom verimpft werden soll. Es könnte doch höchstens mobiles

Zellmaterial vom Zentrum des Kranken an die Peripherie transportiert werden, aber das doch nur, wenn man vom Zentrum zur Peripherie infiltriert, was ich für töricht und unnötig erkläre, niemals aber, wenn ich den Infiltrationsstrom von der Peripherie zum Zentrum der Erkrankung presse. Sowie aber das Messer arbeitet, steht doch die Frage völlig gleich wie bei der Narkose. Da ist es in beiden Fällen Sache des Blickes und Geschickes, die Infektion zu vermeiden. Man lasse sich also nicht ins Bockshorn jagen von den Bannbullen außerordentlicher Professoren. Bis jetzt haben wirkliche Autoritäten, sobald sie sich entschlossen, einmal ruhig objektiv meine Angaben über Infiltration zu prüfen, nur Bestätigungen meiner „Kinkerlitzchen" ehrlich und freimütig publiziert (v. Mikulicz, Bier, Hofmeister, v. Hacker), was ich mit aufrichtiger Dankbarkeit immer wieder bewundere, zumal sich die Herren dadurch gewiß hier und da den stillen Groll derer zugezogen haben, die nun einmal nicht gerne sehen, daß ich recht behalte. Das ist aber gewiß nicht meine Schuld. Wenn meine Gegner mich nicht so voreilig und so öffentlich in den Bann getan hätten, könnten sie sich jetzt ebenso wie andere eines schönen Fortschrittes in der Medizin erfreuen, statt, wie Briegleb sich ausdrückt, jetzt nur „verstohlen und heimlich" mein Verfahren zu versuchen.

4. Die Lösungen und Apparate zur Infiltrationsanästhesie.

Dreierlei Lösungen nun sind es, welche bei der Ausführung von Operationen zur Verwendung kommen, die starke, die mittlere und die schwache. Ihre Zusammensetzung ist folgende:

1.		2.	
Cocain. mur.	0,2	Cocain. mur.	0,1
Morph. mur.	0,02	Morph. mur.	0,02
Natr. chlor.	0,2	Natr. chlor.	0,2
Aq. destillat.	ad 100,0	Aq. destillat.	ad 100,0
(sterilisat.)		(sterilisat.)	
M. D. S. Starke Lösung zur Infiltrationsanästhesie.		M. D. S. Mittlere Lösung zur Infiltrationsanästhesie.	

3.

Cocain. mur.	0,01
Morph. mur.	0,005
Natr. chlor.	0,2
Aq. dest. sterilis.	ad 100,0

M. D. S. Schwache Lösung zur Infiltrationsanästhesie.

Von der Lösung 1. können 25 Gramm auf einmal zur Verwendung kommen, von 2. 50 Gramm und von 3. sogar 500 Gramm, also direkt $^1/_2$ Liter.

Verwendet man statt des Kokains das Eukain B (das B muß unbedingt hinzugesetzt werden bei der Rezeptur!), was man ohne weiteres tun kann, da bis auf die geringere Anämisierungskraft des Eukains B dasselbe dem Kokain völlig gleichwertig und sogar, wenn die geringere Toxizität sich bestätigen sollte, wie ich allen Grund habe nach über 100 solcher Operationen anzunehmen, demselben überlegen ist, braucht man nur statt Cocain. mur. überall Eukain B in denselben Dosen zu setzen.

Im übrigen wird jeden die Erfahrung lehren, daß in dieser Form der Kokainverwendung die Dosis von 0,05 ohne Gefahr mindestens auf 0,08 insgesamt gesteigert werden kann, weil unmöglich nach vollzogenem Einschnitt die ganze Menge resorbiert wird.

Dabei muß bemerkt werden, daß 1. und 3. nur in Ausnahmefällen Verwendung finden, während Nr. 2 die eigentliche typische anästhesierende Infiltrationsmischung darstellt, mit welcher die allermeisten Operationen begonnen und zu Ende geführt werden können. Von der ersten Lösung machen wir dann Gebrauch, wenn die Infiltration der Lösung Nr. 2 an sich erheblichere Schmerzen verursachen sollte, d. h. in Fällen sehr gesteigerter Empfindung, wie über Geweben im Status der akuten Inflammation, in Narbengeweben mit Neurombildung, bei allgemeiner Hypersensibilität.

Wenn Braun und Heinze mit den ihnen eigentümlichen kategorischen Federstrichen die Lösung 3 ganz und gar durchstreichen, so bitte ich, es lieber doch einmal bei größeren Operationen zu versuchen, sich von dem Nutzen dieser dünnen Konzentrationen zu überzeugen. Uns war es sehr wertvoll in allen Fällen, wo die toxische Grenze mit 1. oder 2. erreicht war, doch noch einen halben Liter Flüssigkeit zur Verfügung zu haben, um die größten

Operationen (Amputationen u. s. w.) durchzuführen. Hat doch Ried von der Hackerschen Klinik meine diesbezüglichen Erfolge nachahmen können, und selbst Braun gibt zu, daß „die Möglichkeit, große Amputationen unter Infiltrationsanästhesie, eventuell unter Zuhilfenahme einer ganz kurzen Narkose, ausführen zu können, einem Menschen das Leben zu erhalten, der eine längere Narkose nicht mehr verträgt," wirklich besteht. Nun, das ist doch wohl Grund genug, meine Vorschläge zu respektieren (S. 331).

Wir werden bei der Detailschilderung sehen, in welcher Weise der Wechsel mit den Lösungen vorzunehmen ist. Die Verwendung der schwächsten Lösung findet statt, wenn mit den anderen die Maximaldosis annähernd erreicht ist, also bei ca. 20 Gramm der ersten und 40 Gramm der zweiten Lösung, eventuell zur Infiltration der weniger nerven- und empfindungsreichen Straten, so des Unterhautzellgewebes, der Submucosa, der Fascien, der intermuskulären Septen und Scheiden sowie der Muskeln selbst. Für das empfindungsreiche Periost dagegen empfiehlt es sich manchmal, Lösung 1 zu verwenden. Für fast 95% aller Fälle kommt man mit Lösung 2 aus. Für den Gebrauch in Kliniken haben wir es nun als praktisch befunden, sich die Lösungen selbst literweise anzufertigen. Wir verschreiben uns dieselben folgendermaßen:

1.

Rp. Cocain. mur. 2,0
Morph. mur. 0,2
Natr. chlor. sterilisat. 2,0
M. f. Pulv.
S. Sal anaesthet. (Schleich) I.
Solve in 1 Lit. destill. und sterilis. Wassers.

2.

Rp. Cocain. mur. 1,0
Morph. mur. 0,2
Natr. chlor. sterilisat. 2,0
M. f. Pulv.
S. Sal anaesthet. II.
Solve in 1 Lit. destill. und sterilis. Wassers.

3.

Rp. Cocain. mur. 0,1
Morph. mur. 0,05
Natr. chlor. sterilisat. 2,0
M. f. Pulv.
S. Sal anaesthet. III.
Solve in 1 Lit. destill. und sterilis. Wassers.

Das reine Cocain. mur. Merck ist laut mehreren bakteriologischen Proben keimfrei, ebenso das reine Morphium. Im Kochsalz finden sich Hyphomyceten und Saprophyten. Dasselbe muß daher vor dem Gebrauch in Schälchen erhitzt werden, eine Vornahme, die dem Apotheker überlassen bleiben kann. Wir sterilisieren uns unser destilliertes Wasser natürlich selbst. Die Pulver werden, wie soeben angegeben, verschrieben und in 1 Liter sterilisierten Wassers aufgelöst. Für den Privatgebrauch genügt es natürlich, die Pulver eventuell auf 100 Gramm Wasser zu normieren, so daß die betreffenden Dosen also folgende sein würden:

1.		2.	
Cocain. mur.	0,2	Cocain. mur.	0,1
Morph. mur.	0,02	Morph. mur.	0,02
Natr. chlor. sterilisat.	0,2	Natr. chlor. sterilisat.	0,2
M. f. Pulv.		M. f. Pulv.	
S. Sal anaesthet. I.		S. Sal anaesthet. II.	
Solve in 100,0 Aq. destill. sterilisat.		Solve in 100,0 Aq. destill. sterilisat.	

3.

Cocain. mur.	0,01
Morph. mur.	0,005
Natr. chlor. sterilisat.	0,2

M. f. Pulv.

S. Sal anaesthet. III.
Solve in 100,0 Aq. destill. sterilisat.

Die bisherigen Versuche, diese Pulver in Pastillenform zu verabfolgen, sind gescheitert, weil Zusätze wie Mannit u. s. w. die Anästhesie überkompensieren. Englische und amerikanische Firmen haben begonnen, diese Salze ohne Mannit- oder andere Zusätze komprimiert als Tabletten in Handel zu bringen. Namentlich die von Wellcome & Co. fabrizierten Tabletten sind wohl zur Anästhesie zu verwenden, doch sind nach meinen Erfahrungen die Konzentrationen nicht absolut zuverlässig, so daß man hier und da einmal auf ein Versagen der Lösungen dieser Tabletten gefaßt sein muß, wenn man nicht wie wir vorzieht, ausschließlich selbst gefertigte Salzgemische zu lösen, was immer das Sicherste bleiben wird. Wenn man sich die Lösungen stets frisch selbst bereitet und die nicht an demselben Tage verbrauchte Lösung nicht wieder verwendet, sondern unter sorgfältiger Kochsalz-Sterilisation und sorgfältigem Abkochen destillierten Wassers, was übrigens gut auf Vorrat geschehen kann, für jede neue Operation frisch bereitet, so kommt man ohne antiseptische Zusätze aus, wie uns eine mehrjährige, gewiß reichliche Erfahrung gelehrt hat. Wir sahen keinerlei Infektion überhaupt, niemals also kann bei sonst strikter Asepsis unter Befolgung unserer Vorschriften durch die Infiltration an sich die Infektionsgefahr gesteigert sein.

Will man, wie Mehler es tut, die fertigen Lösungen sterilisieren, so wird man darauf vorbereitet sein müssen, gelegentlich einmal eine gut anästhesierende Lösung durch das Aufkochen in ihrem Alkaloidgehalt herabgesetzt zu sehen.

Da Costa empfiehlt, Lösungen von 0,4% bis 0,5% Kokain in Temperaturen von 50 bis 60° Cels. zu verwenden, weil, wie er sagt, in solcher Temperatur schon genannte Konzentrationen genau so wirken wie 1 bis 2%ige Lösungen von Kokain. Man darf wohl annehmen, daß Da Costa keinerlei Kenntnis von meinen Arbeiten gehabt hat, in welchen der Nachweis, daß schon Lösungen von 0,002% wie 1 bis 2%ige Kokainkonzentrationen vollendet anästhetisch wirken, zur Basis meiner neuen Methode gemacht wurde.

Für die Besorgung der Injektionsspritzen gilt bei uns als oberster Grundsatz, daß eine Spritze um so besser funktioniert, je öfter sie gebraucht wird. Wir spritzen daher ganz regelmäßig unseren gesamten Bestand an Injektionsspritzen täglich mindestens einmal mit 5%iger Karbolsäurelösung aus. Gut gearbeitete Pravazsche Spritzen mit einer reichlichen Anzahl feiner Kanülen tun gute Dienste.

Nach vielen vergeblichen gemeinsamen Prüfungen und Studien mit dem Vertreter der Fabrik Jetter & Scheerer in Tuttlingen ist es uns gelungen, eine Spritze nebst dazugehörigen Kanülen zu konstruieren, welche alles in Schatten stellen, was bisher zur Infiltrationsanästhesie an Spritzenmaterial empfohlen wurde. Der schwache Punkt unserer Injektionsspritzen war der Gummi- oder Asbeststempel. Beide Armierungen des Stempels hatten erhebliche Nachteile. Der Gummistempel konnte nicht sterilisiert werden und „fusselte“ genau wie der sterilisierbare Asbestkolben. Wir haben uns jetzt auf eine sog. Vulkanfibermasse geeinigt, d. h. eine in der Hitze leicht quellbare, hartgummiähnliche Masse, welche in Scheibenform und leicht wechselbar dem Stempel oben aufgeschraubt werden kann, eine Kolbenscheibe also, die im doppelt gelieferten Glaszylinder völlig wasser- und luftdicht gleitet. Dieselbe verträgt Hitze in allen Graden und fasert keine Spur. Ferner sind unsere Kanülen aus einem Stück Metall gefertigt und werden in die Mündung eingesteckt, statt wie früher die Mündungshülse zu umgreifen. Das zum Einsatz gewählte Metall ist weich, so daß die Kanüle mit großer Kraft und sich der Spritzenöffnung plastisch anschmiegend eingesetzt werden kann. Ich will versuchen, hier diese neue „Schleichsche" Spritze zu beschreiben. Die Fabrik wird dafür sorgen, daß dieselbe in einem besonderen Etui, welches alle zur Infiltration nötigen Apparate enthält, überall erhältlich ist. Namentlich wird Herr Wurach, Berlin C., Neue Promenade 4, solche „Schleichschen Bestecke" in von mir kontrollierter Leistungsfähigkeit dauernd vorrätig halten.

Die Spritze besteht aus einer Metallhülse mit ausgestanzter vorderer und hinterer Wand aus einem Stück, welches also aus zwei seitlichen Metallspangen, die oben die Mündungshülse, unten die Stempelöffnung hat, gebildet ist. Letztere ist an ihrem Ringe mit zwei vorspringenden nach unten kurz umgebogenen Metallzähnen armiert. Im Boden der Mündung innerhalb der Spritzenhöhlung befindet sich ein in mehreren Exemplaren mitgelieferter Gummiring, der leicht ersetzbar ist. Die in die Metallhülse einzuschiebende Glashülse federt auf dieser Gummischeibe und wird gegen dieselbe durch eine halbe Umdrehung der gleich zu beschreibenden Stempelschraube fest angedrückt. Diese, der metallene Stempel, trägt unten einen Daumenring und oben an seiner Spitze zwei kleine Metallscheiben, zwischen denen der eigentliche Kolben aus Vulkanfiber durch Schraubenbewegung eingepreßt wird. Natürlich ist dieser Teil leicht abschraubbar und die Fiberplatte, welche ebenfalls in größerer Zahl mitgeliefert wird, leicht ersetzbar. Zwischen Daumenring und Stempelkolben bewegt sich frei der Stempelschlitten, der untere metallene Verschluß der eigentlichen Spritzenhülse. Derselbe besteht aus einem derberen Metallzylinder, dessen untere Basis feste Griffstangen für Zeige- und Mittelfinger trägt, über den letzteren befinden sich die Zahnfurchen für die an der Spritzenhülse überstehenden zwei Metallzacken. Um die an sich kreisrunde Fiberscheibe, deren Umkreis größer ist als jener der Glashülse, in welche sie eingeführt werden soll, in die Glashülse einzuschieben, muß man diese platte Scheibe an ihren Rändern nach oben halbkugelig mit den Fingern umbiegen (aufkrempeln), was in heißerem Wasser leicht gelingt unter nochmaliger gleichzeitiger Umdrehung des Stempels in gleicher Richtung.

Dann wird der Spritzenkolben so in die Glastülle eingefügt, daß die Stempelstange schiefwinklig zur Achse der Spritzenhülse unter langsamer Rechtsdrehung derselben gehalten und nach erfolgtem Einsenken der Fiberscheibe, welche sich natürlich nun erst recht halbkugelig nach oben umstülpt, in die Achse der Spritze eingestellt. Der Stempel wird dann nach oben geschoben und die Metallfurchen des Stempelschlittens über die Hakenzähne der Hülse hinweggeschoben, dann durch eine halbe Umdrehung des Schlittens nach rechts die Glashülse fest gegen die oben eingefügte Gummischeibe angepreßt. Die so armierte Spritze muß nun zur Quellung des Stempelkolbens aus Fibermasse kurze Zeit in Heißwasser gelegt werden. Alsdann muß die Spritze meine Probe aushalten, d. h. die Spritze ist nur brauchbar, welche ohne Kanülenaufsatz bei Schluß mit dem Finger den höchsten Stempeldruck ohne Nebenfluß und ohne Läsion irgend welcher Teile auszuhalten vermag. Aus diesem Grunde enthält unser Etui auch eine doppelte Glashülse. An Kanülen ist demselben eine Auswahl von 7—8 verschiedenster Stärke und Krümmung beigegeben. Die von mir gebrauchte und empfohlene Spritze enthält 10 g Flüssigkeit. In dem Etui befindet sich ein Glasgefäß zur Aufnahme der Infiltrationsflüssigkeit und ein Kranz mit etwa 1 Dtz. Fiber- und Gummischeiben. Die Spritze hat den Vorzug, daß sie in allen Teilen auseinandergenommen, sehr leicht gereinigt und sterilisiert werden kann, daß sie ohne jede Ölung oder Fettung arbeitet, daß die Kanülen nicht abfliegen können, und daß sie, wenn richtig in Stand gesetzt, auch den allerhöchsten Druck aushält. Ihre Handhabung hat nur die eine Schwierigkeit, d. i. die richtige Einfügung des Fiberkolbens, die schräge Applikation der Stempelstange und die richtige Aufquellung der wasserdicht gleitenden Fiberscheibe. Jedoch ist dieser Technizismus von Arzt und Wärterpersonal bald zu erlernen, sofern man sich nur die Mühe gibt, beim Bezug der Spritze dieselbe einmal in allen ihren Teilen auseinanderzunehmen und ihre Bestimmung sich an der Hand dieser Beschreibung genügend klar zu machen.

Übrigens wird die Fabrik von Jetter & Scheerer zugleich mit dieser Publikation den Herren Kollegen diese Spritze durch Abbildung und Beschreibung bekannt geben. Ich sage an dieser Stelle dem Vertreter der Fabrik Herrn Götz meinen aufrichtigen Dank für die Bereitwilligkeit, mit welcher er und seine Fabrik stets meinen immer erneuten Forderungen zur Vervollkommnung der Leistungsfähigkeit der Spritze nachgekommen sind. Ist doch eine funktionstüchtige Spritze eine unerläßliche Vorbedingung für die Infiltration. Ich halte mir nun stets zwei solcher „Schleichscher“ Spritzen in funktionstüchtigem Gebrauch. Nur mit gutem Instrumentarium natürlich geht die Arbeit flott von der Hand. Es gehört wie überhaupt zur Chirurgie auch für die Anästhesie eine gewisse Freude am Exakt-Mechanischen und eine gewisse Liebe und Pietät für unser Handwerkszeug. Ein paar gut funktionierende Pravazsche Spritzen gehören so wie so auch zum Arsenal des praktischen Arztes. Für eine klinische Anstalt ist es aber eine Kleinigkeit, ein trefflich funktionierendes Infiltrations-Instrumentarium dauernd gebrauchsfähig zu unterhalten. Damit aber auch den Herren Kollegen, welche die neue Spritze nicht erwerben wollen, Gelegenheit gegeben wird, mit anderem Material zu arbeiten, lasse ich hier auch die Schilderung des Instrumentariums, wie ich es früher benutzte, unverändert folgen.

Wir hatten früher Spritzen von 2,5, 5 und 10 ccm Inhalt. Solche Spritzen mit dazu passenden Kanülen fertigt auch jetzt noch Herr Wurach, Berlin C., Neue Promenade 4, nach meinen Angaben an. Die Spritzen trugen sämtlich Griffstangen, einen Querbalken, um eventuell die Flüssigkeit auch unter hohem Druck, bei starkem Widerstand in hartem, sklerotischem Gewebe, doch gleichmäßig entleeren zu können. Ob man sich Spritzen mit Ringen statt der Querstangen hält, wird im wesentlichen dem Belieben des Operateurs anheimzustellen sein. Jede Spritze ist brauchbar, welche ohne Kanülenaufsatz bei Schluß mit dem Finger den höchsten Stempeldruck aushält, ohne daß irgendwo Flüssigkeit abfließt.

Diese Probe empfehle ich bei jeder Lieferung von Spritzen anzustellen und nur solche zu akzeptieren, welche diesen maximalen Druck ohne Nebenabfluß aushalten. Man arbeite mit sehr vielen Kanülen und werfe unbrauchbares Material sofort zur Seite. Darum eben pflegte ich Kanülen en gros zu beziehen und hielt solche mit Hartgummifassung für ganz brauchbar, ohne hier die Möglichkeit eines brauchbareren Instrumentariums bestreiten zu wollen, im Gegenteil: ich bin den Kollegen Braatz, Mehler, Ruge, Hofmeister u. a. für ihre Korrektur nach dieser Seite dankbar gewesen. Für einige Operationen gebrauchen wir mehr gebogene Kanülen und auch solche mit stärkerem Kaliber sowie von größerer Länge als die gewöhnlichen, käuflichen. Die Nadeln der Pravazschen Spritze dürfen mit Hartgummiknopf gefertigt sein. Wir können versichern, daß dieselben, bei reichlichem Gebrauche viel billiger als jene mit Metallknopf, durch Einlegen in 5%ige Karbolsäure und mehrmaliges Durchspritzen mit der Karbollösung genügend zu desinfizieren sind. Gebogene Kanülen und große bis 20 g haltende Infiltrationsspritzen fertigt ebenfalls Herr Wurach an.

Zum täglichen Gebrauche wurden eine große Anzahl Kanülen in eine Schale mit 5%iger Karbollösung eingelegt und dieselben ebenso wie alle im Gebrauch befindlichen Spritzen mehrmals ausgespritzt. Die in aseptischem Gewebe benutzten Kanülen werden einfach in die Karbollösung wieder zurückgetan, die bei entzündlichen Erkrankungen benutzten werden beiseite gelegt, gespült in fließendem Wasser und dann erst in absolutem Alkohol und später in 5%iger Karbollösung durch Ausspritzen desinfiziert. Ich hielt mir 2 Glaskästchen, ähnlich den Zuckernäpfchen aus Glas; in dem einen liegen die verschiedensten Sorten von Kanülen, gerade, gebogene, dicke und feine, sämtlich mit feinem Silberstift durchzogen und in aseptische Gaze senkrecht eingestochen (gegen Rost!), in dem anderen wurden die Spritzen aufbewahrt und außer der Zeit ihres Gebrauches noch einmal am Tage desinfiziert. Für ein gutes Funktionieren der Spritzen ist es fast unerläßlich, daß dieselben mindestens alle 2—3 Tage einmal mit Flüssigkeit gefüllt werden, andernfalls wird der Stempel zu leicht trocken und durchlässig.

Der Äthylchloridspray leitet jede Infiltration ein, ausgenommen an Stellen, wo der Ätherstrahl nicht anwendbar erscheint wie in den Körperhöhlen, der Mundhöhle, dem Naseninnern, der Scheide, dem Mastdarm u. s. w. Hier behelfen wir uns mit punktförmiger Unempfindlichgestaltung eines kleinen zirkumskripten Bezirkes mittels konzentrierter Karbolsäurelösungen oder eines feuchten Körnchens Kokain. Wir werden an geeigneter Stelle darüber das Genauere mitteilen. Der Äthylchloridstrahl dient zur Herstellung einer Empfindungslosigkeit am Orte des ersten Einstiches der Nadel. Dieser würde sonst unter Umständen recht empfindliche Schmerzen hervorrufen, und zu einer idealen Anästhesie gehört die Entfernung und Vermeidung jedes deutlichen Schmerzgefühles. Namentlich Kinder und scheue, hypersensitive Menschen kann selbst ein Nadelstich außer aller Fassung bringen. Von mehreren Autoren ist die Verwendung des Äthylchlorids zum Zwecke der primären Einstichanästhesie wegen der Geringfügigkeit des Einstichschmerzes für überflüssig erklärt worden. Ich kann diese Ansicht nicht teilen. Man kann die Sensibilität des Individuums nicht im voraus taxieren und läuft Gefahr, bei ängstlichen Individuen auch durch den kleinsten Schmerz, namentlich im Beginn der Operation, Mißtrauen gegen das ganze Verfahren, welches vorläufig überhaupt bei Arzt und Publikum die Regel zu sein scheint, zu verstärken*). Mir ist der Äthylchloridstrahl unentbehrlich zur anästhetischen Applikation der ersten Quaddel. Für die halbe Minute, während welcher die Haut dem Äthersprühregen ausgesetzt wird, muß natürlich bei Licht Vorsicht walten. Frei brennende Lichtquellen müssen wenigstens einen Meter von dem Operationsherde entfernt gehalten werden. Besonders hervorgehoben zu werden verdient die Forderung, niemals direkt im Bereiche entzündeter Haut primär den Spray zu applizieren, wegen der eventuellen Schmerzhaftigkeit des Erfrierungsprozesses, sondern vom Gesunden her sich durch Quaddelbildung an den Herd heranzuschleichen.

---

*) Wir benutzen ausschließlich Äthylchlorid mit Verschluß nach Dr. Henning und finden dieses Präparat äußerst brauchbar zu dem Zwecke der primären Einstichanästhesie.

5. Neue Lösungen zur Infiltrationsanästhesie. Kombination von Alypin, Kokain, Kochsalz.

Die ständig sich wiederholenden Anpreisungen neuer sogen. ungiftiger Anaesthetica zum Kokainersatz haben natürlich auch in unserer Klinik und Poliklinik (Dr. Wittkowski) immer neue Prüfungen veranlaßt. Hierbei erwies sich der von mir 1891 zuerst eingeschlagene Weg des Selbstexperimentes zur Prüfung des anästhetischen Effektes einer löslichen Substanz in der endermatischen Quaddel als eine überaus einfache und sehr exakte Methode, schnell den Wert resp. Unwert, die Überlegenheit des einen Anästheticums über ein anderes zu erproben. Für die Geschichte der gesamten Lokalanästhesie ist dieser von mir zuerst beschrittene Weg von solcher Wichtigkeit, daß ich es nicht unterlassen kann, an dieser Stelle zu protestieren, daß Herr Braun diese Tatsache verschweigt und Herr Rost in der Therapie der Gegenwart sogar Braun statt meiner als den Entdecker dieser schönen Prüfungsmethode nennt (Therapie der Gegenwart, Die neuen Anaesthetica, von Regierungsrat Rost. März 1906). Nun ist Herrn Brauns Lehrbuch der Lokalanästhesie, in dem die mich völlig ignorierende Empfehlung dieser endermatischen Prüfung des breiteren beschrieben wird, runde 12 Jahre nach der ersten Auflage meines Buches, in welchem dieselbe allseitig erörtert ist, erschienen. Es ist eine eigentümliche Art, über ein Gesamtgebiet mit so wenig historischem Sinn zu referieren. Oder ist auch dies nur einer der vielen, bisher noch immer fehlgeschlagenen Versuche, eine akademische, zünftige und thronberechtigte Tochter an die Stelle meines wildgeborenen Sprößlings zu setzen? Nun, wie dem auch sei, die endermatische Methode der Wertprüfung anästhetischer Lösungen gestattet, schnell und sicher die Resultate zu vergleichen.

Von diesen zahlreichen Versuchen erscheinen mir nur die über das neue Mittel der Bayerschen Fabrik, Elberfeld, Alypin, von Bedeutung für die Infiltrationsanästhesie werden zu können, obwohl ich im ganzen nicht bestreiten möchte, daß Eukain B, Tropakokain, Novokain, Stovain, Anästhesin im Einzelfalle gewiß auch einwandfreie Operationsresultate zeitigen können. Was diesen neuen Anaestheticis an anämisierender Kraft gegenüber dem Kokain abgeht, das haben sie zum Teil durch geringere Giftigkeit voraus, obwohl gerade dieser letzte Punkt schwer ohne große klinische Erfahrungsreihen festzustellen ist. Wer mit der Technik der Infiltrationsanästhesie völlig vertraut ist, wird wohl kaum in der Lage sein, die Einführung eines Kokainersatzes als unbedingt dringend zu wünschen. Bisher bleibt eben theoretisch wie praktisch das Kokain fast allen reinen Anaestheticis in bezug auf die beim Operieren sehr angenehme Anämisierung, d. h. die vasokonstriktorische Potenz, sehr erheblich überlegen. Totzdem würde ich jedes neue Anästheticum mit Freuden begrüßen, welches Aussicht böte, durch geringere Giftigkeit noch größere Mengen anästhesierender Flüssigkeit zu verwenden als das bisher schon geschehen konnte. Mit jedem 100 g Lösung, welche ich zur künstlichen Ödemisierung mehr applizieren kann (s. u.), erweitert sich ja siegreich das Gebiet der Infiltrationsanästhesie und ihrer Indikation. Ganz energisch möchte ich mich gegen das Adrenalin zu Infiltrationszwecken aussprechen. Diese enorm giftige Substanz durchbricht mit einem Schlage das Prinzip der Indifferenz der Lösungen. Mir selbst sind sehr unangenehme Neben- und Nachwirkungen durch Applikation von Adrenalin berichtet worden, und die Tierexperimente enthalten mehr als ein Warnungszeichen (Arteriosklerose, Endarteriitis, Nephritis u. s. w.).

Vom Alypin bin ich nach meinen Versuchen und Anwendungen in der Klinik überzeugt, daß es zu einem erheblichen Fortschritt in der Infiltrationsanästhesie führen kann, jedoch nur mit prinzipieller Kombination mit meiner ursprünglichen Komposition. Wir haben anfangs die Proben so angestellt, daß wir durch Zusatz von Alypin à discretion, etwa eine Messerspitze auf 25 g Schleichsche Lösung, praktisch arbeiteten. Ich war durch diese Verstärkung der Lösung 2 so befriedigt bei völligem Mangel von Intoxikationsphänomenen, daß ich beschloß, in Gemeinsamkeit mit Herrn Dr. Wittkowski, meinem treuen Mitarbeiter und Mitstreiter über ein Dezennium hinaus, das Alypin systematisch zu studieren.

Hier sind die Experimente, welche wir stets gleichzeitig mit denselben Lösungen und Kombinationen an uns vorgenommen haben:

1.	0,01 Alypin 0,2 Natr. chlor. 100,0 Aq.	Geringes Brennen beim Injizieren, nach einiger Zeit Anästhesie wie bei 0,2 Kochsalz überhaupt.

2. Schleichsche Lösung	Völlig anästhetische Quaddel ohne Injektionsschmerz.
3. 0,1 Alypin 100,0 Aq.	Brennt beim Einspritzen, nach einiger Zeit völlig anästhetische Quaddel — etwas weniger Anästhesie als die entsprechende Schleichsche Quaddel — stärkere hyperämische Blutung als bei Schleich.
4. 0,1 Alypin 0,2 Natr. chlor. 100,0 Aq.	Ganz geringes Brennen beim Injizieren, total anästhetische Quaddel, stärkere Blutung beim Sticheln als bei Schleich.
5. Schleichsche Lösung, 10fach verdünnt, also: 0,01 Kokain 0,2 Natr. chlor. 100,0 Aq.	Völlig anästhetische Quaddel mit schmerzloser Injektion, bald Juckgefühl wie beim Morphium.
6. 0,01 Alypin 0,01 Kokain 0,2 Natr. chlor. 100,0 Aq.	Gibt komplette Anästhesie (minimales Brennen bei der ersten Injektion), bei 500 g Injektionsflüssigkeit erst 0,05 von jedem Anästheticum!
7. 0,01 Alypin 100,0 Aq.	Sehr heftiges Brennen beim Injizieren. Quaddel leicht anästhetisch nach einiger Zeit.
8. 0,01 Kokain 100,0 Aq.	Heftiges Brennen, Quaddel vollständig anästhetisch nach einiger Zeit.
9. 0,01 Alypin 0,01 Kokain 100,0 Aq.	Brennen beim Injizieren ist erheblich abgeschwächt (gegen 7 und 8), die Anästhesie ist gleich komplett.

Aus diesen Versuchen geht unzweifelhaft hervor, daß das Alypin zwar dem Kokain an anästhesierender Kraft etwas unterlegen ist, daß es ferner nicht imstande ist, den sehr wichtigen Faktor der Anämisierung des Operationsgebietes beim Kokain zu ersetzen, daß eine aber, und das ist von höchstem Interesse:

eine geeignete Kombination von Kokain und Alypin die Dosis beider herabzusetzen erlaubt.

Es zeigte sich nämlich (s. 7 und 8 der Versuche) daß eine 0,01 proz. Lösung von Alypin oder Kokain in reinem Wasser also in einer Verdünnung von 1 auf 10,000 nicht schmerzfrei zu injizieren war, daß jedoch bei einer Mischung von Alypin 1,0 : 10,000 mit Kokain 1,0 : 10,000 Wasser fast schmerzlos zu injizieren war, und daß die entstandene Quaddel komplett anästhetisch gleich nach der Injektion war, d. h. die beiden Anaesthetica haben bei Mischungen die Eigentümlichkeit, ihre singuläre anästhetische Potenz zu erhöhen.

Es scheint, als wenn der Kokainzusatz durch Anämisierung des infiltrierten Gebietes das Alypin kräftiger zur Geltung kommen ließe. Das gewährte eine schöne Aussicht auf Verwendung von Infiltrationsflüssigkeit im Notfalle bis auf mehrere Liter, womit natürlich die Indikationsbreite der Infiltrationsanästhesie ganz enorm vergrößert wird.

Da in praxi sich diese Kombination als völlig ungiftig und ganz verläßlich erwiesen hat, empfehle ich von jetzt ab zur Infiltration neue Lösungen:

Erste Lösung:
0,1 Kokain
0,1 Alypin
0,2 Natr. chlorat.
100,0 Aq. destill.

Zweite Lösung:
0,05 Kokain
0,05 Alypin
0,2 Natr. chlorat.
100,0 Aq. destill.

Dritte Lösung:
0,01 Kokain
0,01 Alypin
0,2 Natr. chlorat.
100,0 Aq. destill.

In einem demnächst erscheinenden Technikum der Infiltrationsanästhesie werde ich von diesen neuen Errungenschaften Gebrauch machen lehren.

6. Technik der einzelnen Operationen unter Infiltrationsanästhesie.

a) Hautschnitt.

Nach vollzogener Abseifung, Rasur und Desinfektion des Operationsgebietes beginnt die Einleitung der Unempfindlichkeit für den ersten Einstich mit der Pravazschen Nadel. Auf der Cutis wird dieselbe mit Hilfe des Äthylchloridstrahles herbeigeführt, für Schleimhäute muß an die Stelle der Ätherwirkung die der Betäubung durch Betupfen mit konzentrierten Anaestheticis (Karbol 10% oder Kokainkörnchen) treten. Große Vorsicht für die Applikation des Äthers hat überall da zu walten, wo die zarte Feinheit und Empfindlichkeit der Haut oder der Lokalität an sich den Äther ohne weitere Vorsichtsmaßregeln nicht verträgt. In den Riffen und Buchten der Skrotalhaut kann der überfließende Äther nicht so schnell verdunsten wie auf der glatten Fläche der übrigen Körperhaut, er bleibt in den Falten und Fugen liegen und wirkt chemisch heftig reizend, das heißt sehr erheblich brennend. Ebenso ist die Haut in den Schenkelfalten, in den inguinalen und perinealen Umstülpungen, bisweilen auch in der Achsel, am Halse, zwischen den Mammae und in der Analspalte ungeheuer empfindlich gegen den Äther. Man muß daher zunächst alle diese Partien durch dickes Auftragen von Glyzerin in ziemlicher Ausdehnung um das Operationsgebiet herum schützen und zugleich während des Besprayens mit Äther die Falten durch Spannen und Verziehen der Haut auszugleichen streben. Auch muß man sich hüten, den Äther nicht unter Wundtuchränder und Kleidungsstücke fließen zu lassen. Auch hier führt die gehinderte Verdunstung oft zu sehr erheblichem Brennschmerz. Der Spray geht direkt gegen eine kleine bestimmte Partie der Haut, welche für die Einleitung der Anästhesie am günstigsten liegt (wobei es bequemer ist, die Infiltration in der Richtung vom Operateur weg als zu ihm hin zu leiten), und zwar wird so lange gesprayt, bis eine geringe Verfärbung der Haut, ein leichter Eisbeschlag eingetreten ist. Sodann wird unter gleichzeitigem Fortlassen des Sprays die Nadel mit der Spitze nur bis zur vollkommenen Verdeckung des Schlitzes, nicht weiter, direkt parallel zur Haut intrakutan oder endermatisch, ganz langsam eingestochen. Erst wenn die Nadel dicht unter der Haut und nicht weiter als bis zur Verdeckung des Kanülenschlitzes gut eingeführt ist und „sitzt", wird am Stempel ein leiser Druck ausgeübt. Vor der Kanülenspitze entsteht langsam eine an der Peripherie wachsende weiße Quaddel, das anästhesierende Cutisödem. Diesem wird die Größe eines Fünfpfennigstückes durch weiteres und stärkeres Drücken am Stempel der Spritze und unter dauernder Gleichrichtung derselben gegeben.

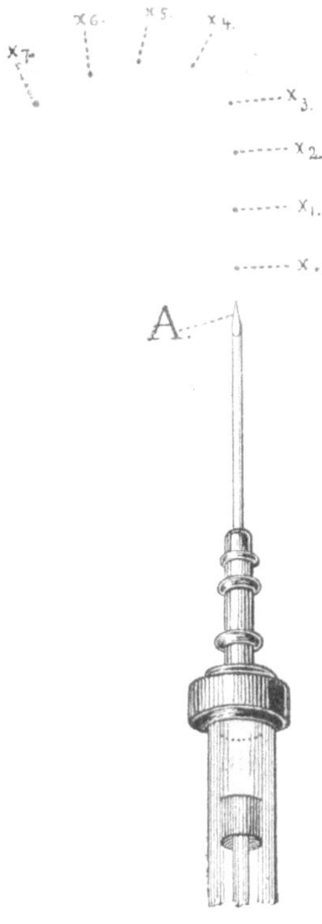

Fig. 12.
Bildung der ersten Quaddel.
A Stelle der Anästhesie durch Äther für den ersten Einstich der Pravazschen Spritze.

Nun wird die Spritze herausgezogen und in der Nähe der Peripherie der Quaddel innerhalb des sofort anästhetischen Gebietes, etwa bei x, von neuem eingestochen und eine neue Quaddel der ersteren aufgesetzt. Erneutes Herausziehen der Spritze und neuer Einstich bei x_1 und so fort, immer im Bereich des entstandenen Cutisödems in seiner peripheren Zone, erneuter Einstich und Quaddelbildung in der Ausdehnung und Richtung des projektierten Hautschnittes (x bis x_7). Die Richtung der Infiltration wird geändert durch Abweichen der Einstichöffnung von der Mittellinie (x_4) und durch Veränderung der Stichrichtung, also durch seitliche, radiäre Drehung der Spritze nach rechts (eventuell links) als ganzes. Man kann die Quaddeln so in jeder Linie, in jedem Winkel vom geraden bis zum rechten, stumpfen und spitzen Winkel aufeinander folgen lassen, von wenigen Zentimetern bis zu mehreren Fuß Länge. Die Kette der Einstiche ist die gewissermaßen punktierte Linie der Schnittführung. Jedes seitliche Abweichen aus der Linie der Infiltration löst sofort Schmerz aus. Diese einfache Tatsache begegnet auf das überzeugendste dem unsinnigen Einwurf, als sei die ganze Anästhesie, welche ich zu erzeugen vermochte, ein Werk einer mir unbewußten Suggestiveinwirkung auf die Patienten. Es wäre doch eine sonderbare Suggestion, deren Einwirkung sich immer gerade nur auf die Zone der Infiltration beschränkte, während einen Millimeter daneben die Beeinflussung der Psyche vorüber wäre. Die gute mechanisch-theoretische Begründung der Ödemwirkung ist plausibel genug, als daß man zu geradezu mystischen Vorstellungen greifen müßte. Ist die Cutis in dieser Weise und in gewollter Ausdehnung anästhesiert, wobei die Breite des Cutisödems ebenfalls beliebig variiert werden kann, je nachdem man sehr bald zur Naht kommt oder nicht, so kommt es auf den einzelnen Fall an, wie sich die Anästhesierung weiter gestaltet. Man kann durch die anästhesierte Cutis sofort den Schnitt machen, man kann aber auch erst die tieferen Lagen durch die Infiltrationslinie hindurch anästhesieren. Auf 3—4 cm der Subcutis rechne ich eine Pravaz-Spritze, so daß also bei sofortiger Tiefenanästhesie die Spritze direkt in das Unterhautzellgewebe entleert wird; auch Fascien und Muskeln kann man so direkt durch die uneröffnete Haut mit mehreren Spritzen je nach gewollter Ausdehnung infiltrieren. Dann erhebt sich das ganze Operationsgebiet wie ein hohes, pralles, zirkumskriptes Ödem, wie eine Beule über das Niveau der Haut heraus. Überall, wo man exakt anästhetisch operieren will, muß das Operationsgebiet in dieser Weise prall gefüllt werden, gleichsam hoch aufgeschwemmt und wie eine weiche, vollsaftige Frucht mit Flüssigkeit durchwässert und gleichsam bis zum Triefen auf der Schnittfläche durchfeuchtet werden.

b) Odemisierung der tieferen Lagen.

Das Infiltrieren gelingt natürlich leicht und unter geringem Druck da, wo das Unterhautzellgewebe locker, weich und leicht verschieblich ist, also über den Malleolen und Kondylen, am Scrotum, Labien, Augenlidern, Handrücken, kurz überall da, wo auch das pathologische Ödem zuerst sichtbar wird; es gelingt erst unter stärkerem Druck an Teilen, an denen das Gewebe straff, kurz, derb oder gar sklerotisch ist wie am Fußballen, in schwieliger Haut, am Nagelfalz, am harten Gaumen u. s. w. Das Nähere soll hierüber im speziellen Teil der Technik bemerkt werden. Tiefer als bis in die Muskeln und Fascien direkt durch die Haut vor ihrer

Durchschneidung zu anästhesieren, empfiehlt sich nur da, wo die tiefsten erreichbaren Schichten schon nahe unter der Haut liegen, so am Finger, über den Knochenleisten und Vorsprüngen überhaupt, am Kopfe, am Sternum und Clavicula. Hier kann durch langsames Tiefersenken der Spritze sofort auch das Periost mit anästhesiert werden, während man den Widerstand am Knochen fühlt. Denn an sich macht kein Gewebe eine Ausnahme von dem Satze: Jedes mit unseren Lösungen künstlich ödemisierte Stratum ist anästhetisch. Das gilt ebenso für Haut und Schleimhaut wie für seröse Häute, Periost, Synovialmembranen, Fascien und Muskeln, für Lymphdrüsen, Nervensubstanz und Körperhöhlenorgane. Ja, es gilt indirekt sogar für den Knochen. Derselbe wird nämlich für denselben Umfang anästhetisch, als es gelingt, sein Periost zu infiltrieren, erstens, weil er seine Nervenversorgung zum Teil von dem Perioste erhält, und zweitens, weil es gelingt, durch subperiostale Injektionen auch das Mark zu ödemisieren. Davon haben wir uns viele Male überzeugen können. Der rings in einem Kreise periostal infiltrierte Knochen kann mit Säge oder schneidender Zange durchtrennt werden, ohne daß auch nur eine Spur Empfindung ausgelöst wird. Man kann in der Ausdehnung der vollendeten periostalen Infiltration hämmern, meißeln, brechen oder brennen, der Patient spürt nichts als die dadurch verursachten Geräusche, und wenn man ihm, wie in solchen Fällen billig, die Ohren verstopft, so hat er auch davon gar keine unangenehme Sensation. Daß dem so ist, wird verständlich, wenn man sich wie wir in jedem Falle davon überzeugt, daß auch das Mark des Knochens infiltriert erscheint. Da also alle Nervenelemente des Knochens von der anästhesierenden Flüssigkeit umspült sind, muß natürlich die Anästhesie hier ebenso funktionieren und funktioniert in der Tat wie überall. Nur bei entzündlicher Veränderung des Knochenmarkes (Osteomyelitis) empfiehlt es sich bisweilen, die Knochenschale an einer Stelle aufzumeißeln, nach periostaler Anästhesierung, und durch die Lücke hindurch das Mark für sich zu infiltrieren wie jedes andere Gewebe. Gelangt man im Verlauf der Operation an größere sensible Nervenstämme, so ist Betupfen mit $5^0/_0$iger Karbolsäure (eventuell punktförmige Injektion derselben in den Nervenstamm) ein gutes Mittel, sie für einige Zeit unempfindlich zu machen, wenn man nicht vorzieht, direkt in ihre Umgebung von neuem eine Infiltration vorzunehmen. Überhaupt muß selbstverständlich nach Vornahme des Hautschnittes unter möglichst breitem Offenhalten der Wundränder durch Haken (zarter, gleichmäßiger, aber kräftiger Zug senkrecht zur Schnittrichtung) die Infiltrationszone vorsichtig in die Tiefe vorgeschoben werden. Bei Amputationen müssen die zu durchschneidenden Nervenstämme für sich anästhesiert werden. Das Operieren innerhalb nicht anästhesierten Gebietes ist eine persönliche Ungeschicklichkeit oder ein Mangel an Verständnis für das Prinzip, welches bei sinngemäßer Verwendung und bei technischer Ausführbarkeit gar nicht versagen kann, sondern stets zu einem oft erstaunlich glänzenden Resultat führt. Ich muß Mikulicz und Gottstein recht geben, wenn sie auch subkutan von einer Quaddel aus so viel Teile wie möglich zu infiltrieren suchen, wir pflegen gleichfalls von einer Stelle aus möglichst das ganze Gebiet der Operation aufzuschwemmen, falls es ohne zu starke Drucksteigerung möglich ist. Theoretisch wächst in der Tat, wie Mikulicz betont, die Infektionsgefahr mit der Zahl der Einstiche, da ja die tieferen Epidermisstraten nicht abtötbare Pilzkeime enthalten können. In praxi freilich habe ich diese Gefahr niemals als wirklich bestehend anerkennen müssen. Die Hauptsache ist Asepsis und Analgesie. Man muß sich immer bewußt bleiben, daß nur das infiltrierte Gebiet schmerzlos ist, und daß, wenn man Schmerzen verursacht, das ein Zeichen ist, daß eben nicht genügend ödemisiert ist. Es ist ein persönlicher Fehler, wenn man den Patienten da, wo die Infiltration überhaupt technisch möglich ist, unter dieser Methode einen direkten Schmerz fühlen läßt.

c) Nähte.

Es muß ausdrücklich bemerkt werden, daß die Infiltration an einer Stelle 15—20 Minuten exakt anhält*). Kommt man also im Verlaufe der Operation zu einem Gebiete zurück, welches vor länger als 20 Minuten infiltriert worden ist, so muß die Infiltration

*) Das tut nur die Anästhesie mit meinen Originallösungen. Eukain B gibt eine viel kürzer dauernde Anästhesie wegen der fehlenden Anämisierung.

von neuem vorgenommen werden. Auf diese Weise könnte man an einer Stelle stundenlang operieren. So z. B. müssen für die Hautnähte nach vollzogener Operation, welche sich längere Zeit hingezogen hat, in noch näher zu beschreibender Weise neue Quaddeln angelegt werden, wenn nicht die Operation von so kurzer Dauer war, daß die Haut nach ihrer Beendigung noch anästhetisch ist, natürlich nur im Bereiche der angelegten Quaddeln. Für solche kurzdauernden Eingriffe mit folgender Naht empfiehlt es sich von vornherein, die Quaddeln so breit zu gestalten, daß beiderseits neben den künftigen Wundrändern Fäden und Knoten Platz haben.

Andernfalls muß von dem umgekippten Hautrande her durch das Unterhautzellgewebe intrakutan an der Stelle des geplanten Einstiches der Nähnadel zu beiden Seiten der Schnittlinie je eine Quaddel gesetzt und durch beide der Faden geführt werden (S. 249).

Für die Nähte in der Tiefe gilt natürlich dasselbe; wofern nicht durch die vorausgegangene Infiltration hier Anästhesie schon besteht, muß dieselbe durch neue herdweise Ödembildung für die Nähnadeleinstiche gebildet werden.

d) Blutstillung.

Für die Blutstillung muß ganz im allgemeinen bemerkt werden, daß die Blutung in voll infiltriertem Gebiet minimal zu sein pflegt. Blutpunkte werden wie gewöhnlich mit Schiebern umfaßt und die Unterbindungen wie sonst vorgenommen. Es kommt vor, daß die im Verlauf des durchschnittenen Gefäße verlaufenden sensiblen Nervenästchen im Moment der Anklemmens der Arterie schmerzen. In solchen Fällen muß vor dem Pinzettenschluß die betreffende Stelle mit einem Tröpfchen 5%iger Karbollösung leicht betupft werden, das pflegt zu genügen, mehr flächenhaft die durchschnittenen Nervenäste leitungslos zu gestalten, sonst wird neue Infiltration an zirkumskripter Stelle mehr in die Tiefe erforderlich. — Bei Schleimhautoperationen, welche im übrigen in ganz gleicher Technik ausgeführt werden, wie wir noch bei den Operationen der Mundhöhle, der Scheide, des Mastdarmes sehen werden, muß der erste Einstich durch Betupfen mit einem ganz kleinen Wattebäuschchen, welches um die Branchen einer zarten Pinzette gewickelt und in eine konzentrierte Karbol- oder Kokainlösung (feuchtes Körnchen) ganz oberflächlich eingetaucht ist, empfindungslos gemacht werden. Das gelingt ganz gut, zumal eine feine Nadel noch leichter ganz flach unter das Epithel eingeschoben werden kann als unter die Epidermis. Sowie die erste Quaddel gebildet ist, hat man gewonnenes Spiel, denn von dem einmal anästhetischen kleinen Bezirk aus kann man beliebig große Strecken infiltrieren und damit schmerzlos machen.

Das sind einige der wichtigsten allgemeinen Gesichtspunkte, welche beobachtet werden müssen überall, wo die Anästhesie durch Infiltration Anwendung findet.

e) Entzündete Teile.

Es besteht jedoch von vornherein ein großer Unterschied zwischen der Anästhesierung eines Gebietes mit normaler und eines solchen mit pathologisch gesteigerter Empfindlichkeit. Für die letztere Eventualität ist es namentlich die durch Entzündung gesetzte Hyperästhesie der Teile, welche eine etwas abweichende Technik auch in allgemeinen Zügen verlangt. An sich ist es zweifelsohne, daß auch die hochgradige Hyperästhesie der Teile durch Etablierung eines künstlichen Ödems in unserem Sinne absolut aufgehoben wird. Sowie die Infiltration vollzogen ist, ist auch jeder Schmerz beim Eingriff ausgeschlossen. Aber für die Erreichung dieser Schmerzlosigkeit ist es unerläßlich, daß im gesunden Gebiete fern ab vom Herde die Anästhesierung des Unterhautzellgewebes beginnt. Es wird also typisch im gesunden Gewebe, tunlichst weit rückwärts (mehrere Zentimeter) vom Herde, mit der Sprayapplikation begonnen und nun durch die erkältete Partie und gebildete Hautquaddel die Nadel schräg gegen den Herd in die Tiefe eingestochen und unter langsamem Druck eine volle Spritze der Lösung so entleert, daß sicher die Infiltration sich außerhalb der entzündlichen Zone erhält.

Es hält sich dann immer noch die Infiltration innerhalb der Grenzen des operativ zu behandelnden Gebietes, denn ich pflege genau so weit im Gesunden das Gewebe zu infiltrieren bei Entzündungen, als ich es zwecks Anästhesierung ödemisiert habe. Also auch diese Form der Anästhesie ist durchaus lokal, nicht regional.

So wird denn an vier Polen des runden Entzündungsherdes zunächst das Unterhautzellgewebe infiltriert und dann erst von der Peripherie her an einer Stelle, etwa bei x, ebenfalls im Gesunden beginnend, die Cutis selbst infiltriert. Nun folgt wiederum Quaddel neben Quaddel, wobei zu bemerken ist, daß die entzündete Haut mit ihren weiten Lymph- und Bluträumen, mit ihrem großen Saftgehalt viel leichter und viel diffuser infiltrierbar ist als die gesunde. Dadurch gelingt es, gerade in hochgeröteter und geschwollener

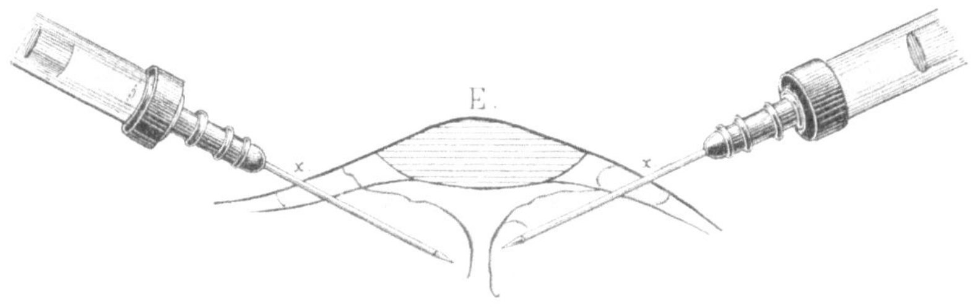

Fig. 13.

Haut die Welle der Flüssigkeit überraschend leicht und schnell von einer Stelle aus einen ganz erheblichen Teil des Entzündungsherdes überschwemmen zu lassen. Man sieht es deutlich, wie überaus prompt die weiße Zone der Infiltration überhand über das hohe Rot der Inflammation gewinnt. Dabei zeigt sich dann eventuell, daß der Druck, die Spannung, die natürlich sehr langsam, mehrfach auf Minuten unterbrochen und gleichsam tastend gesteigert werden müssen, an ganz zirkumskripten Stellen dennoch fortgeleitet werden, nämlich unter Umständen zwischen Lücken der vorher gesetzten subkutanen Infiltrationsherde hindurch. Darüber gibt der Patient, eventuell befragt, ganz präzise Auskunft, an welchen Stellen noch Schmerzleitung besteht, und andernfalls muß man noch diese oder jene, zwischen den Infiltrationsherden liegenden subkutanen Gebiete durch neue Einstiche und Ödemisierung zur Ruhe bringen.

Ist dann so viel erreicht, daß die Infiltration kaum noch als Druck oder Spannung empfunden wird, so kann man unter beliebig starkem Druck das ganze erkrankte Gebiet aufschwemmen und schmerzlos exzidieren. In dieser Weise pflege ich z. B. die Furunkel oder Karbunkel zu behandeln. Wer sich mit einfacher Spaltung begnügen will, für den liegen die Dinge sehr viel einfacher. In diesem Falle braucht man nur von der gesunden Haut eine Quaddelreihe über den Herd anzulegen, eventuell eine zweite zur Kreuzung, und alsdann läßt sich die einfache Kreuzinzision vornehmen, der man durch sekundäre Infiltrationen in der Tiefe beliebige Ausdehnung geben kann. Prinzipiell nur muß man sich in acht nehmen, jemals in einen Abszeß, eine Exsudatstelle, einen pathologischen Herd der Entzündung direkt Flüssigkeit primär zu injizieren; das erhöht nur den allseitigen Druck und kann recht schmerzhaft sein. Wo also ein Abszeß, ein Infiltrationsherd vorhanden ist oder befürchtet werden muß, ist es allgemein so zu machen, daß man durch primäre Cutisinfiltrationen hindurch inzidiert, dann gleich tiefer und zunächst an einer kleinsten Stelle im Prinzip den Herd eröffnet, den Eiter abfließen läßt und dann erst die weiter benötigten Eingriffe durch sekundäre Infiltrationen und weite Spaltungen der Abszeßmembran schmerzlos gestaltet. Also für Entzündungen gilt als wichtigste Regel: niemals innerhalb des entzündeten Gebietes mit der Infiltration zu beginnen, sondern stets im gesunden, und niemals in einen Abszeß oder direkt in das entzündliche, herdförmig angesammelte Exsudat zu injizieren. Ich pflege das auch so auszudrücken, daß die Anästhesie bei Entzündungen aus dem Gesunden konzentrisch gegen den zentralen Herd vorzudringen hat. Selbstverständlich benutzen wir für diese Fälle und ähnliche im Anfang unsere Lösung I und erst, wenn die Infiltration mechanisch nicht mehr schmerzt, II oder III.

Für chronisch entzündliche Gebiete, namentlich mit Sklerosierungen und Narbenbildung, muß ebenfalls Lösung I in Anwendung kommen, wenn Neurombildungen innerhalb der straffen Bindegewebsstraten die Injektion empfindlicher machen. Hier bedarf es wegen der festgefügten Struktur der kallösen Massen oft eines ziemlich starken Druckes, um die Flüssigkeit in dieselben zu treiben. Ja, in einem Falle von Skirrhus der Mamma gelang es mir nicht, einen Tropfen in das Gewebe zu injizieren. Da hat natürlich die Methode ihre Grenze, wie überhaupt überall da, wo es nicht gelingt, die Infiltration zu vollziehen, auch keine Wirkung erwartet werden darf. Die Fälle sind jedoch so extrem selten, daß vergleichsweise die Kontraindikationen, welche die Narkose hat, und bei welchen sie ihrerseits nicht zum Ziele führt, dagegen häufig zu nennen sind. In solchen Fällen der Unzulänglichkeit dieser Methode kommt immer noch die Kombination der kurzen und flachen Inhalationsnarkose mit eingestelltem Gemisch (Gemisch I) mit der Infiltration in Frage; während der Einleitung der Narkose gelingt es oft, überraschend gut zu infiltrieren. Und das, was Mikulicz „Halbnarkose" genannt hat, ist im Verein mit der Infiltration oft ein vorzügliches und ebenfalls ungefährliches Mittel zur vollendeten Analgesie einer Operation, wie wir das weiter unten ausführlicher beschreiben werden.

f) Verletzungen.

Für Verletzungen der Haut und Weichteile ist das Verfahren wohl geeignet, dem Arzte die ausgedehnteste und sorgsamste Desinfektion zu ermöglichen, weil eben eine Wunde unter Anästhesie begreiflicherweise besser gereinigt werden kann, als wenn die Maßnahmen durch die Schmerzäußerungen und die Abwehrbewegungen des Patienten mehr oder weniger unterbrochen und gehemmt werden. Seien es Schnitt-, Riß- oder Quetschwunden, die in unsere Behandlung gekommen sind, sie sind mit sehr spärlichen Ausnahmen mittels Infiltrations-Anästhesie primär behandelt worden. Nehmen wir an, es läge eine Verletzung der Kopfhaut vor, eine Hiebwunde mit gequetschten und verunreinigten Rändern von etwa 6 cm Länge.

Wir schneiden an einer Stelle mit einer Schere die Haare möglichst dicht an der Haut fort und machen erst das ganze Gebiet unseres Handelns völlig anästhetisch, ehe irgend etwas zur Desinfektion vorgenommen wird.

Etwa bei a, weit genug, daß der Äther die Wundfläche nicht erreichen kann, von dem Orte der Verletzung ab, wird der Spray appliziert und die Spritze mit unserer Lösung II eingestochen und von hier gegen die Wundlinie eine Quaddel gebildet, bei a_1 die zweite, welche den Wundrand schon erreicht; man bemerkt, daß etwas von der infiltrierten Flüssigkeit von dem zerrissenen Rande der Haut wieder abfließt. Bei a_2, a_3 . . . werden immer in einiger Entfernung von der Haut die neuen Einstiche natürlich im Bereich der vorhergehenden Hautquaddeln erneuert, bei a_7 wird der eine Wundwinkel überbrückt und nun über a_8 bis a_{12} parallel dem gegenüberliegenden Wundrande infiltriert. Bei a_{12} erreicht die Endquaddel die des Anfanges. Nun ist schon der größte Teil der Wundfläche ebenfalls anästhesiert, jedoch noch nicht die Tiefe der Wunde. Es werden daher mit eventuell neugefüllter Spritze durch eine schon unempfindliche Partie des Wundrandes auch die tieferen

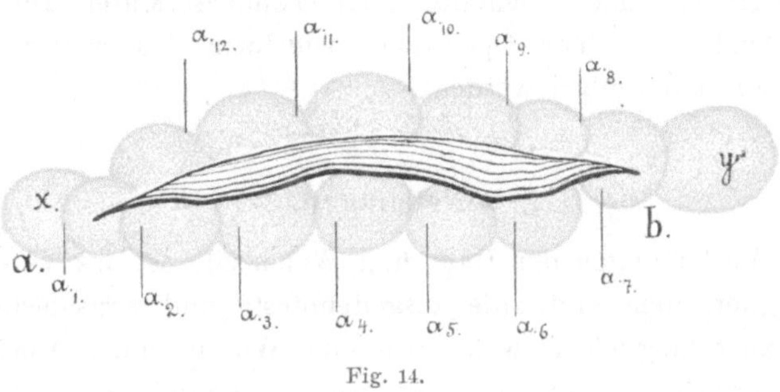

Fig. 14.

Bezirke mit der Flüssigkeit aufgeschwemmt, gleichsam aufgebläht, und das so lange und so weit, als die Verletzung, die Kontinuitätstrennung der Gewebe resp. die erforderlichen chirurgischen Eingriffe sich erstrecken. Erst, wenn so die Grenzen der Infiltration völlig sich decken mit denen der zu desinfizierenden Gewebsteile, beginnt die Desinfektion. Die Infiltration nimmt bei einiger Übung höchstens 2—3 Minuten in Anspruch und geht schneller, als man gemeinhin denkt. Quaddelbildung und neuer Einstich folgen sich bei einigem Geschick so schnell aufeinander, daß von einem nennenswerten Zeitverlust gar nicht die Rede sein kann, abgesehen davon, daß die Annehmlichkeit des Zieles, völlig ohne Schmerzen manipulieren zu können, die geringe Mühe und kurze Dauer der Vorbereitungen reichlich belohnt. Nun kann gebürstet, geseift, gerieben werden, so viel man will, der Patient fühlt nichts, als daß da überhaupt etwas gemacht wird. Ein Arzt schildert die Empfindung so, als wenn ihn jemand kämme. Man kann glatt rasieren, die Wundränder abtragen und glätten ohne jede Spur einer schmerzhaften Empfindung. Bei b und a_{12} können die Wundwinkel durch Einschnitte verlängert werden, eventuell durch neue Instillationen in ganz beliebiger Ausdehnung über x und y hinweg, mit scharfen Haken kann die Wunde auseinandergezerrt und die Tiefe der Verletzung inspiziert und gut gesäubert werden. Ist das Periost verletzt, muß es zurückgeschabt oder exzidiert werden, so braucht man nur durch schon anästhesierte Teile hindurch in der Tiefe die Maschen desselben ebenfalls mit Flüssigkeit zu füllen, um alles Nötige vornehmen zu können. Genug, die Desinfektion, Glättung und Aseptizität kann in aller Gründlichkeit und mit größter Ruhe und Peinlichkeit vollzogen werden. Selbst bei Kindern gelingt es ausnahmslos, auf diese Weise Schmerzlosigkeit und durch Toleranz bei der Desinfektion den glatten Wundverlauf zu sichern. Soll eine primäre Naht angelegt werden, so braucht man nur die Nadeln innerhalb der infiltrierten Partien der Haut, der Galea, des Periosts anzulegen, um auch diesen Akt ebenso wie eventuelle Umstechungen oder Unterbindungen völlig schmerzlos und sachgemäß zu gestalten. Andernfalls, wenn die Naht weiter vom Wundrande zurückgelegt werden muß, ist es nur nötig, von den umgeklappten, mit einer Pinzette umgebogenen Hauträndern her durch die infiltrierte Zone derselben die Kanüle weiter vorzuschieben und von der Tiefe her zur Hautoberfläche umgekehrt perkutan eine Quaddel dahin zu setzen, wo der Einstich der Nadel erwünscht erscheint, sagen wir einmal bei x und y. Wittkowski hat auf diese Weise bei Mensur unter Anästhesie geflickt, wogegen sich vielleicht der bekannte Heroismus und das tapfere Selbstbewußtsein des deutschen Studenten im Prinzip sträuben kann, die Möglichkeit aber, auf diese Weise schmerzlos zu flicken, ist absolut erwiesen.

Dann wird die Nadel bei x ein- und bei y ausgestochen und der Faden wie gewöhnlich geknüpft. Sollten in das Schädeldach Haare, Kopfbekleidungsfetzen, Schmutzteile oder Fremdkörper (Messerspitzen, Glasscherben etc.) vermittelst einer Fissur eingeklemmt sein, so kann nach umfangreicher Infiltration und Zurückschiebung des Periosts die Meißelung am Schädeldache unbedenklich vorgenommen werden. Ich habe auf diese Weise mehrere Stichverletzungen des Schädels behandelt und einmal ein eingeklemmtes Stückchen einer Weißbierkruke, die auf dem Schädel zerschlagen war, entfernen können; auch würde mich vorkommendenfalls nichts davon abhalten, eine Stückfraktur des Schädels mit oder ohne Depression genau so zu behandeln. Der Erfolg absoluter Schmerzlosigkeit des Eingriffs kann gar nicht ausbleiben.

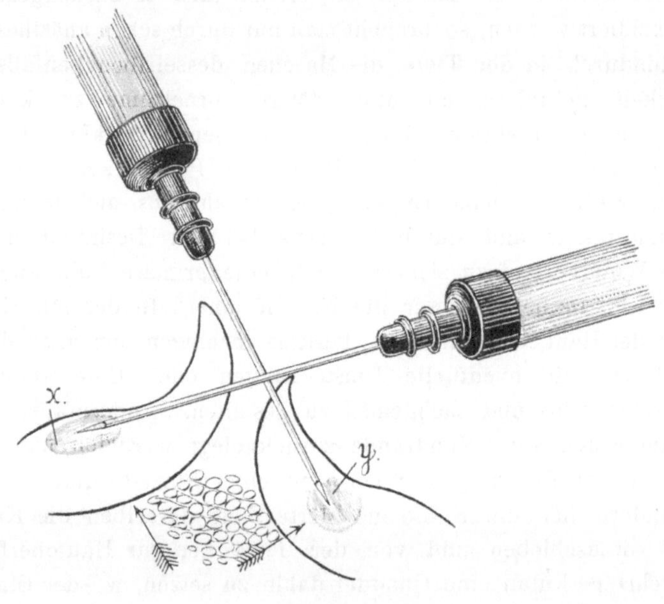

Fig. 15.
Unterhautfettgewebe.

Verletzungen an anderen Körperteilen werden naturgemäß mit einigen durch die Lokalität bedingten Abweichungen der Technik genau nach denselben Prinzipien versorgt. Schnitt- und Rißwunden der Lippen, der Nase und einmal eine sehr ausgedehnte Verletzung des Ohres sind mit meinem Verfahren anästhetisch behandelt worden. In jedem Falle ist es empfehlenswert, immer erzt zu anästhesieren und dann zu desinfizieren, und zweitens niemals so nahe an dem Wundrande mit der Infiltration zu beginnen, daß die Flüssigkeit, ohne zu infiltrieren, das Gewebe sofort passiert und von der Schnittfläche abrieselt. Dieselbe darf niemals nur gleichsam durch das Gewebe hindurch gespritzt, hindurch filtriert werden, sondern muß ihm inkorporiert, eben infiltriert bleiben bis zur Vollendung des Eingriffes. Wem es bedenklich erscheinen sollte, vor jeder Desinfektion die Einstiche vorzunehmen, den bitte ich zu bedenken, daß die Gefahr einer Infektion des Stichkanals deshalb theoretisch gering erscheint, weil erstens die Kanülen feucht aus der 5%igen Karbollösung genommen werden und so den Stichkanal vor Infektion sichern, und daß zweitens die nachfolgende Desinfektion auch die Stichöffnungen gründlichst säubert. Hier waren aber für mich meine Erfahrungen ebenfalls allein ausschlaggebend und völlig beruhigend; denn diese Art der primären Versorgung frischer Verletzungen hat mir während zweier Jahre, durch welche ich fast alle nennenswerteren, auch schweren Verletzungen der Angehörigen der Loeweschen Gewehrfabrik in dieser Weise behandelte, in keinem Falle den Erfolg durchkreuzt. Es ist keine Infektion, weder in den Wunden noch in den Stichkanälen, zur Beobachtung gekommen. Bei den Infiltrationen im Gesicht muß man nicht zurückschrecken vor den oft überraschend hohen Ödemen, welche die Infiltration in den weichen Gewebsmaschen desselben entstehen läßt; dieselben bilden sich sehr bald zurück, und im übrigen läßt sich in einem Gewebe um so besser anästhetisch operieren, je leichter und diffuser die Etablierung des künstlichen Ödems in ihm gelingt. Natürlich bleibt an der Lippe, in der Nähe der Atmungsöffnungen (Nasenflügel) und in der Nähe des Auges der Ätherspray außer Funktion, an seine Stelle tritt die punktförmige Betupfung mit Kokain oder mit Acid. carbol. 10% oder pur., erstere zumeist an Schleimhaut, letztere auch an ganz kleiner Stelle auf der zarten und dünnen Haut. Man muß sich die Lokalitäten mit einigem Geschick auszuwählen verstehen, welche zur Anästhesierung des ersten Einstiches die günstigsten sind, und je nach der gewählten Lokalität mit Ätherspray oder konzentrierter Kokain- resp. Karbollösung vorgehen resp. von ferneren geschützten Stellen aus sich mit einer Quaddellinie zum Herde schleichen. Für die Anästhesierung perichondralen, peritendinösen und synovialen Gewebes gilt natürlich dasselbe wie vom Periost. Das von ihnen nervös versorgte Stammgewebe ist nach Infiltration schmerzlos in derselben Ausdehnung, wie es der Knochen durch das anästhesierte Periost ist.

Verletzungen an den Fingern und Zehen erfordern es, den Primäreinstich ziemlich weit rückwärts von der Wunde anzulegen, und gemäß der zylindrischen Struktur der Endglieder gelingt es, fast von einem Einstiche aus die ganze Finger- oder Zehenkuppe zu füllen. Das geschieht bei Verletzungen, Abriß, Abschnitt, Abquetschung des Gliedes stets, wenn man weit genug rückwärts zu infiltrieren beginnt, so daß die Flüssigkeit direkt durch die getrennten Gewebsmaschen wieder ausfließen kann. Auch pflege ich die Infiltration hier von der Kante des Fingers an den Nerven- und Arterienstämmen entlang primär zu beginnen, und zwar abwechselnd auf beiden Seiten.

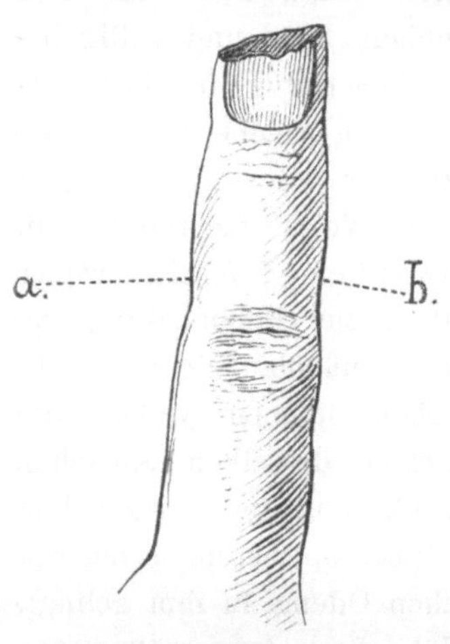

Fig. 16.
Anästhesierung einer abgerissenen Fingerkuppe.

Zunächst wird bei a ätherisiert und infiltriert, und zwar von einer Quaddel aus durch langsames Vorschieben der Spritze und gleichzeitiges Entleeren durch Druck. Es wandert deutlich erkennbar die weiße Infiltrationswelle aufwärts zur Fingerspitze. Ist die Fingerkuppe eventuell durch nachrückende Neueinstiche bei a zur Hälfte prall und schneeweiß gefüllt, so beginne ich von b in gleicher Weise unter Wiederholung der Ätherisation der Stelle des ersten Einstiches bei b die andere Hälfte des Gliedes mit Flüssigkeit zu füllen, bis auch dieses schneeweiß und total anämisch erscheint. Dann werden zur Sicherung der periostalen Ödemisierung noch einige Spritzen direkt in die Fingerbeere resp. in die Wundfläche und ihre Tiefe entleert und sodann, wenn nirgends mehr Empfindung besteht (zarte Probestiche mit der Nadel der Spritze), die Operation begonnen. Während dieser Zeit kann von dem Assistenten resp. von der linken Hand des Operateurs der Finger seitlich komprimiert werden, das genügt, um die vollendete Ischämie durch Verdrängung des Blutgehaltes des Gliedes vermittelst der Ödemflüssigkeit auch während der ganzen Dauer der Operation zu erhalten, denn die Esmarchsche Konstriktion mit dem Schlauche haben wir in jedem Fall, bei völliger Anämie der Teile, entbehren können. Ist die Endphalanx verletzt, zersplittert oder gebrochen, so kann man nach allen Regeln der Kunst ihre Glättung, Resektion u. s. w. ausführen, sofern die Infiltration in der Tat auch die Periosthüllen des Knochens erreicht hat.

Ist irgend ein Gelenk eröffnet, so gestaltet sich die Infiltration möglichst weit von der Wunde beginnend zu einer vornehmlich periartikulären, z. B. am Finger auch durch Einstiche rings um die Peripherie des Gliedes herumgeführten, nachdem die Haut und die zwischenliegenden Teile ödemisiert sind. Es ist nicht nötig, direkt durch das Gelenk zu gehen, es genügt stets, von den Seiten und den volaren resp. dorsalen Flächen her die periartikulären Gewebe einschl. der Synovialmembran zu überschwemmen. Ist so die Umgebung und die Gelenkkapsel, wie bei Arthritis urica, aber gleichmäßig kolbig aufgebläht, so kann man die Gelenkbänder seitlich durchschneiden, eventuell Gelenkschlitze verbreitern und die Gelenkenden herausbiegen. Auch die Resektion läßt sich vornehmen, sowie die periostalen Teile der Phalangen genügend infiltriert erscheinen. Das Periost wird beiderseits zurückgeschoben und nun die empfindungslosen beiderseitigen Knochenenden abgetragen. Das Verfahren braucht durchaus nicht Halt zu machen vor ausgedehnteren und erheblicheren Verletzungen, Sehnennähten, Nervennähten, Kontinuitätsunterbindungen der Gefäße; diese sind, wo sie durch Verletzungen notwendig wurden, in einer durchaus nicht kleinen Anzahl von Fällen von mir mit dem besten Erfolge schmerzlos und ohne Narkose ausgeführt worden. Nur um zu beweisen, daß in der Tat auch eingreifendere Korrekturen verletzter Partien sich damit vornehmen lassen, will ich hier mitteilen, daß im Beisein vieler Ärzte von mir die Naht einer gebrochenen Patella zu allgrößtem Erstaunen freilich des Patienten in einer $^1/_2$stündigen Operation schmerzlos sich vollziehen ließ. Nach querer Quaddelbildung in der Haut, der Mitte der Diastase der Knochenstücke entsprechend, und sofortiger perkutaner Ödemisierung des Unterhautzellgewebes und der Maschen der Bursa praepatellaris wurde in einem unempfundenen Messerzuge die Weichteildecke durchschnitten und mit dünner

Lysollösung die Gerinnsel zart fortgespült und entfernt. Von den Schnittflächen her gelang es leicht, die Periostallappen beider durch Druck genäherter Fragmente so vollkommen zu anästhesieren, daß nach Betupfen mit 5% Karbollösung es gelang, schmerzlos die Frakturlinien zu säubern und die Fragmente mit Silberdraht, die Periostlappen mit Seide*) zu vernähen. Darüber vereinigte eine fortlaufende Naht die Haut. Auch mehrere Fälle komplizierter Metakarpal-, Phalangeal- und zweier Vorderarmbrüche habe ich unter lokaler Anästhesie behandelt. Das sind Fälle, bei denen man sich bisweilen der dünnsten Lösung (III) zu bedienen hat, weil die Größe der Fläche und die Vielbuchtigkeit und vielwinklige Beschaffenheit größerer zerrissener Wunden eine große Menge anästhesierender Flüssigkeit verlangt. In diesen Fällen arbeitet man dann auch mit 10 oder 20 g haltigen Spritzen, mit etwas dickeren Kanülen. Damit werden viel diffuser und schneller die Gewebe intermuskulärer Septen und Fascien sowie die Muskeln selber in den Zustand der Aufschwemmung und damit der Anästhesie versetzt.

Für solche ausgedehnteren Verletzungen ist es meist nicht nötig, von der intakten Haut her sich eine Stelle des ersten schmerzlosen Einstichs zu erwählen. Innerhalb eines stark zerfetzten Unterhautfettgewebes findet man, namentlich in dem peripherischen Teil der abgerissenen Nervenenden, also in dem zentripetalen Teil der Wunde, meist eine völlig unempfindliche, außer Nervenverbindung befindliche Gewebsstelle, durch welche man die ersten Infiltrationen einleiten kann. Durch zarten, schonenden, tastenden Probestich mit der Nadel findet man in zerfetztem Gewebe leicht eine solche, durch die Läsion anästhetische Stelle. Dann kann man umgekehrt wie gewöhnlich die Hautränder auch vom Unterhautzellgewebe her rings um die Wunde mit Ödemflüssigkeit füllen, ebenso wie man das für zirkuläre Infiltration in allen Fällen sekundärer Naht machen muß.

---

*) Seide ist mein ausschließliches Näh- und Unterbindungsmaterial. Dieselbe betrachte ich als ebenfalls organische Substanz der Resorption genau so zugänglich wie das schwerer zu desinfizierende Catgut. Seit zehn Jahren bediene ich mich derselben ganz einheitlich und habe nie einen Nachteil davon erfahren. Jeweiliges Ausgestoßenwerden ist ohne Bedeutung.

g) Unterbindungen von Gefäßen in der Wunde und in der Kontinuität.

Es ist hier zu bemerken, daß die Blutung innerhalb gut infiltrierten Gewebes außerordentlich gering zu sein pflegt, sei es, daß die Gefäße allein durch die perivaskuläre Drucksteigerung ischämisch erhalten bleiben, sei es, daß die chemische Alteration des Gewebssaftes durch Angiospasmen die Leere der Gefäßrohre unterhält. Jedenfalls fließt das Blut nur spärlich über die glasig-sulzige Schnittfläche des Unterhautfettgewebes. Nur größere Äste zeichnen Blutspuren über die infiltrierten Gewebsmaschen. Das ist genau derselbe Anblick und mechanisch genau derselbe Vorgang, als wenn man in pathologisch ödematösem Gewebe arbeitet. Man glaube nicht, daß dieses Aufquellen der nachgiebigeren Gewebsmaschen, namentlich der bindegewebigen Septen und des Fettgewebes, die topographische Orientierung beim Operieren erschwert, im Gegenteil, die scharfe und leicht auffindbare Sonderung des Bindegewebes mit seinen durchsichtigen, sulzig aufquellenden Maschen differenziert sich vorzüglich von allen andersartig strukturierten und deshalb in statu infiltrationis leicht unterscheidbaren Gewebsteilen. Da man in solchen durchsichtigen, öfter leicht bläulich wie Kristalleis durchscheinenden Gewebsmaschen auch stumpf arbeiten kann, so werden in der Tat einige Operationen technisch direkt leichter, wie wir noch sehen werden, z. B. die Tracheotomie, die Urethrotomie, weil durch die Infiltration der vorgezeichnete Weg intermuskulärer Septen sehr markant in die Augen fällt. Für pathologische Zustände ist es mir wertvoll, vermöge dieser Infiltration sehr deutlich auch unbedeutende Gewebsveränderungen schon makroskopisch erkennen zu können, namentlich für Infektionen konnte ich mittels dieses Verfahrens das Kranke sicherer vom Gesunden differenzieren.

Leichte Trübungen des Unterhautfettgewebes, auch auf Zellproliferation, Emigration und Bakterienentwickelung beruhend, beginnende Nekrose des Fettgewebes, seine eitrige Infiltration, die Phasen der Stase und Thrombose, perivaskuläre und lymphatische Aggregationen sind in überaus scharfer Weise von der glashellen Unterlage des aufgeblähten gesunden Gewebes als Streifen, Trübungen, undurchsichtige Flecken und Herde zu erkennen, so daß die pathologisch-anatomische Begründung unseres therapeutischen Handelns hier eher erleichtert als erschwert wird, was gerade für infektiöse Prozesse inklusive der Infektion durch wandernde Geschwulstkeime für zielbewußte chirurgische Arbeit nur ein Vorteil sein kann. So z. B. gelang es uns mehrfach, nach Aufblähung des Fettbindegewebes in der Umgebung eines tuberkulösen Herdes die kleinen, trüben, unregelmäßig gezeichneten Tuberkelknötchen so deutlich und so isoliert von den aufgeblähten Fettläppchen zu sondern, wie es uns bei einfacher Betrachtung ohne diese Infiltration und optische Erleichterung der Gewebsdifferenzierung sicher nicht gelungen wäre. Für Lupusoperationen gilt genau das gleiche. Hier wirkt die Infiltration in derselben Weise, wie Liebreichs sinnreiche Durchleuchtung. So fällt es natürlich auch nicht schwer, innerhalb der normalen Bindegewebssepta und intermuskulären Scheiden wie zur Gefäßunterbindung in der Kontinuität stumpf oder scharf vorzudringen, da jede neue Spritze immer neue Bindegewebslagen dem Blicke markiert.

Wir wählen als Beispiel für die Kontinuitätsunterbindung unter Anästhesie die Art. lingualis, radialis und temporalis, weil alle drei schon durch uns in dieser Weise ausgeführt worden sind.

Unterbindung der Art. lingualis.

Etwas oberhalb des Zungenbeinkörpers, beginnend am Rande des Kopfnickers, werden parallel zum ersteren die Quaddeln zur Schnittlinie nebeneinander angelegt und alsdann durch tieferen Einstich der Nadel an 3 bis 4 Stellen unter langsamem Druck das Zellgewebe und das Platysma gleichmäßig infiltriert. Von vornherein empfiehlt es sich, ebenfalls gegen die Glandula submaxillaris hin eine Spritze zu entleeren. Das ganze Operationsgebiet bläht sich tumorgleich auf; die weißen Quaddeln der Haut kennzeichnen aber die Richtung des Schnittes. Haut und Unterhautzellgewebe ebenso wie das Platysma werden durchtrennt. Die Durchschneidung der Vena facial. anter. im lateralen Ende des Schnittes kann leichter vermieden werden als sonst, weil die Aufblähung des Gewebes sie deutlicher erkennen läßt und mehr Platz gibt. Der Schnitt muß natürlich von der Basis des großen Horns des Zungenbeins an beginnen oder an ihm endigen. Ist das Platysma durchtrennt, so wird die sichtbar gewordene Submaxillardrüse mittels gebogener Kanülen von ihrem unteren Rande her sorgfältigst umspritzt, ihre Bindegewebskapsel infiltriert und stumpf oder scharf gelockert, sodann die beweglich gewordene Drüse mit einem Haken nach oben gezogen. Das bekannte Trigonum linguale liegt frei (Mm. biventer, mylohyoideus, im Grunde der Hypoglossus). Die Wundhaken müssen bei allen Operationen unter Anästhesie gleichmäßig angezogen werden und durch starkes Senken der Haken womöglich ohne Zerrung der übrigen nicht anästhesierten Weichteile gehandhabt werden, wie natürlich eine gewisse Weichheit der Bewegungen, eine rücksichtsvolle, zielbewußte Schonung und Vermeidung aller überflüssigen Insulte zu den Grundsätzen der Kunst, lokal zu anästhesieren, gehört. Die Muskelplatte des Hypoglossus in der Tiefe wird nun mit krummer Nadel angestochen und in ihr dicht unter dem N. hypoglossus ein Stück exzidiert, eventuell seine Fasern nur auseinandergeschoben. Eine weitere Spritze bläht das retromuskuläre und perivaskuläre Gewebe auf, und die Arterie wird sicht- und zur Unterbindung isolierbar. Man kann mit einigem Geschick mittels stark gebogener Nadel sehr gut die Arterien resp. Venen zirkulär genau in derselben Linie anästhesieren, in welcher die Aneurysmanadel herumgeführt werden soll. Wir haben bei einem Kind, das zweite Mal bei einem Erwachsenen die Carotis externa in dieser Weise rings umstochen, infiltriert und unterbunden. Im übrigen gelingt es auch ganz prompt, durch vorsichtige, paravaskuläre Einstiche zu beiden Seiten des Gefäßes, namentlich bei Schrägrichtung der Spritze gegen das Gefäß, auch die rückgelegenen Gewebsstraten so aufzublähen, daß die Aneurysmanadel herumgeführt werden kann, ohne Schmerz auszulösen.

Unterbindung der Art. temporalis.

Nach Ätherisation der Einstichstelle wird parallel dem Ohrläppchen eine 3—4 cm lange Quaddellinie, 2 cm von ihm entfernt, gebildet. Dabei muß berücksichtigt werden, daß durchgehends die Quaddellinien etwas länger angelegt werden, als es auf der nicht infiltrierten Haut nötig erscheint. Denn durch die Infiltration erweist sich die geplante Schnittlänge ausgedehnter, als sie es in der Tat, wenn die Flüssigkeit wieder abläuft, ist. Wenn man also nicht von vornherein die Quaddellinie länger gestaltet als die Schnittlinie auf nicht infiltrierter Haut, so könnte nachher der Schnitt zu klein und begrenzt ausfallen, und man müßte ihn nachträglich erweitern. Über der Temporalis ist die Fascie auffallend derb und fest, und es bedarf eines ziemlich festen Druckes auf den Spritzenstempel, um sie diffus zu infiltrieren. Ist dies aber geschehen, so schneidet man sie vorsichtig ein, wobei wiederum die erste Masche des retrofascialen Bindegewebes sich sehr deutlich markiert und von dieser Lücke aus das Gewebe um die Arterie mit Flüssigkeit umspült wird.

Unterbindung des Arcus volaris sublimis.

In der dicken schwieligen Hohlhand eines Arbeiters bedarf es, darum wählen wir dieses Beispiel, eines ziemlich hohen Druckes am Spritzenstempel, um die Bildung von Quaddeln zu erreichen. Die Gewebsbalken der Schwielenhaut, auch die am Fußballen, liegen so vielschichtig und eng gefügt, so derb elastisch und geradezu sklerotisiert übereinander, daß es zunächst gegenüber anderen zarteren Lokalitäten schon der längeren Applikation des Sprays bedarf. Dann steche man die Nadel nicht gleich in die tiefste intrakutane Lage, sondern möglichst flach unter die Schwielenepidermis, jedoch wiederum tief genug, um noch intrapapillar die Cutis zu erreichen. (S. Fig. 17.)

Bei den ungeheuren Lagen von Epidermis über den hypertrophischen Hauptpapillen könnte es bei nicht genügend tiefem Einstich sich ereignen, daß man die Flüssigkeit intraepidermoidal in die helle, glasige Hornschicht entleert, diese aber ist an sich unempfindlich, und ihre Infiltration erreicht natürlich nicht die nervenhaltigen Papillarkörper. Hier aber muß primär die Infiltration erfolgen. Das ist z. B. über Clavis, am Ballen, am Hohlfuß und an der Hohlhand bisweilen enorm schwer, weil die hornige Epidermis die Spritze kaum zu entleeren gestattet. Hier wird es bisweilen nötig, vor Beginn der Operation die dicke Hornschicht an einer Stelle mit dem Messer abzuschaben oder abzuschneiden, was natürlich wie beim Hühnerauge ohne Schmerzen geschehen muß. Das ist um so nötiger, als zugleich mit der papillomatösen Hypertrophie der Cutis in diesen Fällen unstreitig geradezu eine Neurombildung an den Tastapparaten der Haut vorhanden ist; diese wiederum bedingt eine Hyperästhesie, vermöge welcher schon der gesteigerte Druck einer fälschlich intraepidermoidalen Infiltration unter Umständen unangenehm empfunden würde. Hat man jedoch gegebenenfalls vermittelst einer Kalihydratlösung an einer Stelle die Hornmasse erweicht und abgetragen, so daß die rote, zarte Cutis in der Tiefe des Epidermisdefektes erscheint, so kann man hier den Spray applizieren und von hier aus die erste Infiltrationszone der Cutis selbst leicht vornehmen. Ist aber erst die primäre Quaddel vorhanden, so gelingt es meist auch leicht, die Schnittlinie (durch eine Quaddel-

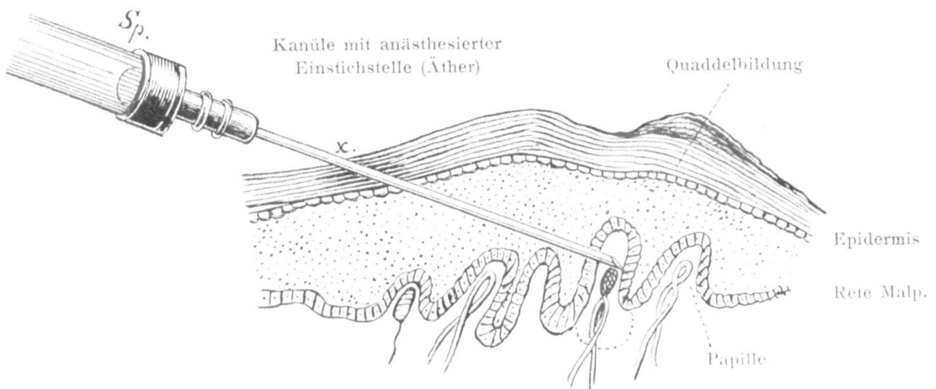

Fig. 17.
Endermatische Quaddelbildung in mikroskopischem Idealdurchschnitt.
Sp. = Spritze. Die infiltrierende Flüssigkeit ist blau gefärbt.

reihe) vorzuzeichnen. Bei Exstirpation von Clavis direkt empfiehlt es sich, vom gesunden Gewebe aus die Infiltration zu beginnen und ringsum sowie in der Tiefe vom Rande aus zu vollenden, ehe man direkt in das hyperästhetische Gebiet übergeht. Für die schwielige Hohlhand raten wir bei Verletzungen, von einem unempfindlichen Wundbezirk her, der fast in jeder Wunde aufzufinden, eventuell durch einen Tupf mit konzentrierter Karbolsäure sofort zu etablieren ist, die erste Quaddelbildung vorzunehmen. Für Unterbindungen des Arcus volaris bei intakter Haut suche man nach Betupfen mit Kalilauge mittels eines Messers die Epidermis etwas dünner zu gestalten. Man verwende die größte Sorgfalt auf die Einleitung der Anästhesie, auf ihre ersten Phasen. Je vollendeter die ersten Infiltrationen gelingen, um so leichter wird die ganze übrige Prozedur. So ist es auch bei der Unterbindung des Arcus volaris. Hat man erst eine Quaddellinie parallel der mittleren Hohlhandfalte in der Richtung des ulnaren Randes des extrem abduzierten Daumens angelegt, so vermag man von hier aus gleich das ganze Gebiet auch unterhalb der Fascia palmaris zu infiltrieren und zu anästhesieren und dann die Operation in einem Zuge zu vollenden. Man braucht nicht zu befürchten, die Gefäße zu durchstechen. Die Arterien weichen sicherlich meist aus, im übrigen ist der aseptische Stich einer feinen Kanüle in der Tat wohl nur eine geringe Gefahr. Immerhin aber läßt sich in den Gegenden größerer Gefäßstämme stets so operieren, daß man die Tiefe nicht eher anästhesiert, als bis man so weit über die Lage der Gefäßstämme orientiert ist, daß eine Verletzung derselben durch Stich ausgeschlossen erscheint. Bei den überaus vielen perkutanen Injektionen, die ich zur antineuralgischen Therapie und zur Feststellung der Objektivität des Schmerzes, eventuell zur Entlarvung der Simulation*) mittels meiner Lösungen beinahe in jedem erreichbaren Gebiete vorgenommen habe, hat sich niemals etwas anderes gezeigt als eventuell eine durch regenbogenartige Verfärbung der Haut sich markierende Haemorrhagia simplex, in den Fällen nämlich, in welchen ein größeres Gefäß ausnahmsweise einmal verletzt worden war. Also auch da, wo in der Tat einmal aus Ungeschicklichkeit oder durch einen unangenehmen Zufall eine Stichverletzung der Carotis comm. z. B. stattfinden sollte, halte ich bei der Sauberkeit der Spritzen, bei der hohen Elastizität der Gefäßwand solche Gefäßläsion für ein verhältmäßig harmloses Vorkommnis, was natürlich nicht davon entbindet, diese Verletzung mit allen Kräften zu vermeiden. Dieser Forderung kann man aber in der Tat sehr leicht gerecht werden.

Für die Unterbindung der blutenden Gefäße in der Wunde will ich wiederholen, daß in manchen nervenreichen Unterhautzellgeweben die Gefäßstämme von einem bisweilen sensiblen Nervenästchen begleitet sind, so vornehmlich im Fettgewebe der Mamma und des Abdomens, auch im Präperitonealfett, so daß man beim

---

*) Wir werden hierauf am Schlusse dieser technischen Besprechungen eingehen.

Ankneifen der Gefäßstümpfe bisweilen Schmerzäußerungen hört. Hier muß man, wie schon erwähnt, mit 5% Karbolsäurelösung die beim Zerren noch schmerzleitenden Nervenstümpfchen momentan durch Tupfen betäuben. Das gelingt ganz ausnahmslos, so daß ich an genannten Körperstellen diese Betupfung schon vor der Unterbindung vorzunehmen pflege.

h) Primäre und sekundäre Naht.

Wir berücksichtigen hier nur die beiden gebräuchlichsten Arten der Naht: die Knopfnaht und die fortlaufende Naht.

Für beide gilt derselbe Satz, daß natürlich nur innerhalb infiltrierten Gewebes die Nadel und der Faden schmerzlos durchgezogen und letzterer schmerzlos geknüpft werden kann. In allen

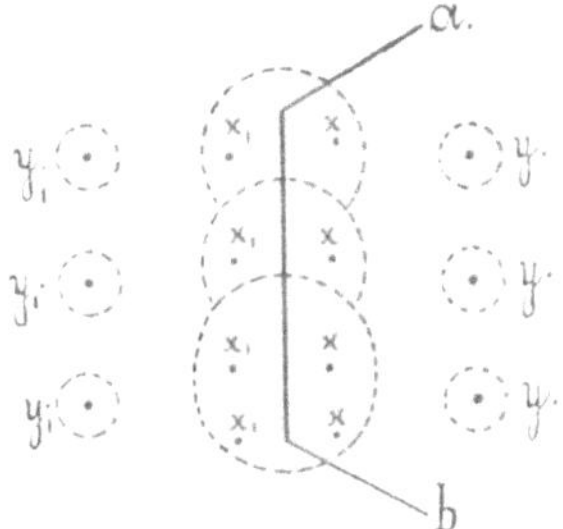

Fig. 18.
Nähte durch die primäre Haut.
a b Schnittlinie. x_1 x Nähte. y_1 y Sekundäre Quaddelnbildung für die Nähte.

Fällen also, wo seit Beginn des Hautschnittes mehr als 20 Minuten bis zur Vernähung der Haut verflossen sind, kann man nicht mehr die primäre Infiltrationslinie in ihrer auf die durchschnittene Haut über beide Wundränder gleichmäßig verteilten anästhetischen Zone benutzen (s. Fig. 18), sondern man muß, wie schon oben betont, vom umgekippten Wundrande her durch die Haut von der Tiefe bis zur Oberfläche die Nadel unter stetem Druck an der Spritze einstechen, bis gewissermaßen von unten her, aus dem subkutanen Gewebe heraus, die die Cutis an gewünschter Stelle tangierende Kanülenspitze die weiße Quaddel in Ausdehnung von ca. 5 Pfennigstückgröße entstehen läßt (Fig. 15). Auf diese Weise, indem man natürlich die Quaddeln an die für den Wundschluß günstigste Stelle setzt, kann man auch große Wunden mit Dutzenden von Nähten sehr exakt schließen, ohne dabei Schmerzen zu veranlassen. Für die präzise Vereinigung der Wundränder müssen also die erneuten Quaddeln bei Wundrändern, welche im gleichen Niveau liegen, genau in derselben Entfernung und in einer Linie senkrecht von der Schnittlinie angelegt werden, während bei ungleicher Dicke und ungleichem Niveau der beiderseitigen Hautränder der tiefer

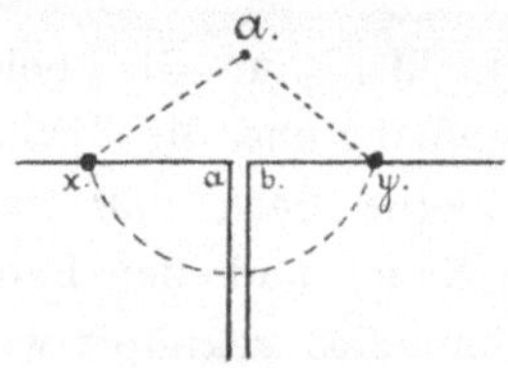

Gleiches Niveau der Wundränder.
Gleicher Abstand der Quaddeln von der Schnittlinie x a = b y.

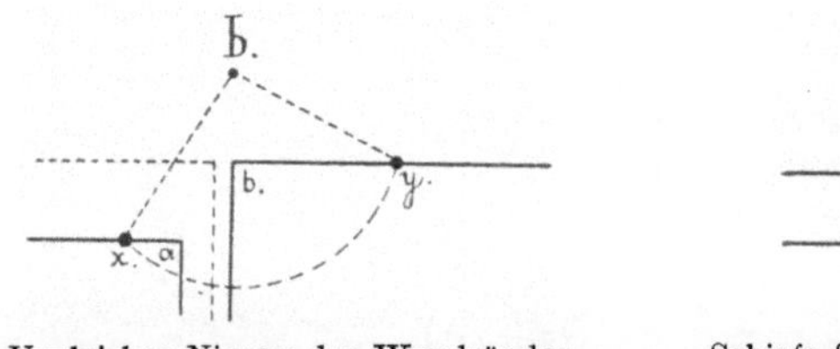

Ungleiches Niveau der Wundränder.
x a < b y.

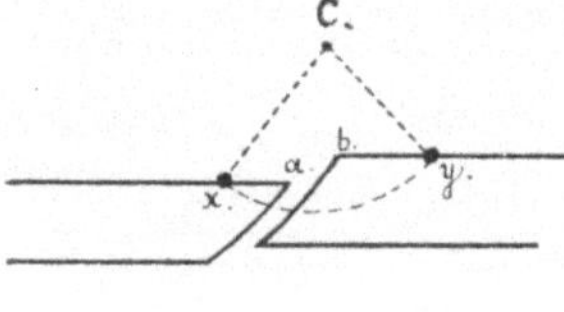

Schiefe Schnittlinie und ungleiche Dicke der Wundränder. a x < b y.

Die Quaddeln des tieferen oder schmäleren Wundrandes liegen näher zur Schnittlinie als die des höheren oder dickeren.

Fig. 19.

liegende und der schmälere Wundrand näher zur Schnittlinie infiltriert werden muß, wie aus folgendem Schema ersichtlich. (S. Fig. 19, a, b, c.)

Für die fortlaufende Naht gelten natürlich dieselben Regeln, nur daß selbstverständlich hier die Quaddeln in Zickzacklinie zu liegen kommen (s. Fig. 20, a, b).

Durch die Leichtigkeit der Ausführung sekundärer Nähte bei granulierenden Wunden behufs Verkleinerung der Wundfläche und Abkürzung ihrer Heilungsdauer haben wir uns veranlaßt gesehen, sehr häufig von derselben Gebrauch zu machen. Welcher Art auch die Primäraffektion gewesen sein mag, im Augenblicke einer vollkommenen Reinigung der Granulationen (d. h. Abstoßung alles nekrotischen Materiales, bei guter Vaskularisation und reichlicher Proliferation) betrachten wir dieselben wie aseptische Wunden, und wo noch Verschieblichkeit der Haut besteht, benutzen wir dieselbe zur Verkleinerung des Defektes durch die Sekundärnäht. Selbst bei Kindern kann man dieselbe ungestört anlegen. Es wird eine feine Nadel in das Granulationsgewebe eingestochen und die roten Wärzchen desselben durch sehr leisen Druck an der Spritze zum Erblassen gebracht. Sowie man stärker spritzt, zerreißen die zarten,

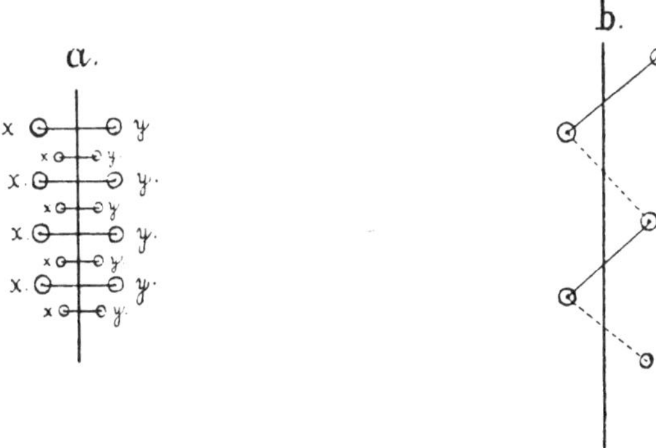

Quaddeln bei Kopfnaht. Quaddeln bei fortlaufender Naht.

Fig. 20.

jungen Gewebspfröpfe nebst den sprossenden Gefäßchen, und das Infiltrationswasser fließt über die freie Fläche wirkungslos ab. Bei sanftem Druck aber gelingt es, die Granulationen gleichsam lymphatisch weißlich zu füllen und durch die schon derberen Gewebsorganisationen in der Tiefe die Haut unter dauerndem Stempeldruck zirkumskript zu infiltrieren. Das kann natürlich in den verschiedensten Richtungen geschehen. Die Granulationen können, wenn auch die tieferen Lagen des neuen jungen Bindegewebes infiltriert sind, fortgeschabt werden, und darauf folgt die Adaption der noch beweglichen Wundränder. Denn nur in diesem Falle hat die Sekundärnaht einen Sinn. Wenn die jungen, derberen Narbenzüge der Tiefe die Haut schon fest retrahieren, womöglich die

Ränder eingerollt haben, dann kann die Sekundärnaht nicht schneller eine Vereinigung herbeiführen, als es auch der naturgemäße Granulations- und Epidermisierungsprozeß vollbringen würde, es sei denn, daß man sich veranlaßt sähe, die Wundränder durch Umschneidung oder durch Unterminierung zu lockern. Auch diese Manipulation kann durch vorangehende zirkuläre Infiltrationsanästhesie schmerzlos gestaltet werden, wie die Technik bei der Zirkumzision der Ulcera cruris zeigen wird. Die Naht der serösen Häute, der Schleimhäute und der spezifischen Organhüllen wird bei den einzelnen einschlägigen Operationen geschildert werden.

Für die techniche Ausführung jeder Art Naht genügt es, sich das Prinzip der Infiltration genau im Bereiche des gesamten Stichkanales recht klar zu machen, um in jedem Einzelfalle der Forderung der schmerzlosen Naht gerecht werden zu können.

Die Anlegung des halbkreisförmigen anästhetischen Infiltrationskanales, welchen die Nadel und der Faden zu passieren haben, gelingt bei einiger Übung so schnell, daß die geringe Mühe doppelt und dreifach durch die Ruhe und die Sicherheit belohnt wird, mit welcher man ohne Narkose und ohne jede Gefahr mit einer gewissen technischen Behaglichkeit auch ausgedehnte Nahtschlüsse vornehmen kann. Wir haben in keinem Falle der Naht der Narkose mehr bedurft, und selbst da, wo die übrige Operation sie erheischte, haben wir die Nähte zum Schluß unter Fortlaß der Narkose mit Anästhesie angelegt, wie denn überhaupt die Kombination der Infiltration mit der Narkose in den die Inhalation erfordernden Fällen regelmäßig die Dauer der Narkose erheblich zu beschränken vermag.

i) Operationen an Muskeln und Sehnen.

Für diese Operationen muß bemerkt werden, daß in der nicht entzündeten Sehne, sowie im nicht entzündeten Muskel keine Sensibilität besteht, und daß für letzteren die Anästhesie nur deshalb erforderlich erscheint, weil in seinen Septen bisweilen auch sensible Nervenstämme ihren Verlauf nehmen, welche natürlich ebenfalls außer Leitung gesetzt werden müssen. Es verhält sich hier genau so, wie mit dem Unterhautzellgewebe, den Fascien, den Fettfüllungen in den Organlücken, welche sämtlich für sich eine feinere, taktile Schmerzempfindung nicht zu leiten vermögen und daher an sich fast unempfindlich zu nennen sind, jedoch kann es jeden Augenblick sich ereignen, daß man z. B. bei der stumpfen Durchtrennung der Muskelsepten oder bei Auffaserung der Muskelfibrillen einen sensiblen Stamm zerrt, durchschneidet oder durchreißt; dann natürlich schmerzt die Operation auch im Muskel, und deshalb anästhetisiern wir auch prinzipiell den Muskelkörper, zumal die künstliche Aufquellung der weichen Muskelsubstanz sehr leicht und in diffuser Weise mit dünnsten Lösungen auszuführen ist. In allerart Muskelnarben ferner bilden sich anscheinend stets empfindende, neuromähnliche Nervenvarikositäten, die sogar Hyperästhesien auslösen können und deshalb sorgfältigst anästhesiert werden müssen. Diese Empfindlichkeit gerade narbenhaltiger, sklerotisierter Teile macht sich überall bemerkbar bei Anästhesierungsversuchen, bei denen nicht vorher darauf pathologisch-anatomische und prophylaktische Rücksicht genommen wird. Es scheint, als entwickeln sich von den entzündlich oder durch direkte Läsion irritierten autochthonen Nervenstämmen aus, gerade wie bei den Granulationen die Gefäßsprossen von autochthonen Muttergefäßen hervorwachsen, junge Nervensprossen, welche auch in Gewebe hineinwachsen, in welchen sonst keine direkt leitenden Empfindungsbahnen bestehen. So erklärt es sich z. B., daß das unentzündete Peritoneum völlig empfindungslos für Schmerz ist, obwohl es reflektorische Wirkungen anderer Art auszulösen vermag, daß es aber sehr schmerzhaft wird, sobald sich eine Entzündung in demselben, namentlich mit Adhäsionen, etabliert hat. So kann auch narbiges Gewebe in Teilen, welche sonst nur mäßiges Empfindungsvermögen aufweisen, Hyperästhesie auslösende Nervensprossen einschließen, woraus sich die teilweise spontane Schmerzhaftigkeit der Muskelnarben und ebenso die gesteigerte Empfindlichkeit gegen operative Eingriffe erklärt. Da aber hier gerade das umgebende Muskelgewebe leicht infiltrierbar erscheint, so gelingt es auch stets, von der Peripherie solcher Narben her dieselben durch konzentrische Infiltrationen außer Funktion zu setzen, ein Kunstgriff, der überall angewandt werden muß, wo wir bei der Anästhesie unvermutet auf hyperästhetische Zonen stoßen sollten.

Übrigens kann man in so individuell hyperästhetischem Gebiet genötigt werden, die Konzentration selbst der I. Lösung zu erhöhen d. h. also noch über 2 : 1000 hinaus, was wir gewöhnlich durch den Zusatz eines Körnchens Kokains zu der in einem 25 g der Lösung II haltigen Schälchen erreichen. Erst dann erhält man eine für den betreffenden Fall zureichende Lösung zur Infiltration; trotzdem ich mehrfach auf dies Verhältnis hingewiesen habe, haben Hofmeister und Krecke, welche von einigen Fällen berichten, in welchen auch die erste Lösung versagt habe, von dieser individuellen Anpassung an die erhöhte Sensibilität des Patienten keinen Gebrauch gemacht. Geradeso, wie bei der allgemeinen Narkose alles auf die Anpassung an den besonderen Fall ankommt, ist auch bei der Infiltration die Variierung der Konzentration und der Technik die eigentliche Kunst. Es kommt in extrem seltenen Fällen vor, daß die Hyperästhesie nötigt, sich eine Lösung bis zu 0,5% anzufertigen. Dann genügt es aber meist, ein ganz kleines hyperästhetisches Gebiet damit zu infiltrieren, und im übrigen kann in nicht pathologisch verändertem Gebiet mit den gewöhnlichen Lösungen gearbeitet werden. Daß es aber Individuen geben sollte, welchen ihre lokale Empfindlichkeit durch irgend eine Konzentration nicht zu übertönen ist, muß ich ganz und gar bestreiten.

Frische Muskelwunden sind leicht durch Infiltration und Naht in der Tiefe und auf der Oberfläche der Muskelkörper anästhetisch zu vereinigen.

Dasselbe gilt für die primären Sehnennähte, wobei höchstens eventuell die Sehnenscheide und das peritendinöse Gewebe infiltriert werden muß. Die Sehne selbst ist überall unempfindlich.

Anders verhält es sich auch hier bei Operationen an Sehnen innerhalb alter narbiger Bindegewebslager. Hier muß sehr sorgfältig das ganze sklerotische Gebiet von den Peripherien her infiltriert werden, was oft nur unter sehr hohem Drucke gelingt, bis man Einschnitte machen darf. Ist aber die Infiltration vollzogen, so kann man hier jede Art Plastik ausführen. Für die primäre Sehnennaht muß natürlich häufig der proximale Stumpf durch Infiltration und Spaltung des Kanals, in welchen er sich retrahiert hat, aufgesucht werden, bis man die beiderseitigen Enden zu vereinigen vermag.

Ganglien lassen sich sehr schön und leicht anästhetisch operieren. Man bedarf dazu häufig nur gebogener Kanülen, um eventuell um den Sehnenscheidensack ringsherum bis zum Orte seiner Ausstülpung infiltrieren zu können. Wir haben sehr zahreiche, oft sehr vielbuchtige Ganglien, auch zwei solche des Gastrocnemius von Faustgröße, unter sehr kompletter Anästhesie exstirpiert und natürlich die Sehnenscheide primär geschlossen.

Während die krumme Nadel durch die anästhesierte Haut und Subcutis um die Kapsel des Ganglions herumgeführt wird, wird

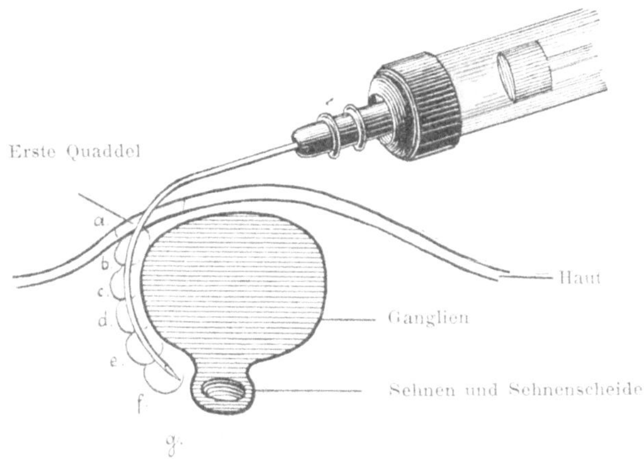

Fig. 21.
Umgehung rundlicher Tumoren (Ganglien, Dermoide, Lymphome, Cysten etc.).
a bis g Reihenfolge der Infiltrationen.

natürlich gleichzeitig am Spritzenstempel gedrückt, so daß die Nadel genau so wie auf der Haut immer eine Zone der Anästhesie, welche sie schmerzlos passieren kann, gleichsam vor sich herschiebt. Das ist dieselbe Technik, die immer wieder nötig wird, wo es sich um gestielte und runde, einfache oder zusammenhängende, solide oder cystische Einlagerungen im Gewebe handelt, welche exstirpiert werden sollen, also bei Atheromen, Dermoiden, Schleimcysten, Lymphomen, Ganglien, Fibromen u. s. w. (Fig. 21).

Tenotomien, so bei Caput obstipum und bei Achillotenotomie, werden nach zirkulärer Anästhesierung der Haut ebenfalls am besten mittels gebogener Kanülen vorbereitet, wobei man sich wegen eventueller Gefäßverletzungen bei der Infiltration natürlich möglichst in der Nähe des Sehnenkörpers zu halten hat; die Kanüle zeichnet unter Infiltration genau den Weg vor, welchen nachher das Tenotom zu passieren hat.

k) Die Anästhesierung der Nervenstämme.

Antineuralgische Infiltration, Simulation und Anästhesie.

Ich hatte mehrfach Gelegenheit, unter Anästhesie den Nervus supraorbitalis zu resezieren. Die Anästhesierung gelingt vollkommen. Schwierig erschien hier die Anästhesierung des primären Einstiches, da der Ätherspray wegen der Nähe des Auges nur am herabhängenden Kopfe möglich ist. Wir haben uns geholfen, indem wir nach Betupfung mit konzentrierter Karbolsäure dieselbe Stelle mittels eines stumpfen Sondenknopfes unter allmählicher Steigerung des Druckes gegen die Knochenunterlage fest andrückten*). Es gelingt so ganz gut, die Stelle des Nadeleinstiches zu anästhesieren. Von hier aus, etwa der Stelle der Incisura supraorbitalis entsprechend, führt man dann auf der von den Brauen befreiten Haut die Infiltrationslinie bis an den äußeren Augenwinkel und anästhesiert nun, immer sich ans Orbitaldach haltend, Periost und Membrana tarsoorbitalis mittels krummer Kanüle. Nach Durchschneidung der letzteren dicht am Orbitalrande wird das orbitale Fettgewebe infiltriert und nun stumpf nach Abwärtszerrung des Fettgewebes der Nerv aufgesucht und nach Betupfung mit 5% Karbolsäurelösung an seiner Vereinigungsstelle vom Zygomaticus reseziert und vorwärts gegen die Inzisur zu abgetragen.

Für die primäre Naht verletzter Nerven gilt das nämliche wie für die Sehnennähte; auch hier genügt es meist, das perineurotische Bindegewebe zu infiltrieren, um die durchtrennten Enden schmerzlos vereinigen zu können, wobei die Auffindung retrahierter Stümpfe gleichfalls die Anästhesie der verdeckenden Gewebsschichten nötig machen kann.

Eine besondere Form der Anästhesierung von Nervenstämmen soll hier wenigstens Erwähnung finden, weil ich glaube, daß die ihr

*) Georg Müller: Zum Nachweis simulierter Schmerzen.

zugrunde liegende Anschauung dereinst noch Einfluß auf die Anästhesie überhaupt gewinnen kann, nämlich die Anästhesierung der Nervenstämme, um ihr zugehöriges peripherisches Verzweigungsgebiet außer Leitung zu setzen. Da, wo tatsächlich ein Stamm erreicht werden kann, dessen peripherische Ausbreitung möglichst frei ist von Anastomosen, gelingt es mir in der Tat schon jetzt, die lokale Anästhesie durch diese Ausschaltung resp. Unterbrechung gewissermaßen am Orte der Wahl erheblich zu unterstützen. Bei der Zahnextraktion am Unterkiefer wird hierüber Näheres berichtet werden, wo es möglich ist, durch Umspülung des Nervus mandibularis dicht am Eintritt desselben in den Canalis mandib. neben der Lingula die Anästhesierung behufs Extraktion der Unterkieferzähne sehr wirksam zu unterstützen.

Theoretisch müßte es möglich sein, Punkte aufzufinden, von denen aus auch in fernere Gebiete hinein Anästhesie erzeugt werden kann, wenn man die Stellen außer Leitung setzt, welche die rückwärts laufende Übertragung der Empfindung zum Zentralapparate passieren. Freilich scheint die Leitungsfähigkeit der Nervensubstanz in zentripetaler und zentrifugaler Richtung zusammen mit den zahlreichen Anastomosierungen der Nervenausbreitungen diesen Versuchen von vornherein unüberwindliche Hindernisse in den Weg zu legen. Denn, anästhesiere ich z. B. den Ulnaris am Ellenbogen*), so übernehmen die Bahnen des Radialis und Medianus nebst den zahlreichen Anastomosen zu den übrigen rückwärtsgelegenen Strängen des Plexus brachialis die Leitung aus den Gebieten z. B. der Finger, welche dem sensiblen Teil des Ulnaris entsprechen. Und wenn ich z. B., was ich ebenfalls ausgeführt habe, zu beiden Seiten einer Grundphalange die Nervenstämme anästhesiere, so bleibt die Fingerbeere doch empfindlich, weil die Anastomosen in der Haut die Rückwärtsleitung übernehmen; es blieb sogar Empfindung bestehen, wenn ich zirkulär um die Grundphalanx herum die Haut und Unterhaut, ja alle Weichteile inklusive Periost wie mit einem anästhetischen Ringe umgab. In diesem Falle übernimmt augenscheinlich das Nervengewebe des Knochenmarkes die kompensatorische Vermittlung der Empfindung. Nichtsdestoweniger vermag

*) Experimente an mir selbst vollzogen.

ich auf Grund der klinischen Erfahrungen zirkumskripter Anästhesien auf der Basis pathologischer Beobachtungen die Hoffnung nicht aufzugeben, hier noch einmal auf experimentellem Wege Tatsachen zu finden, welche die lokale Anästhesie zum mindesten erheblich unterstützen müßten, wie ja in der Tat die anästhetische Leitungsunterbrechung des Nervus mandibularis (ohne Anastomosen!) am Orte der Wahl, d. h. an der Lingula, mir sehr willkommene praktische Resultate schon ergeben hat, worüber wir noch des näheren berichten werden.

Ganz kurz erwähnen will ich auch an dieser Stelle meine Bestrebungen, vermittelst der Injektion dünnster Kokain-Morphium-Lösungen (Lösung II) bei allen Formen von Neuralgien an Ort und Stelle der Affektionen nicht nur schmerzlindernde Effekte zu erzielen, sondern auch, unterstützt durch ermutigende Erfolge, therapeutisch einzuwirken und drittens auf diesem Wege zu einer Methode der diffentiellen Diagnostik objektiver oder simulierter Schmerzen zu gelangen. Es ist nämlich außer aller Frage, daß es mit Hilfe perkutaner Injektionen nach vorangegangener Ätherisation gelingt, den lokalen Schmerz verschiedenster Pathogenese aufzuheben. Neuralgien und Rheumatismen aller Art sind in dieser Weise oft durch Injektion von 10—12 g der Lösung II in einer Sitzung völlig aufgehoben worden. Ein Lumbago, ein Schulterrheumatismus, eine Interkostalneuralgie kann damit zum augenblicklichen Nachlaß gebracht werden. Hier wirkt natürlich die ganz harmlose Lösung genau so wie Hüters Karbolinjektion bei Ischias, wie die Antipyrininjektionen bei Lumbago, nur daß letztere Lösungen wegen ihrer Konzentration nicht in beliebig großer Anzahl appliziert werden können, was bei meinen Lösungen in einer Breite von 1—100 möglich erscheint. Ich würde jedoch diese naheliegenden Versuche nicht verfolgt und fortgesetzt haben, wenn nicht eine ganze Reihe dieser so behandelten Affektionen nach der Injektion definitiv fortgeblieben wäre, so bei Lumbago, Interkostalneuralgie, bei Ichias, bei Muskelrheumatismus, eine Tatsache, die mir öffentlich von Dr. Krüche, Simonsohn, v. Krecke und privatim von mehreren befreundeten hiesigen Kollegen bestätigt worden ist, welche dies Verfahren angewandt hatten; auch mein Vater hat eine Reihe sehr günstiger Beeinflussungen und Aufhebungen von Neuralgien mit diesem Verfahren beobachtet. Es wäre ja nicht undenkbar, daß die nachfolgende sekundäre Hyperämie, das ziemlich reichliche, in der Nähe von Knöcheln und Kondylen, überhaupt von Gelenken bisweilen exzessive Ödem, die vermehrte seröse Durchtränkung der affizierten Gebiete angetan wäre, die verschiedensten Ursachen der neuralgischen Affektionen zu beseitigen.

Ich habe diese Methode jetzt während fünf Jahren unausgesetzt studiert und bin zu dem Resultat gekommen, daß die multiplen Injektionen meiner Infiltrationslösungen die beste antineuralgische Methode darstellen, welche wir besitzen. Ja, selbst bei Zuständen, welche wie der Plattfußschmerz, der Zehballendruckschmerz, der Exostosenschmerz nichts direkt mit einer Neuralgie zu tun haben, sondern nur Druckbelastungen darstellen, wirkt ohne alle Frage in einer erdrückenden Zahl von Fällen diese multiple Aufblähung des kranken Gebietes mit anästhesierenden Lösungen heilend. Ich kann mir die Sache nicht anders erklären, als daß diese Überschwemmungen des leidenden Gebietes gleichsam eine innere, hydraulische Massage darstellen, welche noch energischer wie die äußere perkutane Massage in rein mechanischer Weise die Gewebsbündel auseinanderschiebt, sie lockert, erweicht oder auffasert, so daß dadurch der Nerv von dem Druck des straffen, sklerotischen, inkarzerierenden Narbengewebes befreit wird.

Alle meine Erfahrungen sprechen sehr beredt für diese einfache und plausible Deutung. Klinisch aber scheint mir dies Verfahren geradezu berufen zu sein, differentiell diagnostisch festzustellen, ob eine Neuralgie peripheren oder zentralen Ursprungs ist. Wenn nämlich die Injektionen ganz wirkungslos selbst bei bestehendem Schmerzanfall bleiben, so bin ich der Meinung, daß derartige peripher auf keine Weise durch Infiltration abzudämpfende Schmerzen myelogenen oder cerebralen Ursprunges sind.

Die weitere Beobachtung solcher Fälle hat meine diesbezügliche Ansicht bisher niemals Lügen gestraft. Ein Teil der Fälle wurde später von kompetentester Seite teils für Tabes, für chronische Myelitis, für Hysterie u. s. w. erklärt. In einem Falle gänzlicher Insuffizienz der Injektionen bei Ischias ergab in einem Falle des

Kollegen Wittkowski die Sektion Tumor der Lendenwirbelsäule. Wenn man dagegen die Sicherheit sieht, mit welcher echte peripherische Neuralgien auf diese Injektionen reagieren, oft unter primärer Schmerzsteigerung, auf die man aufmerksam machen muß, so gewinnt man mit diesem Verfahren ein mächtiges Hilfsmittel zur Behandlung einer Crux medicorum — der Neuralgien. Ich habe in der hiesigen Hufelandschen Gesellschaft unter Liebreichs Vorsitz über meine diesbezüglichen Erfahrungen berichtet.

Noch wichtiger aber erschien es mir, diese mit Sicherheit anästhesierenden Lösungen zum Nachweis der Subjektivität oder Objektivität behaupteter schmerzhafter Druckpunkte zu benutzen. Da es außer allem Zweifel steht, daß da, wo die Lösungen infiltriert sind, keinerlei Schmerzleitung stattfindet, so kann man in den allermeisten Fällen von lokalem Schmerz zeitweise durch Infiltration die Stelle außer Leitung setzen. Benutzt man die andere physiologische Tatsache, daß Kochsalzlösung von 0,6 Prozent bei der Injektion keinerlei Alteration der Schmerzleitung hervorbringt, so kann man, da beide Lösungen ganz gleich aussehen, eventuell eine Probe auf Simulation schmerzhafter Druckpunkte folgendermaßen anstellen:

Arbeiter B. behauptet, auf die linke Schulter gefallen zu sein. Seitdem besteht oberhalb der Clavicula heftiger spontaner und Druckschmerz, letzterer entsprechend dem äußeren Drittel der Clavicula. Es werden an betreffender Stelle nebeneinander in die Tiefe zwei Spritzen der Lösung II injiziert. Darauf muß physiologisch unbedingt der Schmerz an der Stelle der Injektion verschwinden, wenigstens sehr erheblich herabgemindert sein. Erklärt der Patient spontan bei erneutem Fingerdruck den Nachlaß des Schmerzes, so halte ich das für ein Zeichen der Objektivität des Patienten und seines behaupteten Schmerzes. Macht er mir aber tatsächlich unrichtige Angaben, z. B. von Vermehrung des Schmerzes, so schöpfe ich Verdacht auf Simulation. Ich kann diesen Verdacht aber noch besser stützen. Also nehmen wir an, der Arbeiter B. behauptet, daß der Schmerz nach der Injektion genau so stark wie vorher oder sogar stärker sei, so teile ich ihm mit, daß seine Angabe nicht richtig sei, weil die Lösung den Schmerz an einer Stelle, wo sie eingespritzt wurde, aufheben müsse. Alsdann lasse ich ihn nach ein paar Tagen wieder erscheinen und spritze ihm jetzt von der gleich aussehenden 0,6%igen Kochsalzlösung zwei Spritzen an dieselbe Stelle, nachdem ich ihn ermahnt habe, genau bei der Wahrheit zu bleiben: wenn die Schmerzen nach der Einspritzung sich änderten, müsse er es unbedingt sagen. Der Simulant behauptet bisweilen, daß nach der 0,6%igen Kochsalzlösung-Injektion der Schmerz verschwunden sei, was natürlich unrichtig ist. Indem man nun die Kochsalzlösung mit der Kokainlösung abwechselnd in verschiedenen Sitzungen verabreicht, vielleicht einen Tag um den andern, und danach die Angaben des Patienten über die lokal veränderten oder nicht veränderten Schmerzen prüft, erhält man von ihm, falls er Schmerzen simuliert, direkt unrichtige Angaben, deren Protokoll die Koinzidenz oder Divergenz mit physiologischen Tatsachen ergibt. Das würde aber im Verein mit anderen Verdachtsgründen die Simulation ziemlich wahrscheinlich, wenn nicht gewiß machen. Gibt aber der Patient freiwillig die augenblickliche Besserung des Schmerzes zu, so ist er höchstwahrscheinlich kein Simulant, denn der letztere hat bei allen zugestandenen Besserungen seines Leidens die Sorge, auf eine solche Äußerung den Behörden gegenüber festgenagelt zu werden. Sie vermeiden es daher ganz konsequent, vor Zeugen eine Besserung zuzugeben. Sehr häufig aber sind nun die durch den Schmerz gehemmten Bewegungen, z. B. in unserem Falle die Elevation des Armes über die Horizontale, ebenfalls im Momente der Anästhesierung lokaler Schmerzpunkte ganz frei, so daß der Arm leicht über die sonst erreichbaren Exkursionen bewegt werden kann. Wo dies ebenfalls der Fall ist, erscheint mir die Simulation unbedingt ausgeschlossen. Also die augenblickliche Schmerzverringerung zusammen mit der augenblicklichen Funktionsverbesserung scheinen mir die Abwesenheit der Simulation positiv zu beweisen. Denn es gelingt oft leicht, auch sehr schmerzhafte Bewegungen durch 3 bis 4 periartikuläre Injektionen ganz beweglich zu machen, es gelingt stets, durch solche Infiltrationen die Bewegungen in dieser oder jener Richtung zu erleichtern. Daraus ergeben sich eine große Zahl Anhaltspunkte, die die Angaben des Patienten auf ihre objektive Richtigkeit zu prüfen imstande sind auf Grund wissenschaftlicher unumstößlicher Tatsachen.

l) Fremdkörper und entzündete Herde (Furunkel u. s. w.).

Ausgezeichnet bewährt sich die Anästhesie durch Infiltration bei Auffindung und Extraktion der verschiedenartigsten Fremdkörper.

Ich beginne mit dem häufigsten Falle: der Einreißung eines Splitters unter den Nagel.

Etwas entfernt von der Hautwunde wird mit der Ätherisation begonnen und dann so eingestochen mit der Spritze, daß die Nadel

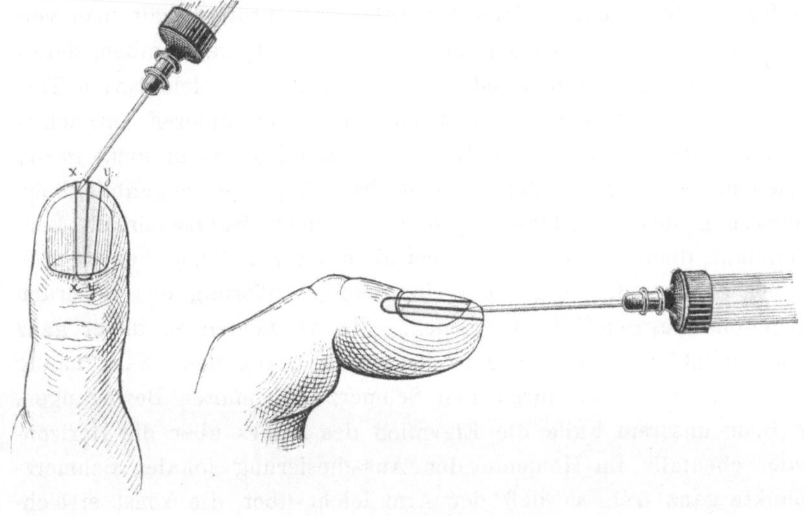

Fig. 22.

parallel der Fläche des Nagels gerichtet ist. Die erste Quaddel wird sogleich möglichst bis unter den Nagel ausgedehnt, so daß die betreffende Partie um den meist durchscheinenden Splitter weiß wird. Die Nadel wird nun immer in derselben Richtung weiter gegen den Nagelfalz vorgeschoben und zugleich infiltriert, bis die ganze Partie des Nagelbettes schneeweiß durchscheint. Alsdann durchschneide ich in zwei parallelen Linien x y beiderseits neben dem Splitter den Nagel und hebe den Nagelstreifen heraus. Der darunter freiliegende Splitter wird entfernt und der eventuell eröffnete Stichkanal genügend desinfiziert.

In den vielen Fällen von eingestochenen und abgebrochenen Nähnadeln hat es sich mir als zweckmäßig erwiesen, im Beginne der Operation nur die unmittelbare Umgebung des Stichkanals zu anästhesieren und erst, wenn man in der gesetzten Wunde schon die Nadel erblickt, die Richtung und den Umfang der weiteren Infiltration einzuleiten. Bei diesen Operationen konnte ich recht typisch zeigen, daß man mit Hilfe der Infiltrationsanästhesie beliebig lange und tiefe Wunden anlegen kann, denn in den Fällen von Nadelwanderung haben wir bisweilen recht ausgedehnte Wundflächen, einmal auch bei einem Kollegen*) 15 cm lang bis auf die Rippe, setzen müssen.

Sollten sich die Fremdkörper in die Knochensubstanz eingekeilt haben, so muß man vor der Zurückstülpung des Periostes dieses an verschiedenen Stellen der Umgebung voll infiltrieren. Es genügt dabei meist, in schräger Richtung fest auf den Knochen unter dauerndem Stempeldruck einzustechen, wenn man mit einem Schnitte direkt das Periost spalten will; andernfalls gelingt es auch leicht, von der Mitte der angelegten Wunde her, zunächst eine einzige Stelle des Periostes zu infiltrieren, sie zu durchschneiden und nun mit leicht gebogenen, längeren Kanülen zwischen Knochen und Periost die Spritze und die Infiltrationszone aufwärts zu schieben. Da, wo das Periost selbst zu hart ist, um, ohne zu zerreißen, die Einstiche aushalten zu können, sind einige Erfahrungen und Technizismen von Wichtigkeit, ohne deren genaue Berücksichtigung der Akt der Infiltration an sich, in falscher Weise ausgeführt, entschieden schmerzhaft sein würde. Diese Vorschriften umfassen den wichtigsten und schwierigsten Teil der Gesamttechnik, und nur wenn man die besondere Sachlage berücksichtigt und sich vorläufig strikte an die von uns gewonnenen Resultate und erprobten Regeln hält, wird man in der Lage sein, auch in entzündetem Gebiet wirklich künstlerisch zu arbeiten. Bei der Entzündung, sagen wir einmal bei einem Furunkel von etwa Markstückgröße, ist nicht nur der Nervenapparat des affizierten Gebietes in Hyperästhesie, sondern auch die zu diesem Gebiete führenden Nervenstämme der Umgebung, die Anastomosen in der Haut und Unter-

*) Dr. Franz Oppenheimer, Berlin, Fremdkörperextraktion.

haut sind entschieden im Stadium der hochgradigsten Reizung. Es gilt hier also vor allem, zunächst das Gebiet der Entzündung möglichst vollkommen durch eine periphere anästhetische Zone zu umgrenzen, die Hauptbahnen seiner Nervenleitung zu unterbrechen, es sensitiv möglichst zu isolieren. Denn wollte man z. B. direkt in die entzündete Partie injizieren, so würde der Zuwachs an innerem Gewebsdruck trotz Eintretens der Anästhesie an den infiltrierten Stellen im ganzen die freien Nervenbahnen entlang einen erhöhten Schmerz auslösen. Ein großer Teil der spontanen Schmerzhaftigkeit in entzündetem Gewebe resultiert ja aus der durch das Exsudat und die Hyperämie gesteigerten Gewebsspannung. Hier ist es unerläßlich, zunächst diese Leitung herabzusetzen, die Bahnen zu treffen, welche zum Zentrum führen. Das gelingt dadurch, daß man z. B. beim Furunkel oder Karbunkel und schließlich in allen ähnlichen Fällen zunächst in der gesunden Peripherie mit der Infiltration beginnt, einen zirkulären Hautring der Infiltration um den Herd setzt und durch denselben hindurch, ähnlich wie bei der Umspülung rundlicher Tumoren, die Nervenleitung auch unterhalb der Infiltration durch Fascien und Muskeln hindurch auszuschalten versucht. Ich beginne stets mit der Etablierung von etwa 5 g der I. Lösung durch die erste Hautquaddel unterhalb der ganzen furunkulösen Gewebsplatte. Dann erst erfolgt von der gleichen Quaddel aus die periphere Infiltration der Haut über dem Herde in konzentrisch vorgeschobenen Ödemwellen. Über die besondere Gefährdung der Anästhesie durch direktes Injizieren in einen Absceß oder einen entzündlichen Herd haben wir schon gesprochen und werden bei der anästhetischen Behandlung der Abszesse noch darauf zurückkommen. Ebenso muß man im allgemeinen um Fremdkörper, namentlich wenn dieselben schon reaktive Entzündungen hervorgerufen haben, mit Hilfe konzentrischer Infiltrationen durch Spritzen mit gebogenen Nadeln herumzukommen suchen. Ist der Fremdkörper im Knochen festgekeilt, so genügt es meist, von dem parostalen Bindegewebe her die Aufschwemmung des Periostes zu bewirken. Hat man dann rings den eingekeilten Fremdkörper vom Periost entblößt, so kann man ohne Zagen mit Hohlmeißel und Hammer die Knochenrinne anzulegen beginnen. Der Knochen, vorher vom Periost aus umspült, wird in allen Fällen unempfindlich befunden werden; wo er noch empfindlich ist, ist nicht genügend periostales Gewebe infiltriert worden. Dasselbe müßte dann ausgedehnter durchspült werden.

Sehr leicht gelang es mir z. B., eine Haarnadel, welche sich ein 7jähriges Mädchen den Bügel voran in die Vulva praktiziert hatte, und welche mit den scharfen Schenkeln hinter der hymenalen Falte und in der Columna lateralis sich eingekeilt hatte, durch eine zirkuläre Infiltration des Hymens nach Karboltupfen vor dem ersten Einstich und Diszision der hymenalen Falte zu entfernen.

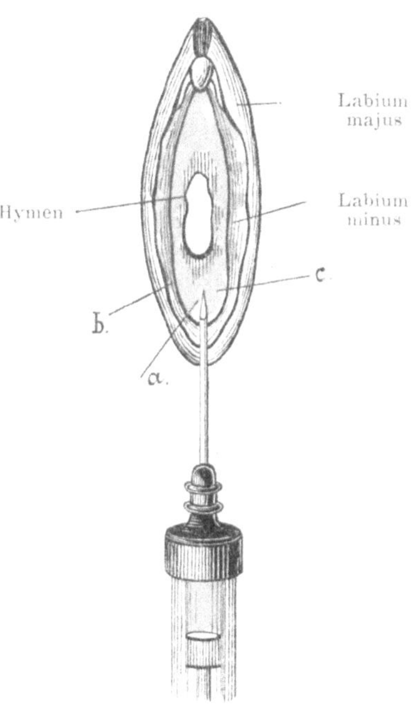

Fig. 23.
Anästhesierung des Hymens.

Man braucht in solchen Fällen nur von der Fossa navicularis aus zunächst eine Quaddel anzulegen; das weiche zarte Gewebe bläht sich sulzig auf, und von dieser aufgeblähten Stelle rechts und links in zwei Infiltrationslinien die Basis des Hymens umspülend kann man von drei Stellen dieser Basis aus (a, b, c) die Schleimhaut prall füllen. Alsdann kann man stumpf oder scharf den Schleimhautring erweitern. Wir werden auf diese Art der Anästhesie bei Besprechung der Operationen am Sphincter ani zurückkommen.

Bei der Entfernung von Splittern der Fußsohle und der schwieligen Hohlhand muß wieder die Abtragung der Epidermis, eventuell mittels eines Schälmessers, der Infiltration vorangehen, damit die Schwierigkeit der Infiltration kallöser Haut die Anästhesie nicht unnütz erschwert.

m) Resektionen, Amputationen und Exartikulationen (Punktionen).

Resektionen, Amputationen und Exartikulationen sind von mir bisher an den Fingern und Zehen, an den Metakarpal- und Metatarsalknochen, an der Tibia, am Sternum, an Rippen, an der Clavicula und der Scapula und am Vorderarm ausgeführt worden. Die ausgedehnteste Operation, welche ich nach dieser Richtung hin auszuführen Gelegenheit hatte, war die Amputation zweier Vorderarme nach totaler Zermalmung der Hände und Zerquetschung derselben. Die bei den sehr zahlreichen Exartikulationen und Amputationen der Finger und der Zehen gesammelten Erfahrungen, die auch bei ausgedehnteren Osteotomien gewonnenen Resultate würden mich nicht davor zurückschrecken lassen, z. B. an nicht allzu starken Oberarmen die Amputation resp. die Exartikulation unter Infiltrationsanästhesie zu wagen. Es kommt hierbei ja nur in Frage: ist es technisch möglich, ein Glied zirkulär aufzuschwemmen, ohne an die Maximaldosis von Morphium oder Kokain heranzukommen? Kann diese Forderung erfüllt werden, so ist gar kein Grund vorhanden, solche Operationen nicht in den Kreis der lokalen Anästhesie mit einzubeziehen*). Müßte man andererseits die Maximaldosis überschreiten, so wird damit der Infiltrationsanästhesie ihr stärkstes Rüstzeug im Kampfe gegen die Narkose, ihre absolute Ungefährlichkeit, entzogen. Operationen also, bei welchen vorläufig die Maximaldosis des Kokains oder des Morphiums erreicht oder überschritten werden muß, können aus diesem Grunde mit keinem guten Rechte gegen die Narkose ins Feld geführt werden. Sie sind dann mit demselben Vorwurf belastet wie die Narkose, d. h. gefährlich. Immerhin aber wird hier Technik und Theorie noch manche Erweiterung bringen, so daß ich der Meinung bin, je allgemeiner an dem Ausbau der Infiltrationsanästhesie dereinst wird gearbeitet werden, um so mehr wird dieselbe auch bei größten

*) Technisch schwer ist dabei nur die isolierte Anästhesierung der großen Nervenstämme. Die topographischen Kenntnisse ermöglichen es aber, die Nerven selbst aufzusuchen und für sich durch ein paar Tropfen stärkerer Karbollösung zu lähmen.

Operationen die allgemeine Narkose zu verdrängen vermögen. Die beiden von mir unter Anästhesie in Gegenwart vieler Ärzte ausgeführten Amputationen des Vorderarms beweisen, was hier erreicht werden kann.

Ich habe seit Niederschrift vorstehender Zeilen reichlich Gelegenheit gehabt, Amputationen auszuführen, und verfahre jetzt nach folgenden Prinzipien: Vorderarm- und Unterschenkelamputationen im unteren Drittel werden stets mit reiner Infiltrationsanästhesie durchführbar sein, wobei freilich ein sehr reichlicher Gebrauch der Lösung III stattfinden muß. Bei Oberarm-, Oberschenkel- und Unterarm- und Schenkelamputationen, letztere im oberen Drittel, wird die kombinierte Anästhesie (s. u.) verwandt. Es gelingt dann stets, wenigstens so viel von der Infiltration zu erreichen und an Narkose zu sparen, daß höchstens für den Moment der Durchschneidung der Nervenstämme das Sensorium verdunkelt zu werden braucht. Der Hautschnitt, die Muskeldurchtrennungen, ja die Durchsägung des Knochens, die Unterbindungen können durch Infiltration sehr vollkommen schmerzlos geleistet werden. Das hat den eminenten Vorteil, daß z. B. bei Diabetes keine Spur deletärer Einwirkung dieser Methode auf das Grundleiden bei über einem Dutzend von Unterschenkel- und Fußamputationen aufgetreten ist.

Die Hauptsache ist Schmerzlosigkeit auf ungefährliche Weise. Das kann manchmal nicht ohne Umgehung der wenigstens phasenweise eingeleiteten Narkose geschehen. Handelt man dabei so wie ich, und verwendet man meine angepaßten Narkosengemenge in Abwechslung mit meiner Infiltrationsanästhesie, so glaube ich die Gefahren der Narkose an sich glücklich umsteuern zu können. Es kommt gewiß einst die Zeit, wo diese Grundsätze Allgemeingut aller Ärzte geworden sind.

Bei der Amputation der Fingerphalangen wird genau wie beim Panaritium von einer lateralen Stelle her die Quaddel angelegt und alsbald durch die Quaddel das subkutane Gewebe, die Muskeln, das Periost möglichst vollkommen infiltriert, natürlich unter mäßiger Kompression beider Arterien des Fingers. Ebenso wird auf der anderen Seite vorgegangen und schließlich durch nachträgliche endermatische Quaddelbildung die Schnittführung für die Hautlappen in gewünschter Weise vorgezeichnet.

Darauf werden noch einige Spritzen recht tief und in möglichst zirkulärer Applikation bis in das Periost entleert und nunmehr in der Quaddellinie die Schnitte durch Haut und Weichteile bis in die Nähe des Periostes angelegt. Es empfiehlt sich, dieses noch besonders zu infiltrieren, obwohl bei Befolgung vorstehender Vorschriften meist völlig zirkulär und auch intraosseal die Empfindung aufgehoben ist. Mittels einer gebogenen Spritze pflege ich das Periost der Phalanx zu umgehen und zu füllen. Alsdann wird in derselben Linie zirkumzidiert und zurückgestülpt. Darauf kann

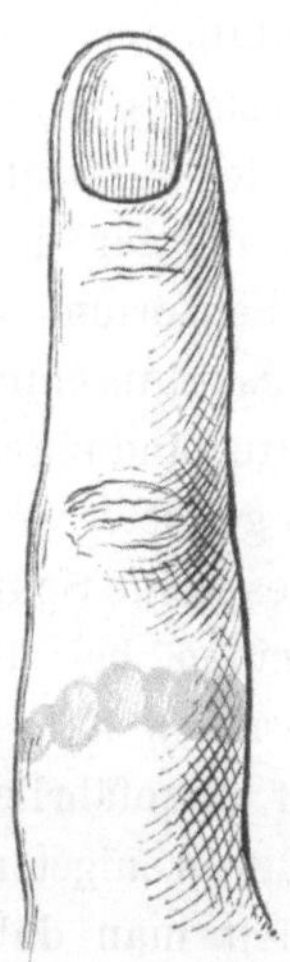

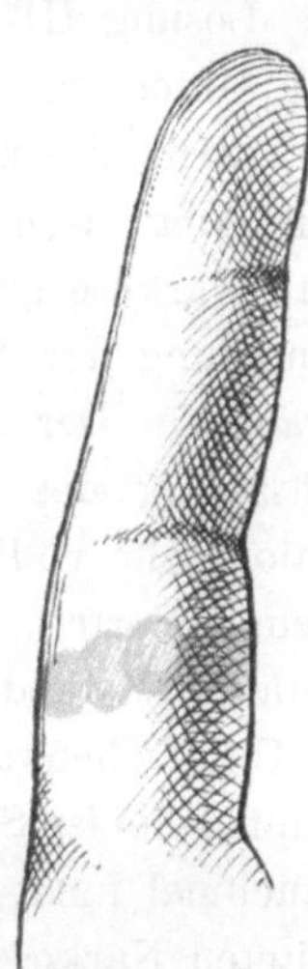

Fig. 21.

man mit der Knochenzange oder der Säge die Phalanx in der entblößten Linie durchschneiden. Derartige Amputationen und die ganz ähnlich verlaufenden Exartikulationen der Finger habe ich im ganzen 21 ausgeführt, und zwar jede innerhalb 10—15 Minuten vom Beginn der Infiltration, und ohne daß auch nur die geringste Schmerzensäußerung von seiten des Patienten hörbar wurde. Für die Exartikulation der Grundphalanx wird natürlich vom Spatium interosseum aus in derselben Weise vorgegangen und namentlich die Quaddellinie genau in der Richtung des Ovalärschnittes angelegt. Für die Dekapitation des Capitulum metacarpi muß das Periost in gleicher Weise zirkulär für sich infiltriert werden wie für die Eröffnung des Gelenkes die Bänder und die Synovialmembran. Betreffs der Durchschneidung von Nervenstämmen will ich bemerken, daß, wenn das perineurotische Bindegewebe gut überschwemmt ist, die Nervensubstanz nicht extra infiltriert zu werden braucht, sie ist, umspült von der Flüssigkeit, nicht leitungsfähig. Die Unterbindung der Arterien macht nicht die geringsten Schwierigkeiten, nur muß man sich im allgemeinen hüten, die Schieber allzu schwer abwärts hängen und damit an Arterien und Nervenästchen ziehen zu lassen; das wird bisweilen aufwärts als Stechen und Pieken empfunden.

Für die Exartikulation oder Amputation mehrerer Finger gelten natürlich dieselben Regeln.

Die Exartikulation der Hand und die Amputation des Vorderarms ist stets in ganz vorzüglicher Weise mittels der Infiltrationsanästhesie durchgeführt worden. Natürlich darf man nur für Haut- und Periostinfiltration Lösung II resp. I verwerten, für die Aufblähung des zwischenliegenden Sehnen- und Muskelgesträngcs muß man sich der Lösung III bedienen, um nicht die Maximaldosis zu erreichen resp. zu überschreiten. Für die Anästhesierung der Nervenstämme empfiehlt es sich, in ihre Nähe etwas von der starken Lösung zu injizieren und bei der Exartikulation die Gelenkkapsel Schritt für Schritt unter erneuter Injektion zu durchschneiden. Man wird überrascht sein, wie gut sich derartige Operationen zu Ende führen lassen.

Die entsprechenden Operationen an den Zehen und am Fuß erfordern natürlich analoge Technik. Für die Operation des eingewachsenen Nagels will ich an dieser Stelle bemerken, daß dieselbe wegen der Sklerose der subungualen Bindegewebsbalken mit ihren eingelagerten neuromatösen Hyperplasien zu einer der schwierigsten unter Infiltrationsanästhesie wird. Da diese Operation jedoch sehr häufig notwendig wird, so will ich in etwas ausführlicherer Weise diejenige Methode mitteilen, welche uns stets zum Ziele, d. h. dem einer schmerzlosen Exzision des ganzen Großzehnagels, gelangen läßt*).

---

*) Wenn wir also mit einer 0,1% Lösung von Kokain denselben Effekt erzielen, ja sogar mit viel größerer Verläßlichkeit wie die Anhänger der sogen.

Gewöhnlich beginne ich die Anästhesierung unter Ätherspray gegenüber dem Granulationspilz in der Haut der Zehenbeere, also bei a. Von hier aus wird durch die endermatische Quaddel, welche sehr vorsichtig und zunächst unter äußerst flachem Einstich mit einer sehr feinen Nadel anzulegen ist, die ganze Kante der Zehe, den entzündlichen Nagelfalz entlang, unter langsamem Drucke infiltriert. Ist in dieser Weise die Infiltration bis zum Nagelbett, etwa bis b, gelungen, so empfiehlt es sich, von hier aus das Nagelbett selbst von b bis c zu infiltrieren und von hier aus abwärts bis d wiederum die Aufschwemmung fortschreiten zu lassen. Dann wird eine Verbindung zwischen den Quaddeln und dem subkutanen Ödem von d bis a hergestellt und sodann, der schwerste Akt der Operation, die Ödemisierung des subungualen Lagers vorgenommen. Hier kann das Gewebe so fest und so derb sein, daß es nicht gelingt, dieses Stratum auf einmal zu füllen, wie das z. B. am Fingernagel immer möglich ist; dann muß man in der Weise vorgehen, daß zunächst die schon anästhesierte Partie der entzündlichen Granulation von a bis b exzidiert wird, der Nagel von c bis b gelockert und hochgehoben wird, so daß man unter der hochgehobenen Nagelbasis Schritt für Schritt immer schon aus dem infiltrierten Gebiet das zu anästhesierende überschwemmt, bis man in dieser Weise den ganzen Nagel abgetragen hat. Die Operation gelingt

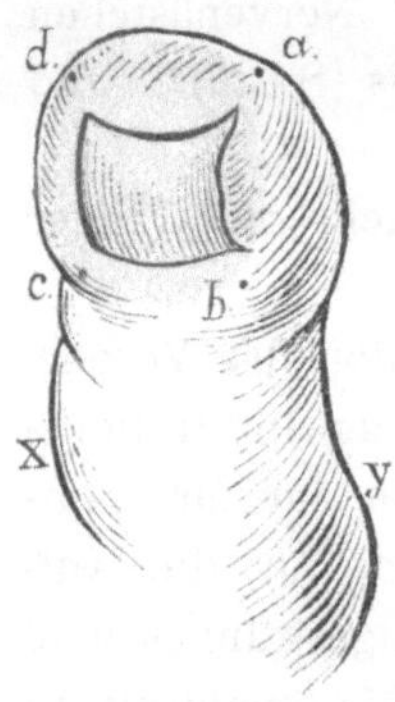

Fig. 25.
Operation des eingewachsenen Nagels. a bis d wechselnde Injektionsstellen.

Oberstschen Methode mit einer 1% bis 2% plus den Gefährdungen und Unzuträglichkeiten der Umschnürung nahe an entzündlichem Gebiete, so kann man mir nicht verdenken, daß ich diesen „Fortschritt“, der für mich und meine Prinzipien ein Rückschritt wäre, nicht mitmache. Solange ich mit meiner absolut ungefährlichen Methode das gleiche Ziel, die vollendete Schmerzlosigkeit, erreiche, wird mich und gewiß viele andere niemand dazu bringen, zugunsten einer größeren Leichtigkeit etwas nicht absolut Ungefährliches anzuwenden. Wenn andere nicht technisch so ausgiebig meine Methode beherrschen wie ich, so mögen sie das nicht meiner Methode zur Last legen. Ich bin doch nicht verantwortlich für das größere oder geringere Geschick, mit dem der einzelne meine Methode anzuwenden in der Lage ist.

natürlich viel leichter, wenn es gelingt, von da aus in einer Linie das ganze Nagelbett zu überschwemmen, dann kann man in typischer Weise die gerade Schere subungual einstechen, durchschneiden und die beiden Nagelhälften herausdrehen und die entzündeten Gebiete exzidieren. Ich gestehe aber gerne, daß dieses nicht häufig gelingt, daß man viel öfter in der angegebenen Weise atypisch zu operieren genötigt ist unter Berücksichtigung der Individualität des Falles. Das kann recht schwer sein, aber der Lohn, eine der schmerzhaftesten Operationen ohne allgemeine Narkose und ohne nennenswerten Schmerz ausführen zu können, ist für uns verlockend genug, den gesteigerten Anforderungen an Geschicklichkeit und Geduld mit Freuden nachzukommen. Ersparen wir doch auch hier dem Patienten eine Gefahr (die Narkose), welche in gar keinem Verhältnis zu der Ungefährlichkeit des Leidens steht. Oft gelingt die Operation besser, wenn man genau wie beim Panaritum die Infiltration fernab vom Herde bei x y beginnt.

Die Resektion der Rippen läßt sich in der Weise sehr einfach unter Anästhesie ausführen, daß man, nach möglichst ausgiebiger Infiltration der Haut und Muskulatur, unter breiter Auseinanderzerrung der Wundränder das Periost an der Vorderfläche für sich ödemisiert, es spaltet und nun mit krummer Nadel den oberen und unteren Rand der knöchernen Rippe womöglich subperiostal zu infiltrieren sucht. Darauf wird in gewohnter Weise das Periost ringsum abgehebelt und die Rippe reseziert. Dann folgt durch die ossale Fläche des Periostes die Aufschwemmung der Pleura, deren Eröffnung bei Verdickung des lateralen Blattes ebenso wie seine Tiefeninfiltration schrittweise zu erfolgen hat.

Für die Punctio pleurae resp. die interkostale Thorakotomie wird in derselben Weise endermatisch, subkutan, intramuskulär und schließlich pleural schichtweise infiltriert. Die Anästhesierung für die einfache Punktion erfolgt perkutan durch die erste Hautquaddel hindurch, durch allmähliches Tieferstoßen und gleichzeitiges Entleeren der Spritze, wobei man ein Durchstoßen der Pleura nicht zu befürchten braucht. Für die Punctio abdominis, welche ich in gleicher Weise unter Anästhesie vorzunehmen pflege, ist es mir sogar zweckmäßig erschienen, nach vollendeter Anästhesierung des Stichkanals zunächst die Haut zu inzidieren und den Troikart subkutan zu applizieren. Es fällt dann auch der Schreck fort, den der Patient bei der allgemeinen Spannung, durch abdominalen Widerstand von der ganzen Fläche des Abdomens ausgelöst, zu verspüren pflegt.

Natürlich ist diese Methode auch für alle anderen Formen der Punktion anwendbar, so auch für die des Kniegelenkes, falls man nicht wie Verfasser geneigt sein sollte, überall und ohne Ausnahme an die Stelle des immer unmoderner werdenden Troikarts die einfache und einheitlichere Methode der kurzen Inzision zu setzen.

Um jedoch nach dieser kurzen Abschweifung zu den Knochenoperationen zurückzukehren, so will ich bemerken, daß partielle

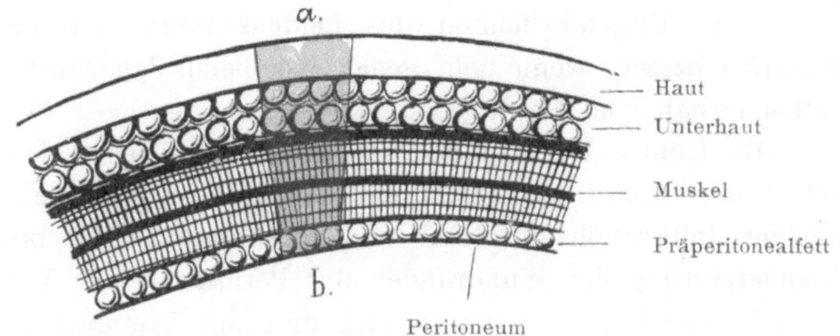

Fig. 26.
Punctio abdominis.
a b Infiltrierter Stichkanal.

Resektionen unter Anästhesie an der Tibia, der Clavicula, dem Sternum, der Ulna, dem Humerus und Femur vorgenommen werden können unter vollem Erfolge. Man muß nur die Vorsicht üben, die empfindlichen Narbenschwielen über Fisteln, alten kariösen oder ulzerativen Partien mit Lösung I*) zu überschwemmen, sonst befolgt die Methode der Knochenanästhesierung genau die Regel, daß der Knochen selbst in der Ausdehnung anästhetisch wird, in welcher seine periostale Hülle aufschwemmbar gewesen ist. Für die Sequestrotomie, deren einige ich auszuführen Gelegenheit hatte, muß man bisweilen nach Durchmeißelung der Lade die aus einer Lücke her-

*) Eventuell noch erhöhte Konzentration bis 0,3—0,5%.

vorsehenden Markläppchen für sich anästhesieren und alsdann durch dieselben eine stärkere Nadel in die Markhöhle vorzuschieben suchen, um von hier aus das womöglich hyperästhetische Mark für sich aufzuschwemmen.

Bei der Resektion des akromialen Teiles einer veralteten Luxation der Clavicula erwies sich die durch die Erhaltung des Bewußtseins des Patienten mögliche sofortige aktive Elevation des in seiner Bewegung gehemmten Armes als ein Vorteil vor der Operation in Narkose. Indem nämlich der Patient selbsttätig sofort der Funktionsverbesserung inne wurde, ließ sich auch genau bestimmen, wie viel Knochenmasse fortzunehmen nötig wurde. Überhaupt gewährt die Erhaltung des Bewußtseins für eine ganze Reihe von Fällen den großen Vorteil der Kontrolle unserer Maßnahmen durch die sofortige aktive Funktion, und in einer nicht geringen Anzahl von Fällen war die gesteigerte Empfindung auf Druck in versteckten Krankheitsherden, bei Fremdkörpern, tiefen Abszessen (event. bei Ileus!) ein direkter Wegweiser zur Auffindung des Sitzes der Affektion.

Daß genau in der vorher angegebenen Weise auch am Kopfe Resektionen*) unter Lokalanästhesie ausführbar werden, braucht wohl nicht besonders betont zu werden. Es macht absolut keine Schwierigkeiten, an den Kiefern partielle Resektionen, Sequestrotomien, Antrumeröffnungen und Punktionen des Empyems oder Hydrops antr. Highm. vorzunehmen; ebenso wie es nicht die geringste Kontraindikation gibt, eine Trepanation nach dieser Regel auszuführen, wie ich von zwei Fällen versichern kann, wo einmal die tiefe Einkeilung eines Fremdkörpers in den Schädel bis zur Bloßlegung der Dura führte und das zweite Mal Tuberkulose der Schädelknochen dieselbe ergriffen hatte.

Es ist absolut kein Grund einzusehen, warum die Dura vorkommenden Falles nicht genau so infiltriert und anästhesiert werden kann wie jedes andere fibröse Blatt.

---

*) Wir haben bis jetzt zweimal direkt trepaniert unter Infiltrationsanästhesie. Man darf nicht hämmern, sondern muß Kreissägen zur Abhebung eines Schädelstückes verwenden. Die Anästhesie war eine vollkommene.

7. Technik einzelner Operationen.

a) Operationen an Kopf, Hals und Brust.

Für die Exstirpationen von Dermoiden und Atheromen halten wir das über Ganglionexstirpation (Fig. 21) Gesagte für ausreichend. Ebenso muß die Exstirpation nicht zerfallener Lymphdrüsen, der Lymphome und Lymphosarkome genau nach den Prinzipien der primären Infiltration der vorderen Fläche der Tumoren und der sekundären Umspülung der rundlichen Knollen mittels gebogener Pravaznadeln vorgenommen werden. Natürlich kann hierbei die Methode an die Grenze ihrer Leistungsfähigkeit geraten, nämlich dann, wenn die Tumoren so ausgedehnt sind, daß mehr Flüssigkeit zur Umspülung nötig wird, als bei Einhaltung der maximalen Dose Kokain von 0,05 angeht. Dann natürlich kommt auch diese Methode in die toxische Zone, und in diesem Falle besitzt die Narkose bei gleicher Gefahr tatsächlich den Vorzug der größeren Bequemlichkeit, der bei ungleich größerer Gefahr gegenüber der Infiltrationsanästhesie, soweit dieselbe unter den maximalen Dosen bleibt, natürlicherweise gar nicht in Frage kommen darf. Plastiken sind im Gesichte mit großer Leichtigkeit auszuführen, es bedarf dazu nur einer möglichst vollständigen, flächenhaften Infiltration, welche auch bei Lupusecrasement, Kauterisation oder Exzision nötig wird. Schon hier will ich darauf hinweisen, daß bei Durchschneidungen von Drüsenkapseln, Abszeß- und pyogenen Membranen hier und da der sekundär und interkurrierend angewandte Äthylchloridstrahl, auf eine bestimmte hyperästhetische Zone gelenkt, von vorteilhaftester Mitwirkung für die Anästhesie sein kann, wir werden davon bei Bubonen, Zahnextraktionen, Drüsenabszessen u. s. w. noch zu reden haben. Hier sei nur erwähnt, daß die hyperästhetische, fibrös festgelötete Drüsenkapsel in der Schnittlinie oft mit schönster Wirkung durch Erkältung schmerzlos durchtrennbar gemacht werden kann, wo die Straffheit, Starrheit oder Hypersensibilität derselben der Infiltration erheblichere Schwierigkeiten macht. Die vorangegangene Durchtränkung des Gewebes mit Infiltrationsflüssigkeit erleichtert dem Äthylchloridstrahl die Hervorbringung einer erheblichen Abkühlung und Anästhesie. Es gelingt natürlich leichter, ein schon durch Einspritzungen abgekühltes Gebiet zur Erfrierung zu bringen als normal temperiertes Gewebe. Dies Verhältnis muß man sich gelegentlich zunutze machen. Ich glaube, mancher, dessen Technik an einem Widerstand festsitzt, wird durch Einschiebung der lokalen Äthylchloridwirkung auch tief im Gewebe Nutzen von dieser Modifikation haben. Von einer großen Reihe von Fällen kann ich versichern, daß jedes Gewebe ohne Reizung den Äthylchloridstrahl verträgt. Habe ich doch in Prof. Glucks

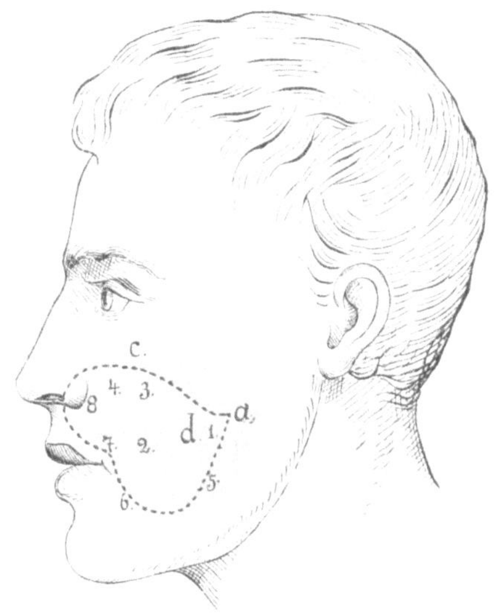

Fig. 27.
Anästhesie an Mund, Wange und Nasenflügel.

Gegenwart den Äthylchloridstrahl einmal direkt auf peritoneale Adhäsionen gerichtet ohne irgend welchen Schaden für Heilung und Gesundheit*)!

Nehmen wir an, es sei ein Gebiet vom Nasenflügel über den Mundwinkel bis auf die Mitte der Wange zu anästhesieren, etwa in

*) Prof. Gluck war auch mein Zeuge, wie eine Lösung I von 38° Temperatur Hyperästhesien erregte, während dieselbe abgekühlt vollendete Anästhesie erzeugte — das Herrn Braun, Leipzig, zur Notiz, welcher diesen Einfluß der Temperatur für die Anästhesie kategorisch bestreitet.

Ausdehnung der punktierten Linie (Fig. 27), so würde man an der für die Ätherapplikation günstigsten Stelle bei a die Wangenhaut abkühlen und einstechen. Die Infiltration müßte so lange innerhalb der Wangenhaut fortgesetzt werden von a aus, bis noch durch Druck die weiße Zone a der Peripherie fortschreitet, also unter möglichst ausgiebiger und flächenhaft allseitiger vordringender Hautödemisierung. (Bogen a b c.) Bei d erfolgt der neue Einstich und die neue, möglichst weit geschobene Hautinfiltration. Über 3 und 4 würde man den Nasenflügel erreichen. Es empfiehlt sich, dann bei 5, 6, 7, 8 über die Lippe hinweg ebenfalls an die Nasolabialfalte zu gelangen und nun innerhalb der Falte selbst mit aufwärts gerichteter Nadelspitze unter möglichst hohem Druck die Haut des Nasenflügels so weit zu füllen, daß man von dieser selbst aus durch Einstich weiter infiltrieren kann. Diese Überbrückung von Falten wird am Anus, an der Scheide, am Präputium etc. häufig nötig. Bisweilen hilft auch hier die Applikation einer gebogenen Nadel, welche mit ihrer Konkavität die Falte zu überbrücken hat, natürlich während die Flüssigkeitswelle unter stetem Druck der Spitze der Nadel den Weg anästhetisch gestaltet.

Hat man in dieser Weise eine ganze Hautfläche schneeweiß infiltriert (bei der weichen Schleimhaut entsteht ein glasiges, sulziges Ödem), so kommt es darauf an, wie tief man zu gehen gedenkt. Bei einem intrakutanen Ecrasement oder Brennen, z. B. bei Lupus, bei Telangiektasie, bei Verruca etc. genügt es, die Fläche der Haut ohne Subcutis infiltriert zu haben, während bei Lappenbildung natürlich auch das subkutane Gewebe durch perkutane Entleerung einiger Spritzen in der Ausdehnung der vorgenommenen Flächenanästhesie zu infiltrieren ist. Dann kann man den Lappen ablösen und beliebig lagern. Ich habe auf diese Weise einen großen Lappen der Brusthaut von über zwei Handtellerbreite über den Hautdefekt von Vorderarm und Hand decken können und nach Anfrischung der Ränder daselbst mit stehenbleibender Brücke vernähen können. Der Mann, ein Arbeiter, hat mich aufs freimütigste versichert, daß das, was er empfunden, nicht der Rede wert gewesen sei. Wie vollendet jedoch die Anästhesie selbst in der sensiblen Haut ist, geht wohl am überzeugendsten daraus hervor, daß wir in einer ganzen Reihe von Fällen Penisulzerationen und Lupus in völlig alter Weise mit Stich- oder Flächenbrenner behandeln konnten, ohne daß die Patienten auch nur gezuckt hätten. Der Blick solcher Patienten ist höchst charakteristisch — ein Gemisch von Verwunderung und Ruhe. Aber selbst die Ungläubigsten unter den Kollegen überzeugte solche anästhetische Verbrennung stets mit einem Schlage von der Unumstößlichkeit des Prinzips, von der vollen Wirksamkeit von Lösungen differenter Stoffe in zehntel- und hundertstelprozentigen Konzentrationen, d. h. von der Möglichkeit, mit indifferenten Lösungen vollendet zu anästhesieren. Denn das ist der Kernpunkt dieser Methode.

Da, wo in der Wange und an den Lippen ein Tumor sitzt, sagen wir einmal ein Karzinom, und wo es nötig wird, die Schleimhaut mit zu durchschneiden, ist es natürlich nur nötig, die subkutane Infiltration auch intramuskulär und submukös fortzusetzen. Dabei braucht man keineswegs stets den ganzen Tumor aufzublähen, es genügt meist, ihn in seinen peripheren Lagern zu anästhesieren. Die Mucosa bläht sich durch perkutane, bis auf die Submucosa fortgeschobene Infiltration auf, ohne daß man sie für sich zu ödemisieren braucht. Vor einigen Wochen gelang es mir, in $^1/_2$stündiger Sitzung ein Karzinom der Lippen, des Mundwinkels und der Wange etwa in der Ausdehnung obigen Schemas schmerzlos zu exzidieren und zu vernähen. Die betreffende Frau hatte nicht einen Augenblick Gelegenheit zu klagen und war voll des Dankes, da sie drei Wochen früher unter Narkose durch Auskratzung des Tumors behandelt war und drei Tage, wie sie sich ausdrückte, nach dem Chloroform nicht leben und nicht sterben konnte. Solche Leute, die beide Methoden, die der Narkose und der Infiltrationsanästhesie, durchgemacht haben, sind die kompetentesten Beurteiler, und da, wo Angst, Unruhe, Hysterie der Lokalanästhesie Schwierigkeiten zu bereiten scheinen, wo die durch falsche Vorstellungen irregeleiteten Kranken um Chloroform bitten, da braucht man nur ihnen scheinbar zu willfahren und die Maske mit Chloroform vorzuhalten. Noch immer wurden sie dann augenblicklich den Vorstellungen von den Vorzügen der Infiltrationsanästhesie zugänglich, und selbst widerspenstige Kinder werden durch Androhen der einmal gekosteten Betäubung ruhig und furchtlos, wenn man die Anästhesie schonend und zart einleitet.

Daß der Wildesche Schnitt über dem Processus mastoideus leicht und exakt unter Anästhesie ausgeführt werden kann, bedarf wohl nur der Erwähnung, und auch die Aufmeißelung des Processus mastoideus ist eine unter Anästhesie gut ausführbare Operation, was auch andererseits mehrfach bestätigt ist; freilich darf dabei die Sklerose und die Eburnisierung der Cellulae mast. nicht allzu ausgesprochen sein. Auch hier kann man durch Erfrierung des Knochens mittels Äthylchlorid noch viel erreichen.

Von immensem Vorteil erscheint mir die Tracheotomie unter Infiltrationsanästhesie. Der Respirationstractus bedarf gewiß vornehmlich bei der Diphtherie der allergrößten Schonung; um so vorsichtiger sollte man mit der Aufbürdung erheblicher Lasten für Herz und Vasomotoren bei dieser Krankheit sein. Ich habe vielfach bei Diphtherie und Kroup die Tracheotomie unter Anästhesie ausgeführt und muß gestehen, daß diese Operation durch die Infiltration sehr erheblich erleichtert wird. Das Kind muß natürlich im Beginne der Anästhesierung der Haut gehalten werden, wobei es sich sicher nicht mehr ängstigt, als wenn zu dem gewaltsamen Halten nun noch die Erstickungsangst bei Aufhalten der Chloroformmaske hinzukommt. Die Infiltrationslinie reicht so weit, wie man den Schnitt zu legen gedenkt. Durch dieselbe wird perkutan gleich bis zu den Trachealringen resp. der Cartilago cricoidea die Ödemisierung vorgenommen. Die Flüssigkeit bläht ausgezeichnet das Septum intermusculare der Linea alba des Halses auf, so daß es nicht schwer wird, direkt mit dem Schnitt bis zum Anheftungsbande der Glandula thyreoidea vorzudringen. Man wird weniger Gefahr laufen, in dem aufgeblähten Bindegewebe die Venen oder die Glandula selbst zu verletzen, weil sich, wie gesagt, alles sehr viel besser markiert: so die Gefäße in tiefem Kolorit gegen die sulzig-glasige Zeichnung der infiltrierten Gewebsmaschen; so vor allem die dunkle, von bindegewebiger Umhüllung umgebene Glandula thyreoidea, so daß man sie viel leichter zu schonen vermag. Die Gewebsschichten werden bei der Infiltration gleichsam dicker, prominenter, isolierbarer und differenzierbarer, deshalb wird jede Operation unter Anästhesie eine mehr anatomisch-präparatorische, was gewiß kein Fehler, weder für den Arzt noch den Patienten, ist. Zweitens sind die infiltrierten Teile völlig anämisch, es ist geradezu, als arbeite man unter

Esmarchscher Konstriktion. Drittens aber wird der schwierigste und entscheidende Akt der Operation, die Loslösung der Glandula thyreoidea, sehr leicht, wenn man mit einer gebogenen Nadel das Anheftungsband und ihre Kapsel infiltriert, gewissermaßen das periglanduläre Bindegewebe aufbläht, lockert und damit die Drüse ganz leicht verschieblich macht. Durchschneidet man dann noch vorsichtig das Ligamentum suspensorium thyreoideae, so kann man mit dem Finger sogar die umspülte Thyreoidea so weit abwärts resp. aufwärts schieben, bis die Trachea in gewünschter Ausdehnung freiliegt. Folgt dann die Infiltration der intertrachealen Bindegewebs-, Fascien- und Muskelringe, so kann die Luftröhre in gewohnter Weise eröffnet werden.

Da ich hier nur über diejenigen Operationen berichten kann, welche ich selbst schon unter Anästhesie ausgeführt habe, kann ich natürlich nichts darüber aussagen, wie weit z. B. eine Ösophagotomie, eine Laryngofissur, eine Laryxexstirpation nach diesem Verfahren möglich würde, weil ich bisher nicht Gelegenheit gehabt habe, dasselbe bei diesen Operationen zu erproben. Ich zweifle aber nicht, daß die Ösophagotomie und die Laryngofissur mit großer Einfachheit unter anästhetischem Ödem ausführbar sind.

b) Zahnextraktion.

Für die Zahnextraktion war die Methode in weit vorzüglicherer Weise zu benutzen als die alte regionäre Anästhesie mit wenigen Grammen einer starken Lösung; nur bedarf es hier sehr konkreter anatomischer Vorstellungen und einer sehr geschulten Technik, um zum Ziele, der Ausschaltung einer Nervenverbindung, sowohl des Zahnes selbst wie seiner Umgebung (Alveole, Gingiva), zu gelangen. Hier muß prinzipiell zwischen Ober- und Unterkiefer unterschieden werden. Denn während beim Oberkiefer die Nerven wenigstens zum Teil von außen (N. alveolaris sup.) durch den Knochen zur Zahnwurzel einbiegen, verläuft der die Unterkieferzähne innervierende N. alveolaris inferior innerhalb des knöchernen Kanales des Unterkiefers. Die Lamellen des Alveolarfortsatzes des Oberkiefers sind so dünn, daß es gelingt, vom Periost aus mit den Knochengefäßen innerhalb der sehr zahlreichen Canaliculi corticales

Flüssigkeit bis zur Zahnwurzel hindurch zu bringen, selbst für diejenigen Oberkieferzähne, welche ihre Nervenversorgung durch die Highmorhöhlenäste des Infraorbitalis erhalten, selbstverständlich unter Applikation der Flüssigkeit von beiden Seiten des Alveolarfortsatzes her. Theoretisch und praktisch ist es also am Oberkiefer möglich, von der knöchernen Umgebung des Zahnes her seine intraosseale Nervenverknüpfung, diejenige, welche beim Herausziehen unter erheblichem Schmerz abzureißen pflegt, auszuschalten, während natürlich die periostale und gingivale resp. palatinale Infiltration und Anästhesierung ohne weiteres möglich ist. Anders am Unterkiefer. Hier gelingt es zwar auch, die periostale Anästhesie zu etablieren, aber, da jeder Zahnast des N. alveolaris inferior innerhalb des Knochens vom Stamme seinen Ursprung nimmt, so würde ohne einige Kunstgriffe, deren wir uns bedienen, und welche typisch zu werden verdienen, der Akt des Abreißens des Zahnes vom Nerven mit und ohne Anästhesie gleich schmerzhaft sein müssen. Aber wir haben ja eine Stelle, an welcher wir diesen Nervenstamm selbst sehr bequem anästhesieren können. Der Nervus alveolaris inferior tritt ja an der Lingula dicht neben dem Unterkieferast (Innenseite) in den Kanal ein, so daß gerade, wie für die Resektion desselben, er auch für die Infiltrationsspritze zu erreichen ist. Vorgenommene Leichenversuche haben mich überzeugt, daß, wenn man den vorderen Rand des Unterkieferastes abtastet und bei eröffnetem Munde die Mitte zwischen den beiden Molarzahnreihen des Ober- und Unterkieferastes nimmt, sodann mit der Spitze an einer Stelle dicht neben dem Unterkieferrande einsticht und die Nadel leicht schräg nach oben einsticht, daß man dann ca. drei Zentimeter aufwärts bei Erwachsenen in die Nähe der Lingula, d. h. des Eintrittes des unteren Alveolarnerven in den knöchernen Kanal, gelangt. Die Linie von der Mitte des vorderen Randes des Kieferastes bis zu seinem hinteren Rande mißt beim erwachsenen Manne durchschnittlich 6,5 cm, bei der Frau 5,8, beim Kinde 4 cm. Man muß also von der Kreuzungsstelle der idealen Intermolarlinie mit dem vorderen, palpablen Rande des Unterkiefers resp. des Processus condyloideus beim Erwachsenen die Nadel 3 cm leicht schräg nach oben, beim Kinde 2 cm fast gerade nach hinten unter dauernder Entleerung der Spritze einstoßen, so wird man die

Lingula und das perineurotische Gewebe des Nerven überschwemmen und damit am Orte der Wahl den Nerven ausschalten können. Aber nicht völlig; denn beim Gesetz der Rückwärtsleitung in der Nervenbahn können von vorne her durch den Austritt des N. alveol. inf. durchs Foramen mentale und durch die Anastomosen von der anderen Seite Schmerzen geleitet werden, falls nicht ebenfalls am N. mentalis resp. am Foram. mentale derselben Seite, d. h. der des zu extrahierenden Unterkieferzahnes, ein Anästhesiedepot angelegt ist. Erst wenn so beide freie Stellen des Nerven am Stamme bespritzt sind, gelingt nach vorangehender oder folgender Gingiva- und Periostanästhesierung wirklich eine exakt schmerzlose Zahnextraktion.

Die Schwierigkeit der Technik besteht darin, richtig den Nerv. alveol. inf. und den N. mentalis, seine Endausbreitung und seinen Anfangseintritt wirklich zu überschwemmen. Nur Übung vermag hier einige Sicherheit zu verschaffen.

Die alsdann vorgenommene Infiltration von Gingiva und Periost außen sowohl wie innen am Unterkiefer möglichst tief bis zum unteren Rande macht dann auch den Kiefer selbst anästhetisch. Diese Manipulation am Unterkiefer ist natürlich nicht nötig bei den vorderen Schneidezähnen, welche ihre Innervation von dem Mentalis außerhalb des Knochenkanales her erhalten. Hier genügt natürlich die gingivale und periostale Anästhesierung von beiden Kieferflächen her. Neuerdings habe ich einen, wie ich glaube, für die schmerzlose Zahnextraktion bedeutsamen Schritt getan, nämlich ich bin zur sekundären Abkühlung des primär infiltrierten Gebietes mittels Äthylchlorid als eines Sicherungsmittels des vollen Erfolges auch am Unterkiefer gelangt. Gern gestehe ich zu, daß die Infiltration allein gerade am Kiefer bei der Dünnigkeit der infiltrierbaren Weichteile ihre besonderen Schwierigkeiten hat, es muß aber auch jeder Unbefangene zugeben, daß das Äthylchlorid allein durchaus nicht imstande ist, eine schmerzlose Operation zu garantieren. Das wird anders, wenn man erst infiltriert und dann das ganze ödemisierte Gebiet noch nachträglich durch Äthylchloridstrahl erfrieren macht. Ich kann versichern, daß das dann geradezu ideale Extraktionen ermöglicht.

Das Äthylchlorid allein ist in einem Falle der Zahnchirurgie für mich souverän geworden: das ist bei der Inzision des periostalen Abszesses. Läßt man hier den ganzen Eitersack erfrieren, so kann man ihn ohne Infiltration ohne Schmerz durchschneiden.

Praktisch führe ich also die Anästhesie zur Zahnextraktion folgendermaßen aus:

Obere vordere Zähne.

Die Gingiva wird dicht neben dem Zahn außen und innen mit einer Pinzette und Wattebauch, welche in konzentrierte Kokainlösung nur eben eingetaucht sind, betupft unter leichtem Druck gegen die knöcherne Alveolarwand. Darauf schiebt man zart eine dünne Kanüle möglichst flach durch die weißgewordene Schleimhautstelle und drückt nach Bedeckung des Kanülenschlitzes auf den Spritzenstempel. Das entstehende Ödem, erst zirkumskript, später diffuser, die Schleimhaut ganz glasig gestaltend, wird durch neue Einstiche hoch aufwärts am Periost entlang bis über die supponierten Wurzelenden hinausgeschoben, dann noch direkt auf den Knochen eingestochen und unter ziemlich hohem Drucke die Füllung der Knochenkanälchen vorgenommen. Genau das gleiche geschieht an der Gaumenseite des Kiefers neben dem zu extrahierenden Zahn. Hier muß man mit weniger kräftigem Druck infiltrieren, weil die Kürze und Straffheit der Gaumengingiva den hohen Druck schmerzhaft macht. Auch diese wird schneeweiß bis über den Bogen des Kieferfortsatzes zum harten Gaumen hinaus infiltriert und auch hier extra der Knochen umspült durch senkrechten Einstich der Nadel. Auf jede Seite des Kiefers außen und innen kann man je 5 bis 6, auch mehr Pravazsche Spritzen à 1 Gramm rechnen. Darauf kommt es nicht an. Die Hauptsache ist, daß das ganze Zahngebiet umspült ist. Dann folgt die Applikation des Äthylchloridstrahles über das ganze infiltrierte Gebiet bis zum Weißwerden des Zahnfleisches, indem man den Strahl bei hinten übergehaltenem Kopfe bald außen, bald innen über die künstlich ödemisierten Stellen quer über den Zahn hinweg streichen läßt.

Weder der Zangenansatz noch das langsame Ausbiegen des Zahnes wird dann empfunden. Selbst Kinder halten still, nur die Infiltration ängstigt sie, während Erwachsene nur bei heftiger Periostitis Infiltrationsschmerz empfinden, welcher durch Äthylchlorid vorher zu dämpfen ist. Abszesse müssen vor der Extraktion unter Äthylchloridanästhesie entleert werden.

Untere Vorderzähne.

Die Technik ist im wesentlichen dieselbe. Nur muß man die Nadel beiderseits möglichst tief fast bis an den Kieferrand, natürlich immer am Periost hinabstoßen, um bis in die Gegend der Wurzelenden zu gelangen. Das Weichteilgewebe bläht sich knollig auf, eine gut gelingende Infiltration fühlt man mit dem Zeigefinger der linken Hand; das betastete Gewebe bläht sich fühlbar auf. Überhaupt empfiehlt es sich, die zu infiltrierende Schicht, wo irgend möglich, zwischen Spritzenkanüle und palpierenden Finger zu bekommen; die Infiltration kann dann genau kontrolliert und dirigiert werden.

Neuerdings habe ich regelmäßig durch Quaddelbildung in der Haut über dem Unterkieferrand und Einstich der Kanüle durch die Haut von außen her erst die Vorderseite des Unterkiefers und dann die hintere an der Stelle des Zahnes infiltriert. Erst zum Schluß, wenn die von außen gegen den Knochen gerichtete Infiltrationswelle beiderseits die Gingiva vorzuwölben beginnt, wird mit noch einigen Spritzen vom Munde aus die Infiltration rings um das Wurzelgebiet des zu extrahierenden Zahnes vollendet. Ich finde es leichter, von der Haut her das Periost und bis zur Gingiva außen und innen zu füllen, als umgekehrt von der Gingiva her das Periost von der Alveole bis zum Kieferrande vollzuspritzen. Der vollendeten Infiltration folgt der Äthylchloridstrahl.

Obere hintere Zähne.

Die Infiltration geschieht genau so wie bei den beiden ersteren Zahnkategorien. Nur wird es hier oft schwierig, den letzten Molarzahn zu erreichen. Das erfordert einige Übung. Auch muß beiderseits sehr hoch hinauf infiltriert werden. Ätherwirkung in gleicher Weise.

Untere Molarzähne.

Auch hier tastet man sich zunächst am scharfen Rande des Unterkiefers die Haut unter dem zu extrahierenden Molarzahn ab und bespravt diese Stelle der Haut mit Äthylchlorid. Darauf folgt

Quaddelbildung in der Haut, und durch diese Quaddel wird unter leichtem Stempeldruck die Kanüle gegen den Kieferrand vorgestoßen und von hier zunächst an der äußeren Knochenseite unter stetiger Entleerung von Flüssigkeit vorgeschoben. Etwaige Abszesse werden durch Veränderung der Richtung der Kanülenspitze umgangen und zunächst ihr Boden völlig ödemisiert. Sonst dringt die Nadel gleich in einem Zuge am Periost hoch, bis von innen her mit der Hand oder dem Auge die Füllung der Gingiva externa über der Zahnwurzel bemerkbar wird. Alsdann kann die ödemisierte Gingiva vom Munde her in umgekehrter Richtung zusammen mit dem Periost noch einmal durchspritzt werden.

In gleicher Weise wird durch die Hautquaddel Periost und Gingiva vom Kieferrand her an der Innenseite gefüllt und von der Mundhöhle aus bei beginnender Durchspülung der Schleimhaut die Ödemisierung der knöchernen und Weichteilhüllen um die Wurzeln des betreffenden Zahnes vollendet.

Nun folgt die Bespülung des Nerven selbst an der Lingula.

Zunächst tastet man bei geöffnetem Munde des Patienten den vorderen Rand des Unterkiefers ab. Derselbe liegt bei gesenktem Kiefer weiter nach vorn, als man gewöhnlich annimmt. Darauf betupft man die Einstichstelle mit Kokain genau in der Mitte der fühlbaren Kieferastkante. Darauf wird die Nadel leicht schräg nach oben und außen den Knochen entlang 3, $2^1/_2$ oder 2 cm vorgeschoben und dauernd dabei infiltriert. Bei Berührung des Nerven äußert der Patient meist Schmerzen. (Leichtes Zurückziehen der Spritze und Infiltration.) Ist hier eine Spritze von 2 bis $2^1/_2$ g Gehalt entleert, so schreitet man zur gingivalen und periostalen Anästhesie zu beiden Seiten des Unterkiefers genau in der oben beschriebenen Weise.

Zum Schlusse betupft man zwecks Umspülung des Nervenaustrittes eine Stelle der Schleimhaut unterhalb des äußersten Schneidezahnes der kranken Seite mit Kokain und macht hier eine Schleimhautquaddel und von dieser aus ein Ödem, gegen die Mitte des Unterkiefers gerichtet, im Periost und um die Gegend des Foramen mentale. Dann wird wie oben die infiltrierte Partie des Zahnfleisches mit Äthylchlorid erfrieren gemacht, und nun erst kann man auf komplette Anästhesie rechnen.

Gewiß ist das Verfahren umständlich, aber doch dankbar, wenn man bedenkt, welch eine Katastrophe ein Narkosetod bei Zahnextraktion bedeutet. Sind gleichzeitig viele Zähne schadhaft, so kann man in mehreren Sitzungen extrahieren resp. muß zu dem Siedegemisch I behufs allgemeiner Narkose greifen. Ich muß gestehen, daß ich gerade bei Zahnextraktionen die Verwendung dieses Gemisches mit seiner flachen und von Nebenwirkungen völlig freien Narkose einer multiplen Etablierung von Infiltrationen in vielen Sitzungen vorziehe, weil ich gerade hier wunderbare Resultate mit ganz flachen Narkosen und gleichzeitiger Infiltration verzeichnen konnte. Auf diese Weise gelang es, die Patienten schmerzlos zu operieren, obwohl sie selbst den Kiefer öffneten und antworteten und nach vollendeter Operation völlig erstaunt waren, daß alle Zähne schon entfernt waren.

Wo ein palpabler Abszeß besteht, ist natürlich zunächst durch Erfrierung seiner Decken derselbe anästhetisch zu eröffnen und später erst bei Nachlaß der entzündlichen Erscheinungen der Zahn zu extrahieren.

c) Weitere Operation an der Brust.

(*Mastitis und Amputatio mammae. Abszesse.*)

Nachdem die Resektion der Rippen, die Punctio und Incisio pleurae, die Resektion am Sternum schon früher ihre Besprechung gefunden haben, erübrigt es noch, auf die Operation in und an der Brustdrüse etwas näher einzugehen.

Die Mastitis purulenta und phlegmonosa muß in der Weise anästhetisch behandelt werden, daß man wie bei allen eitrigen Prozessen zunächst die Haut vom Gesunden her zu infiltrieren beginnt. Erst, wenn die Cutis in der ganzen Ausdehnung des Schnittes anämisiert und ödemisiert ist, kann man in die tieferen Subcutis- und Drüsenschichten langsam injizieren*). Natürlich muß man sich hier sehr vorsichtig, gleichsam tastend, innerhalb der Decken des entzündlichen Herdes resp. des Abszesses halten, weil eine direkte Injektion in einen Abszeß unweigerlich den Gewebs-

*) Es empfiehlt sich, von vornherein einige Flüssigkeitsdepots auch unter dem Abszeß zu etablieren, ehe man die Cutis zu anästhesieren beginnt.

druck und damit den Schmerz sehr erheblich steigern würde. Sehr häufig muß man, um sicher zu gehen, wie bei allen Abszessen auch bei Bubo, Lymphdrüsenabszessen des Halses etc. zunächst die Cutis durchschneiden und unter Anwendung von Lösung I schichtweise, bei zart auseinandergezogenen Wundrändern (durch Wundhaken!), allmählich bis auf den Herd des Eiters zu kommen suchen. Oft gelingt es, durch jetzt applizierten Äthylchloridstrahl die pyogene Membran schmerzlos zu gestalten und sie zu durchschneiden; alsdann, wenn durch Abfluß eines Teiles des Inhalts die Spannung nachgelassen hat, gelingt es leicht, von dieser Stelle aus die nach der Peripherie hin dicker werdenden Decken des Abszesses inklusive der pyogenen Membran zu injizieren und dann sekundär, beliebig weit von dem ursprünglichen Eröffnungsloch beginnend, zu spalten.

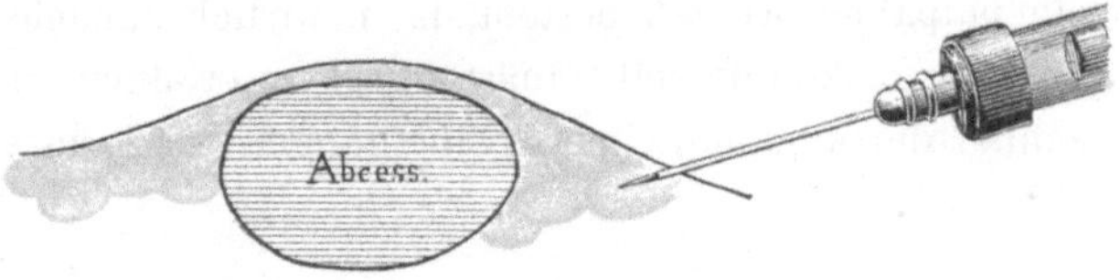

Fig. 28.

Bei hochliegenden Abszessen mit sehr dünnen Decken muß man vornehmlich weit im Gesunden die Infiltration beginnen und dieselbe von einer Stelle der Haut aus über die oft papierdünne Kuppe hinwegzuschieben versuchen, welche noch gerade dick genug ist, um die dünne Pravazsche Nadel zu bedecken. Die Flüssigkeit schiebt sich gerade in entzündlich gerötetem Gebiet, in den erweiterten Lymph- und Bluträumen überaus leicht weit und flächenhaft vor, eine Tatsache, welche überhaupt die Arbeit in entzündlichem Gebiet erheblich erleichtert. Überall, wo es angeht, soll man also bei Eiteransammlungen zunächst von einer kleinen Stelle aus, eventuell unter Zuhilfenahme des Äthylchloridstrahles, die zerfallenen Gewebsmassen abfließen lassen, um der Gefahr der intraparenchymatösen Drucksteigerung zu entgehen. Sehr häufig kann man sich, wie z. B. beim zerfallenen Atherom, die Infiltration der Decken dadurch erleichtern, daß man durch Einführung einer Hohlsonde die Decken des Abszesses leicht und zart abhebt und die Infiltration unter Führung der Sonde nach der Peripherie hin fortsetzt, wenn es nicht gelingt, mit Äthylchlorid die ganze verdünnte Hautstelle abzukühlen bis zur Toleranz.

Hat man Gegenöffnungen nötig, so muß man dieselben durch Anästhesierung der Haut genau an der Stelle der geplanten Inzision mit Ätherspray und Infiltration bis an die pyogene Membran hin einleiten. Man kann mit der durch die Abszeßhöhle hindurch tastenden Kornzange prüfen, ob die Decke in genügender Ausdehnung anästhesiert ist; ist dieses geschehen, so schneidet man auf der in der anästhesierten Richtung kräftig vorgeschobenen Kornzangenspitze ein (s. Fig. 29).

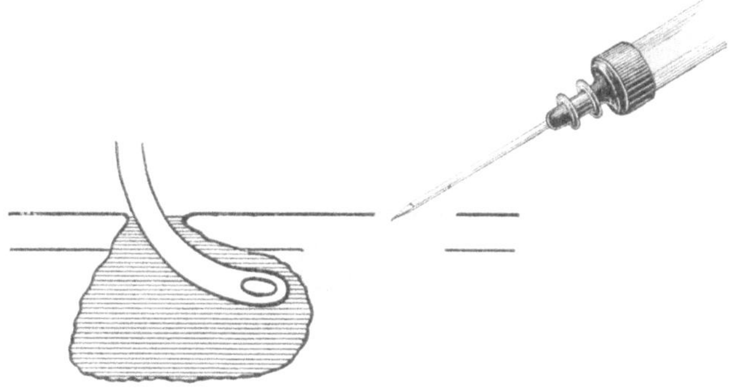

Fig. 29.

Diese Regeln, welche bei Mastitis phlegmonosa abscedens gelten, sind genau bei Eröffnung des Leistendrüsen- oder Axillardrüsenbubo zu befolgen. Wo es sich um die Exstirpation nicht zerfallener Drüsen handelt, gilt natürlich das über Drüsenexstirpation schon früher Gesagte. Wo auch immer es Abszesse zu eröffnen gibt, stets ist zu beobachten:

1. Provisorische Anästhesierung und Spaltung der Decken an einer zirkumskripten Stelle, event. mit Zuhilfenahme des Äthylchlorids.
2. Strikteste Vermeidung einer Injektion von Flüssigkeit in die Abszeßhöhle.
3. Weitere Spaltung der Abszeßwände von der eröffneten Stelle als Zentrum innerhalb der Decken nach der Peripherie des Abszesses zu.

Auch für viele Formen von Carbunculosis resp. Furunculosis sind diese Regeln innezuhalten; sie empfehlen sich auch bei Phlegmonen und Panaritium, sofern zirkumskriptere Exsudatansammlungen die Gefahr der parenchymatösen Drucksteigerung herbeiführen. Dann muß immer auf irgend eine Weise der Flüssigkeitsansammlung ein Weg nach außen gebahnt werden, ehe man an die technisch schwierigere weitere Spaltung herangeht. Das erfordert viel Übung, gelingt dann aber stets.

Für die eitrigen und nicht eitrigen Entzündungen der Brustdrüse ist im allgemeinen zu bemerken, daß dieselbe überaus nervenreich ist und infolgedessen einer sehr reichlichen Infiltration bedarf, falls man Tumoren direkt aus ihrem Parenchym auszuschälen nötig hat.

Lipome, Fibrome, Adenome etc. müssen natürlich rings in ihren Lagern umspült werden nach vorangegangener Zeichnung der Schnittlinie in der Haut. Wie überall, suche ich auch hier möglichst perkutan vor dem Einschnitt das ganze Operationsgebiet aufzublähen, um während des Schneidens die Spritze ganz entbehren zu können; andernfalls erfolgt die Infiltration nach Diszision der Hautdecken schrittweise, je nach Bedürfnis in der Umgebung des auszuschälenden Tumors.

Für die Mammaamputation, welche ich oftmals mit Ausräumung der Achsel unter Anästhesie komplett ausführen konnte, ist folgendes von Wichtigkeit:

Die Schnittlinie wird zunächst nur in der oberen Hälfte der Mamma vorgezeichnet durch die Kette von Hautinfiltrationen. Perkutane Füllung des Unterhautzellgewebes.

Diese und die folgende Fascienüberschwemmung muß sich möglichst außerhalb der Drüsenkapsel und des Drüsenkörpers halten, damit die Totalausschälung der Drüse durchaus im Bindegewebe und nirgends innerhalb der Drüsensubstanz erfolgen kann. Sowie man in die Drüsensubstanz gerät, gebraucht man das Doppelte und Dreifache an Menge der Flüssigkeit. Schneidet man aber in der Infiltrationslinie ein und durchtrennt das Unterhautzellgewebe in einer Richtung schräg auf die Peripherie des Drüsenkörpers zu, so gelingt es, bei stark aufwärts gezogener Haut, namentlich mittels krummer Kanülen und großer Spritzen, um die obere Kante des

Drüsenkörpers herum das dünne feine Gewebe der fascialen Umhüllung der Drüse Schritt für Schritt diffus zu füllen und die ganze Drüse von der oberen Peripherie her vom Muskel zu lüften und schließlich nach unten umzuklappen.

Dann dringt man, wenn die untere Peripherie der Drüse erreicht ist, gegen die Haut zur anderen Hälfte der Infiltrationslinie vor und durchschneidet dieselbe nach schrittweiser Infiltration in der ganzen Linie. Es gelingt ganz leicht, die retroglandulären Bindegewebslager mit der Muskelscheide diffus aufzublähen und demgemäß in langen Zügen den Drüsenkörper nach unten umzukippen und immer mehr von ihm in die Hand zu bekommen, wenn nur nicht durch Tumormassen dieses Gewebe eventuell skirrhös und sklerotisiert erscheint. Dann allerdings wird die Anästhesie für die Mammaamputation unzulänglich, weil so viel Flüssigkeit notwendig würde zur radikalen Auslösung aller derben Tumormassen, daß die Maximaldosis erreicht würde. Damit wird aber die Methode ihrer Ungefährlichkeit beraubt. Ferner kann durch solche Sklerosen die Infiltration an sich unausführbar werden, weil die harten Skirrhusbalken es nicht gestatten, auch nur einen Tropfen in ihre Maschen hineinzupressen. Auch da natürlich hat die Methode ihre Grenze. Wo aber das Bindegewebe in der Umgebung der Drüse weich ist, da kann man mit der dünnsten Lösung (III) und großen (20 g) Spritzen oft weite Strecken des periglandulären Bindegewebes mit einem Male anfüllen und sofort die betreffenden Teile des Drüsenleibes von der Muskelfascie stumpf oder scharf ablösen. Ist die Infiltrationslinie durchtrennt, so bleibt nur noch die Ausräumung der Achselhöhle übrig. Es wird dafür ebenfalls die Infiltrationslinie vorgezeichnet durch intrakutane Quaddeln und nun perkutan mit großen Spritzen sofort das ganze axillare Bindegewebe aufgebläht, dann inzidiert und die Lymphdrüsen einzeln entfernt. Dieser Akt ist der leichteste der anästhetischen Operation. Nur Sklerosen machen ihn schwer, eventuell unausführbar. Für die Naht muß natürlich eine sekundäre Infiltration der einzelnen Stichkanäle in auf Seite 247 angegebener Weise erfolgen.

d) Operationen an Bauch und Rücken.

Vermittelst der Infiltrationsanästhesie vermochten ich und andere eine große Reihe von Laparotomien auszuführen, und zwar Ovariotomien, Ventrofixationes uteri, Herniotomien, Gastrostomien, Cholecystotomien, Probelaparotomien, Darmresektionen und Enteranastomosen.

Auf der Breslauer, Kieler und Innsbrucker Klinik werden vielfach Laparotomien nach meiner Methode ausgeübt, gewiß ein Beweis, daß diejenigen mir Unrecht taten, welche gerade dieses Kapitel meiner Methode für eine reine Ausgeburt meiner Phantasie hielten.

Von vornherein will ich bemerken, daß alle diejenigen Bauchschnitte nicht zu Ende geführt werden können, bei welchen sich flächenförmige Verwachsungen der Bauchfellblätter in größerer Ausdehnung vorfinden, wo es also nötig würde, gleichsam im Dunkeln die Adhäsionen zu infiltrieren. Hier hat die Methode ihre Grenze. Da man in den allermeisten Fällen bei Ovariotomien vorausbestimmen kann, ob es sich um Verwachsungen handelt oder nicht, so pflege ich in dem ersteren Falle stets von vornherein mein Narkosengemenge Nr. II zu verabfolgen; in allen übrigen Fällen führe ich den eigentlichen Bauchschnitt stets unter Infiltration aus, und, erst wenn sich die Narkose als unabweisbar ergibt, greife ich zum Inhalationsmittel. Auf diese Weise verkürzt man die Narkose immerhin um manchmal recht beträchtliche Zeit, zumal man, z. B. nach Hervorwälzung eines adhäsiven Tumors vor die Bauchdecken, die Narkose wieder fortfallen lassen kann und unter Infiltrationsanästhesie die Operation beendigen kann. Auf diese Weise habe ich viele Ovariotomien als Kombination von Narkose und Anästhesie behandeln können und muß bekennen, daß gerade für die Bauchschnitte auch diese Kombination mir von höchstem Werte erscheint, indem das Erbrechen in allen Fällen bei der kurzen Dauer der Narkose, ca. 2—6 Minuten, fortfiel.

Ich bin weit entfernt, schon jetzt die Frage nach der Ausführbarkeit auch der größten Operationen durch die Lokalanästhesie für entschieden zu erklären; für mich genügt es, hier zu referieren, in welcher Weise das, was ich bisher unter Anästhesie ausführen konnte, technisch vor sich ging. Dabei kann ich allerdings versichern, daß in geeigneten Fällen ein Bauchschnitt, eine unkomplizierte Ovariotomie, eine Cholecystotomie, eine Gastrostomie, eine Sectio alta, eine Tracheotomie wegen Tumoren oder Fremdkörper im Larynx etc., in überraschend einfacher Weise vor sich gehen, was mir eine große Reihe von Kollegen, welche Zeugen und teilweise Objekte solcher Operationen waren, auch öffentlich bestätigt haben.

Für die Eröffnung der Bauchhöhle in der Linea alba unter Infiltration gilt dasselbe, was wir schon bei der Tracheotomie sagten. Die endermatische Vorzeichnung des Schnittes, die perkutane Füllung des Unterhautfettgewebes und der intermuskulären Bindegewebsscheide erleichtert durch deutliche Markierung und Verbreiterung der zu trennenden Schichten diese Operation. Die Muskelränder werden so weit auseinandergeschoben durch die infiltrierende Flüssigkeit, daß man bei einigermaßen die Mitte haltender Schnittführung gar nicht außerhalb der Linea alba fibrosa fallen kann. Auch hier muß die Quaddelbildung auf der Haut als Gesamtlinie etwas länger ausfallen als der geplante Schnitt, wenngleich jederzeit durch Neuinfiltration in den Wunddecken auch später der Schnitt durch Haut und Fascien sich leicht verlängern läßt. Hat man das Unterhautzellgewebe mit mehreren Spritzen infiltriert, so folgt durch tieferen Einstich die Aufblähung der Linea alba und eventuell mit längeren Nadeln die des präperitonealen Fettes. Dann kann in wenigen vorsichtigen Zügen bis auf das Peritoneum durchtrennt werden. Schmerz wird dabei niemals geäußert. Eventuell in das sulzige Ödem zeichnende Blutpunkte werden unterbunden und nun mit Haken, zarter als unter Narkose, die Bauchdecken auseinander gezogen. Bei dünnen Bauchdecken gelingt die Infiltration des Peritoneums an zirkumskripter, zunächst für einen Finger passierbarer Stelle mit den gewöhnlichen Pravazschen Nadeln mühelos. Bei sehr dicken Bauchdecken bedarf man dazu längerer und gebogener Kanülen. In die tiefsten Schichten des durch die Haken etwas hervorgehebelten Präperitonealfettes wird eine halbe Spritze entleert und an dieser Stelle schmerzlos das Peritoneum eröffnet, sodann der Finger eingeschoben, nach abwärts gegen das Peritoneum in der Richtung des geplanten

Schnittes angedrückt, damit dasselbe etwas emporgehebelt und nun unter Leitung des Fingers vom Präperitonealraum her die Nadel sub- oder intraperitoneal vorgeschoben; bei Spritzendruck fühlt man das Peritoneum schwellen und die Peritonealquaddel sich gegen den andrückenden Finger vorwölben. Die so aufgeblähte Stelle wird durchschnitten und bei nachfassendem Finger und folgender Infiltration schrittweise das Peritoneum durchschnitten nach oben wie nach unten in erwünschter Ausdehnung. Dabei muß bemerkt werden, daß in entzündetem Peritoneum zu diesem Akt der Infiltration die Lösung I nötig wird. Ist das Bauchfell gespalten, so kann man selbst bei entzündetem Bauchfell so zart und schonungsvoll die Bauchhöhle abtasten, daß die Patienten kein anderes Gefühl dabei haben, als wenn sie extraperitoneal, bimanuell untersucht würden; wenigstens gelang es mir, in allen Fällen diese intraperitoneale Palpation schonend genug auszuführen, so daß die Patientinnen das klaglos ertrugen.

Sollte die Hyperästhesie eines entzündeten Peritoneums zu groß sein, als daß es sich nicht weich abtasten ließe, so wäre natürlich hier die lokale Anästhesie am Ende, und die Narkose träte in ihr Recht, ebenso wie da, wo wider Erwarten ein Tumor breit adhärent aufgefunden würde. Wo das aber nicht der Fall ist, wo man ohne große Mühe, sagen wir einmal den Ovarialtumor oder den Magen, die Gallenblase, den Uterus oder ein Darmstück vor die Wundfläche bringen kann, da hindert nichts die Vollendung der Operation unter Anästhesie, wie mir das eben oftmals geglückt ist. Hier muß jedoch die Technik für die einzelnen Operationen besonders besprochen werden.

Ovariotomie.

Sind die Ovarien resp. die Ovarialtumoren klein genug, um vor die Bauchdecken gehoben werden zu können, so gestaltet sich die weitere Lösung derselben leicht und einfach.

Der Peritonealüberzug der Tube resp. der sich spannenden Ligamente wird an einer Stelle (etwa bei a) mit einem Tropfen konzentrierter Karbolsäure betupft und von hier aus die Nadel zart eingestochen und infiltriert; dann kann man durch allmähliches Tieferschieben der Nadel und Infiltration die ganze Gewebsbrücke, durch welche das Ovarium mit den Tuben verbunden ist, aufblähen und schmerzlos durchschneiden resp. das Ovarium abtragen.

Ist der Tumor, z. B. eine Cyste, zu groß, als daß sie vor die Bauchdecken gewälzt werden könnte, so muß dieselbe an einer zirkumskripten Stelle infiltriert und daselbst punktiert werden, worauf dann der Sack hervorgezogen wird und ebenfalls durch Infiltration des Stieles schmerzlos abzutragen ist.

Überhaupt hat man gewonnenes Spiel, sowie der Tumor vor die Bauchdecken gelagert ist, denn hier läßt sich unmittelbar unter Augen und Hand das zu durchtrennende Gewebe mit Flüssigkeit aufblähen und das Kranke entfernen. Ich habe in dieser Weise mehrmals ganz große Ovarialcysten unter reiner Lokalanästhesie

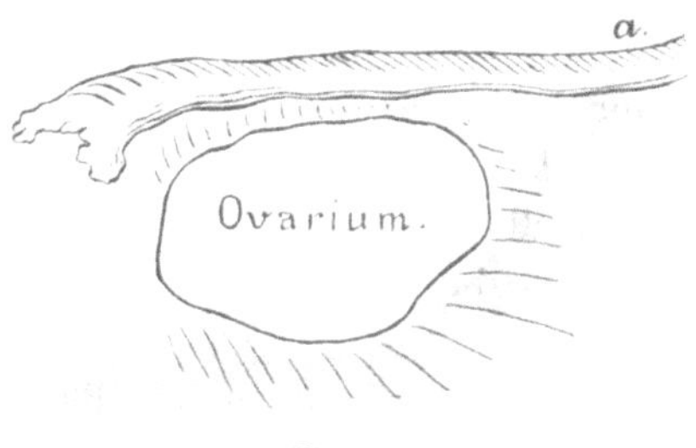

Fig. 30.

entfernt; eine solche enthielt $10^{1}/_{2}$ Liter Flüssigkeit, ich konnte die Patienten und den Tumor der Berliner medizinischen Gesellschaft vorstellen. Man werfe nicht ein, daß die Patienten unruhig oder ängstlich werden müßten, wenn sie eine Operation im Bauche bei vollem Bewußtsein aushalten müssen; ich kann versichern, daß die Kranken sich wunderbar beruhigen, sobald sie sich überzeugt haben, daß die Manipulationen wirklich ohne Schmerz sind, und ein sich allmählich einstellendes, dem Operateur unendlich wohltuendes, wachsendes Vertrauen tritt sichtbar an die Stelle der Angst und Sorge, welche ja auch der Narkose vorausgeht. Auch fürchte man nicht, daß die Aktion der Bauchdecken die Eingriffe erschwere. Die Tatsache ist unumstößlich, daß im anästhesierten Muskel keinerlei Reflexe ausgelöst werden, und die willkürliche Spannung von Muskulatur der Bauchdecken ist durch ruhiges Zureden und Klarmachen der Situation bei

19*

den Patienten besser und leichter auszuhalten als durch eine die Reflexe aufhebende, ganz tiefe, bis zu den äußersten Grenzen der Intoxikation reichende Narkose, namentlich unter Äther. Wer einmal eine solche Operation mit angesehen hat, bei welcher ohne Schmerzäußerung langdauernde Exstirpationen, Nähte etc. in der Bauchhöhle vorgenommen werden, der wird mehr als durch Worte davon überzeugt sein, daß fast alle die theoretischen Einwände vor der Realität des Vorganges sich in ein Nichts auflösen und sich mit einem Schlage als das erweisen, was sie in der Tat sind, Gebilde der Zaghaftigkeit und des Zweifels. Wir werden auf diese Einwände noch näher einzugehen haben.

Bei den Ventrofixationen des Uterus, welche ich vorzunehmen Gelegenheit hatte, wurde nach Eröffnung der Bauchhöhle in oben geschilderter Weise durch einen Assistenten mittels einer Sonde von der Vagina her der vorher gelöste Uterus der Nahtlinie entgegengehalten und durch einige Infiltrationen in den Fundus und auf seinen Peritonealüberzug die Stellen der anzulegenden Nähte anästhesiert.

Handelt es sich um Eröffnungen der Bauchhöhle außerhalb der Mittellinie, z. B. über der Gallenblase, so wird die Muskelschicht genau in derselben Weise infiltriert und durchtrennt wie an anderen Körperstellen und die Gallenblasenwand in gewollter Nahtlinie infiltriert ebenso wie die Wand des Magens bei geplanter Gastrostomie. Der Magen ließ sich in meinen Fällen anästhetisch ausgeführter Gastrostomie mit Leichtigkeit und ohne wesentliches Unbehagen in die Wundlinie hervorziehen. Eventuell müßte man schon vor der Heraushebelung der Magenwand diese in der Bauchhöhle betupfen und infiltrieren. Bei der Cholecystotomie habe ich sofort die Gallenblase nach ringförmiger Infiltration und Fixation durch Naht eröffnet und einmal einen walnußgroßen Stein, das andere Mal den angesammelten Eiter entfernt. Meine Gastrostomien unter Anästhesie wurden zweizeitig operiert. Drei Tage nach der Fixation der Magenwand wurde diese betupft und infiltriert und dann eröffnet. Natürlich gelingt es leicht, die Magenwand zur Anlegung des Schlitzes zu anästhesieren. Zweimal handelte es sich um große, inoperable Karzinome, deren zwei die

Kardia verlegten. In einem dieser Fälle konnte ich durch Sondierung mit Hegarschen Uteruskathetern von dem künstlichen Magenmund aus die verengte Stelle dilatieren, ebenso wie in einem Falle von fast kompletter Striktur nach Ätzung durch verschluckte Lauge (geheilter Fall von Gastrostomie). Natürlich kann man in derselben Weise auch zweizeitig die Gallenblase, eventuell einen Echinokokkussack, sekundär eröffnen. In mehreren Fällen von inoperablem Mastdarmkarzinom legte ich im Colon deszendens in dieser Weise einen Anus praeternaturalis ebenfalls unter ausgezeichneter Anästhesie an. In vielen Fällen von Eröffnung sackartiger Gebilde wie Gallenblase, Abszeßwände (Perityphlitis) kann der interkurrierende Äthylchloridstrahl in Frage kommen.

Für die Herniotomie muß bemerkt werden, daß dieselbe durch die schichtweise Infiltration und Durchtrennung der Bruchsackhüllen, durch die deutliche Markierung der Gewebe erheblich erleichtert wird, namentlich gelingt es vorzüglich mittels des Auges, die nicht infiltrierte Wand des Darmstückes von dem infiltrierten äußeren Peritonealblatt zu differenzieren, selbst wenn kein Bruchwasser vorhanden sein sollte. Von dieser zirkumskripten Stelle aus wird dann wie überall das Peritoneum auf- und abwärts infiltriert unter Leitung des Fingers und mittels langer, gebogener Spritzen, welche hier unentbehrlich sind, über dem gegengehaltenen Finger die Bruchpforte in der Richtung des geplanten Einschnittes diffus und reichlich infiltriert und alsdann mit geknöpftem Messer erweitert. Meine Herniotomien haben sich in geradezu idealer Weise auf diesem Wege ohne Schmerz ausführen lassen. Man bedenke, von welchem Werte es sein muß, einem seit vielen Stunden und Tagen in Chok und Ileus befindlichen Kranken die Narkose und das nachfolgende Erbrechen zu ersparen. Wer einmal die sofortige Erleichterung nach Reposition der inkarzerierten Schlinge bei dem Patienten beobachtet hat, und wer wie ich den Unterschied der Nachwehen bei narkotisierten und anästhesierten Laparotomierten gesehen hat, der wird überzeugt sein müssen, daß gerade für die Chirurgie des Abdomens diese Methode da, wo sie durchführbar ist, sich überaus dankbar gestaltet.

Nach vollzogener Operation in der Bauchhöhle muß das Peritoneum eventuell für die Naht punktförmig noch besonders infiltriert werden, wenn nämlich die Dauer der intraabdominalen Operation länger als 20 Minuten, innerhalb welcher die Anästhesie vorhält, gewährt hat, ebenso wie in gleichem Falle die Haut von der Wundfläche her genau in der oben geschilderten Weise für die Naht vorbereitet werden muß.

Ich will hier nur erwähnen, daß ich die Eröffnung eines perityphlitischen Abszesses mehrfach genau in derselben Weise wie die jedes anderen Abszesses vornehmen konnte. Es gelingt ohne erhebliche Schwierigkeit, nach der typischen Quaddelinfiltration der Haut sich Schritt für Schritt anästhetisch in die Tiefe zu arbeiten und schließlich nach den oben aufgestellten Regeln die Abszeßwand, eventuell nach Äthylchloridanwendung, breit zu spalten.

Auch gelang es mir, in einigen Fällen von Nephrorrhaphie in typischer Weise bis auf die Niere vorzudringen, wobei man besonders auf die Durchschneidung größerer Nervenstämme zu achten hat, deren Schmerzhaftigkeit durch häufigeres Betupfen der Wundfläche mit 5% Karbollösung auszuschalten ist. Sonderbarerweise ist das Nierenparenchym wie viele andere tiefliegende, sonst gesunde Organteile für sich fast völlig empfindungslos, so daß die Durchstechung der Nierensubstanz fast ohne jede Wahrnehmung seitens der Patienten und ohne jede Anästhesie möglich wurde.

e) Operationen an After, Blase und Geschlechtsteilen.

Von größtem Vorteil hat sich die Methode bei der operativen Behandlung der Hämorrhoiden ergeben. Bei allen Operationen am After ist es nötig, die Anästhesie innerhalb der Haut zu beginnen. Durch leichtes Verziehen der Haut nach außen glättet man die Schleimhautfalten und bespray vor der Infiltration die nahe gelegene Hautstelle vor Anlage der ersten Quaddel.

Die Hämorrhoidaloperation läßt sich unter Anästhesie überaus leicht und schnell zu einer radikalen, mit Exstirpation und sofortiger Naht, gestalten. Ein Verfahren, welches ich jetzt in mehr als 100 Fällen als vorzüglich erprobt habe, selbst bei den allergrößten kartoffeldicken Hämorrhoidalknoten, ulzeriert oder nicht ulzeriert.

Nehmen wir an, es handle sich um einen Kranz dicker Venenknoten, so würde man an einer beliebigen Stelle (am besten zuerst die hinteren Knoten) den Schleimhautüberzug mit Karbol betupfen und nun eine feine Nadel sehr flach einstechen*). Sowie man zu infiltrieren beginnt, füllt sich rapid der ganze Knoten, bläht sich bei der Weichheit des Gewebes prall auf und rollt sich geradezu durch die Füllung seiner Maschen nach außen um. So bläht man den Knoten bis auf das Doppelte seiner Größe auf, was, mit einiger Vorsicht vorgenommen, absolut schmerzlos ist. Dann schneidet

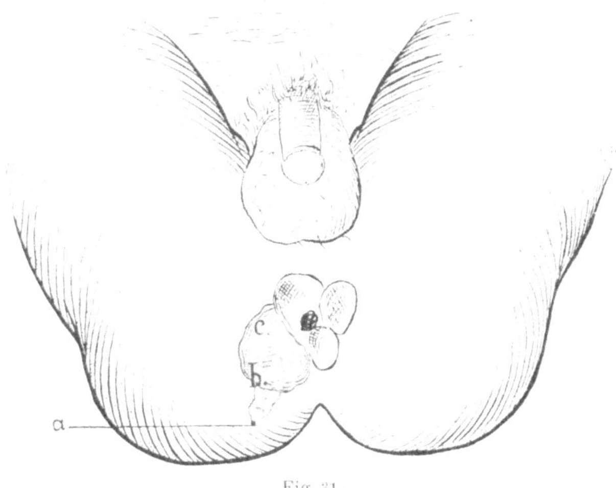

Fig. 31.

man diesen Knoten an seiner Basis mit zwei keilförmig gegen letzteren gerichteten Schnitten ab und vernäht sofort. Dabei ist es ganz gleichgültig, ob der Schnitt radial zum Anuslumen oder peripher fällt, man folgt mit dem Messer der größten Zirkumferenz des aufgeblähten Knotens. Von der Seite des schon exstirpierten Teiles her setzt sich die Infiltration auf den nächsten Knollen fort, der genau so infiltriert, exzidiert und sofort genäht wird. So kann

*) Neuerdings beginne ich mit Anästhesierung der Haut 4 bis 5 cm vom ersten Knoten. Das hat den Vorzug, daß man hier mit Spray beginnen kann. (Glyzerinschutz der Schleimhaut.)

man in ganz kurzer Zeit den Anus ringsum von Knoten befreien. Eingeführte Jodoformgaze sichert gegen die Nachblutung im Verein mit der Primärnaht. Da ich in allen Fällen meine Patienten nach 6—10 Tagen als geheilt entlassen konnte, so halte ich diese Methode für unendlich angenehmer als die des Brennens, welche übrigens ebenso gut nach diesem Verfahren durchzuführen ist, wie wir uns mehrmals an einzelnen Knoten überzeugt haben. Der weißgrau gewordene, aufgespritzte Knoten wird hervorgezogen und an seiner Basis, natürlich innerhalb des anästhesierten Gebiets, mit der Flügelzange eingeklemmt und abgebrannt. Wenn man sorgfältig mit Eiswasser die umgebenden Teile schützt, wird von dem Patienten auch beim Brennen nichts wahrgenommen als die aufsteigenden Dämpfe seiner verkohlenden Hämorrhoiden. Bei hochgradig entzündeten Hämorrhoidalknoten bedarf es Lösung I, wenn Nr. II sich als unzureichend erweisen sollte.

Genau in derselben Weise wird der Prolapsus ani operiert, nur daß man hier noch sorgfältiger Schleimhaut und Submucosa infiltrieren und je nach Lage des Prolapsus höher oder tiefer greifen muß. Wenn die Nähte die Cutis mit durchgreifen sollen, so muß hier natürlich kutane Quaddelbildung für sich stattfinden.

Ringförmige Anästhesie der Sphinkteren behufs Dilatation, Inzision oder Speculum-Untersuchung wird ähnlich wie die Anästhesierung des Hymens durch fortlaufende, periphere Aufschwemmung der Analfalten und mehrere penetrierende Injektionen in den Sphinkter direkt ausgeführt. Ich kann versichern, daß man alsdann mit den dicksten Speculis und mehreren Fingern bequem in den Mastdarm eindringen kann, und E. v. Bergmann hat öffentlich Zeugnis abgelegt für die auf diese Weise erzielbare komplette Anästhesie der Analpforte. (Ber. d. Chirurgenkongresses 1894.) Bei der ringförmigen Anästhesie zur Hämorrhoidaloperation wird natürlich an und für sich der Sphinkter anästhetisch, so daß sowohl die Okularinspektion der höheren Schleimhautrunzeln sowie die Einführung von Gaze resp. Tampons unter Unempfindlichkeit der Teile ausgeführt werden kann. Findet sich oberhalb des Sphinkter ein Tumor resp. eine Striktur oder das Ende einer Fistel, so können auch diese anästhetisch entfernt werden, wenn es gelingt, unter Hand und Auge die dazu nötige Infiltration vorzunehmen.

Für die Fistula ani muß beachtet werden, daß die Aufspaltung und Aufschlitzung der oft labyrinthischen Gänge und Buchten Schritt für Schritt vorzunehmen ist, nachdem von der Ausmündungsstelle aus die Sonde möglichst bis ans Rectum herangeführt ist, und nun das Dreieck zwischen rektaler, paranaler Fistelöffnung und natürlicher Analöffnung anästhesiert und durchtrennt ist.

Dann kann man in der Umgebung der sichtbaren Fistelverzweigungen immer von neuem infiltrieren und unter breiter Offenhaltung der Wundränder inzidieren, bis überall das Gewebe gesund erscheint und nirgends mehr ein Fistelgang einmündet. Bei stark narbiger Sklerose der Fettlager mit erheblicherer Hyperästhesie muß natürlich Lösung I benutzt werden, ebenso wie bei der Eröffnung eines periproktitischen Abszesses, welche nach den allgemeinen Regeln der primären Infiltration vom Gesunden her und der allmählichen Spaltung der Abszeßhüllen unter Vermeidung der Injektion in die Abszeßhöhle selbst zu geschehen hat. Der Äthylchloridstrahl kann wesentliche Dienste in manchen Phasen der Operation leisten.

Von den Operationen an den männlichen Geschlechtsteilen habe ich naturgemäß am häufigsten die Phimosis und Paraphimosis unter Anästhesie ausgeführt. Ich beginne die Phimosenoperation mit der Sprayapplikation auf dem Dorsum penis an einer Stelle, welche mit Sicherheit hinter dem Sulcus coronarius glandis gelegen ist, nachdem vorher das Scrotum sehr sorgfältig mit Glyzerin bedeckt ist, und während der überschüssige flüssige Äther von einem Assistenten sorgfältigst durch dauerndes Auftupfen mit Gaze oder Watte entfernt wird. Alsdann wird an einer Stelle der ätherisierten Penishaut mit feiner Nadel sehr flach eingestochen. Die Infiltration pflegt gleich die lockere Subcutis mit zu füllen, doch muß man die kutanen Quaddeln sorgsam bis zur Umbiegungsstelle der Penishaut zum inneren Blatte des Präputiums nach vorne leiten. Alsdann wird mit einem Messer die dorsale Haut inzidiert, ungefähr bis zur Umschlagstelle zur Glans, und nun von der eröffneten Subcutis her möglichst weit nach vorne und auch nach beiden Seiten der Raum zwischen den beiden Präputialblättern prall gefüllt. Man muß sich dabei hüten, direkt in den Präputialsack zwischen Glans und innerem Blatte zu injizieren, weil man dabei Gefahr läuft, die Glans penis anzustechen, was natürlich unnötig schmerzen würde.

Nachdem dann der Schnitt nach vorne unter Abheben des Präputiums von der Glans verlängert ist, wird von vorne her, nötigenfalls unter direkter Infiltration des inneren Blattes, mit kurzen Messerzügen bei dauernder Abhebung des Präputiums von der Glans dieses, das innere Blatt so weit gespalten, daß durch Verziehung der äußeren Haut der bekannte Keil gebildet wird (a b c d).

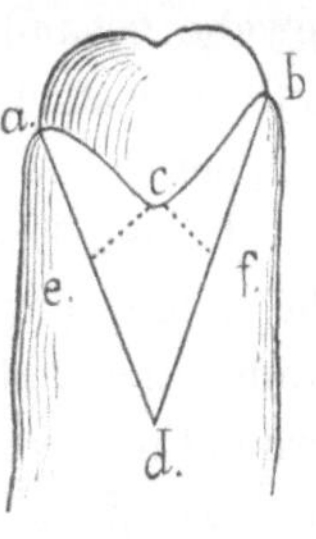

Fig. 32.

Alsdann wird von c her das innere Blatt in den beiden zur äußeren Haut senkrechten Linien c e und c f für sich infiltriert, mit Schere oder Messer durchtrennt und c auf d genäht. Zum Schlusse wird a c mit a e, b c mit b f, c e mit e d und c f mit d f durch je eine Naht aneinandergelegt.

Findet man das innere Blatt mit der Glans verlötet, so muß auch die Glans an den betreffenden Teilen durch die innere Lamelle hindurch infiltriert werden, was ohne Schwierigkeit gelingt, alsdann muß die letztere stumpf oder scharf abgelöst werden.

Bei der Paraphimosis verläuft die Infiltration ähnlich, nur muß natürlich auf die vollendete Durchschwemmung des inkarzerierenden Ringes besondere Sorgfalt verwendet werden, wobei fast stets die teilweise Ödemisierung der obersten Schichten des Corpus cavernosum nötig wird. Diese Operationen lassen sich so vollendet anästhetisch operieren, daß selbst kleine Kinder durch ein Stückchen Schokolade oder Bonbons völlig abzulenken sind und auch nicht einmal weinen oder Abwehrbewegungen machen. Mehrmals konnte ich diese Operation bei Knaben unter vier Jahren bei völliger Toleranz derselben zum größten Erstaunen der Eltern ausführen.

Bei einer eventuellen Penisamputation, welche auszuführen ich bisher keine Gelegenheit hatte, müßte die Penishaut zuvor ringsum infiltriert und alsdann die Subcutis und das Corpus cavernosum sowie die Urethralwände für sich überschwemmt werden.

Die Urethrotomia perinealis läßt sich durch schichtweise Anästhesierung in sehr vorzüglicher Weise durchführen, wenn nur die Wundhaken für die Möglichkeit einer gleichmäßigen schichtweisen Infiltration der Gewebsblätter sorgen. Ich habe diese Operation zweimal unter völliger Toleranz vollzogen.

Bei Ulcus praeputii oder glandis sive frenuli muß der Boden des Geschwüres von gesunden Teilen her sehr sorgfältig infiltriert werden, um dasselbe exzidieren resp. kauterisieren zu können. Solche Brennungen ulzerierter und gut infiltrierter Teile gelingen überraschend schmerzlos; man glaubt anfangs jeden Augenblick, der Patient werde aufschreien, wenn der glühende Platinbrenner die Gewebe verkohlt, jedoch überzeugt uns der ruhige, höchstens verwunderte Gesichtsausdruck des Patienten sofort von der Zulänglichkeit der Methode auch gegen die Glut.

Die Radikaloperation der Hydrocele ist leicht unter Infiltrationsanästhesie auszuführen. Die Skrotalhaut muß allerdings für den ersten Einstich sehr vorsichtig vorbereitet werden durch Glyzerin und straffes Auseinanderziehen der Falten, falls sie nicht durch das Exsudat prall und glatt gespannt erscheint. Hier muß vornehmlich reichlich und häufig der etwa überfließende Äther fortgetupft werden, damit er in den abschüssigen Partien des Scrotums nicht etwa brennenden Schmerz verursacht. Die Infiltration der Haut und Subcutis gelingt sehr leicht. Nach vollzogener Spaltung geht man in die tieferen Schichten aufblähend vor, um genau wie beim Abszeß oder beim Bauchschnitt zunächst erst für Abfluß des Hydrocelenwassers durch eine kleine Öffnung zu sorgen; alsdann wird auf dem eingeführten Finger die Tunica vaginalis für sich weiter infiltriert und durchschnitten. In gleicher Weise kann man auf dem Finger die ganze Tunica vaginalis oder Teile derselben infiltrieren und exzidieren, nachdem nötigenfalls noch die Decken derselben nach der Subcutis zu ebenfalls aufgebläht sind. Für die weibliche Urethra ist die Infiltrationsanästhesie sehr leicht und vollendet durchzuführen. Von dem Urethralwulst aus gelingt es leicht, das Orificium sowohl wie tiefere Teile zirkulär zu umspülen und damit jedem Eingriff gegenüber tolerant zu gestalten. Ich habe in solcher Weise Fibrome, Polypen und ein Sarkom anästhetisch entfernen können. Ja es gelang mir sogar, in einem Falle von Blasenstein die Simonschen Specula nacheinander schmerzlos einzuführen, bis mittels einer Kornzange der kirschgroße

Stein sich extrahieren ließ. Dazu muß allerdings ziemlich weit nach hinten, von der Columna rugarum anterior der Vagina aus, das periurethrale und perurethrale Gewebe aufgebläht werden, und zwar mit gebogenen Kanülen.

Übrigens würde die Sectio alta mit der Anästhesie gewiß vorzügliche Resultate ergeben, leider konnte ich bisher die Eröffnung der Blase praktisch unter derselben nicht vornehmnn.

Kolporrhaphien, vordere wie hintere, glückten unter Infiltrationsanästhesie vorzüglich. Es gelingt leicht, die weichen Maschen der Vagina flächenhaft so weit zu füllen, als man einen Lappen aus derselben herausnehmen will. Für die Fornices vaginae allerdings gebraucht man dazu ganz lange Kanülen, ebenso wie für Operationen an der Portio, woselbst Keilexzisionen, Diszisionen, Polypenentfernung in dieser Weise häufiger von mir ausgeführt wurden.

Die primäre oder sekundäre Naht der Dammrisse bietet unter Infiltration nicht die geringsten Schwierigkeiten, sie werden nach den allgemeinen Prinzipien der Anästhesierung verletzter Partien vorgenommen.

Bei der Eröffnung Bartholinischer Drüsenabszesse bedarf man der Lösung I. Diese Operation erfordert vorzügliche Technik und ist ein sehr geeignetes Objekt, die Prinzipien derselben zu studieren. Man hüte sich auch hier vor allem, in den Abszeß zu injizieren, und anästhesiere sehr sorgfältig schichtweise die Decken desselben, um zunächst einen Schlitz in die pyogene Membran zur Entleerung des Eiters zu machen. Später erfolgt nach weiterer Infiltration der Abszeßmembran deren ausgiebige Spaltung. Eventuell sekundär Äthylchlorid.

Ich will an dieser Stelle bemerken, daß wir bei Abszeßhöhlen in völliger Übereinstimmung mit dem berühmten Wiener Chirurgen Albert von dem scharfen Löffel nur sehr spärlichen Gebrauch machen. Namentlich wenden wir denselben bei Abszessen mit deutlicher pyogener Membran niemals an. Denn während der schlecht ernährte, unvaskularisierte Abszeßsack mit Sicherheit der spontanen Demarkation und Abstoßung verfällt, also nicht erst unter der Gefahr der Eröffnung und Infektion neuer Gewebs- und Gefäßlücken fortgekratzt zu werden braucht, ist es erst recht unnötig da, wo gut vaskularisierte, rote Granulationsknöpfchen in den Abszeß hineinragen, diese progressive Gewebsproduktion durch Abschaben zu vernichten und so der Heilungstendenz des Organismus direkt entgegenzuwirken. Diese unumstößlich richtigen Grundsätze kommen den Operationen unter Anästhesie durchaus zugute, denn es würde in der Tat häufig schwierig sein, die ganze Zirkumferenz eines Abszeßsackes zu umspülen, damit das Auslöffeln schmerzlos vor sich gehen könnte. Unsere Aufmerksamkeit war dauernd darauf gerichtet, zu beobachten, ob etwa eine längere Heilungsdauer durch diesen Fortfall des Ekrasements bedingt würde. Wir haben uns überzeugt, daß das keineswegs der Fall ist. Deshalb findet der scharfe Löffel bei uns nur sehr spärliche Verwendung.

f) Ulcera cruris (Zirkumzision); Panaritium, Phlegmone.

Für die Zirkumzision alter, von schwieligem, straffem, elephantiastischem Bindegewebe umgebener Fußgeschwüre bedarf man der Lösung I und oft eines überaus festen Druckes, um die Flüssigkeit in die sklerotischen Gewebsmaschen hineinzupressen. Jedoch ist es mir bisher noch stets gelungen, einen Infiltrationsring um ein solches Geschwür, es sei so groß, wie es wolle, herumzuführen. Natürlich muß hier perkutan bis in die tiefste Subcutis hinein, eventuell bis ins Periost infiltriert werden, damit es gelingt, einen tiefen Inzisionsgraben zu erhalten. Will man durchaus ein Ulcus auskratzen, so bedarf es einer kutanen und später perkutanen Füllung des Geschwürbodens, genau so, wie wir das für die Schanker beschrieben haben. Auch hierbei lohnt es sich, zunächst intra- und subkutan rings die Buchten des Geschwüres zu umgehen, bis man den Grund desselben aufbläht.

Für das Panaritium, dieses häufigste Objekt chirurgischen Handelns, will ich einige ausführlichere Bemerkungen nachholen.

Nehmen wir an, die Fingerkuppe sei prall geschwollen, überaus schmerzhaft und hart; wir beginnen wie bei der Exartikulation einer Phalanx mit dem Ätherspray auf einer Seite des Fingers, fern ab von dem Gebiet der entzündlichen Spannung (bei a). Nachdem die Haut ätherisiert wurde, sticht man mit feiner Nadel flach ein und geht unter dauerndem Spritzendruck sehr bald in die Tiefe und entleert nach oben, gegen den Herd gerichtet, unter gleichmäßigem Druck, der nach dem subjektiven Empfinden des Patienten reguliert werden muß, mehrere Spritzen von $2^1/_2$ g Inhalt; während dieser Zeit komprimiert die linke Hand seitlich die Fingerarterien. Die eine Kante des Fingers wird allmählich weiß, und die Kuppe beginnt bläulich zu werden. Die pralle Füllung bei a gestattet es, nunmehr höher hinauf einzustechen (b). Erneute Spritzenentleerung gegen die Kuppe zu und so fort über c, d etc. bis in die Nähe des Herdes. Nun erfolgt von a′ aus an der anderen Kante des Fingers genau in gleicher Weise die Aufschwemmung der anderen Hälfte. Das Blau der Fingerbeere geht allmählich in livides Weiß über, je näher man über b′ c′ d′ in die Nähe des Herdes kommt. Dieser ist auf diese Weise in toto außer Empfindung gesetzt. Man kann der Sicherheit halber nun noch einige Injektionen in denselben direkt vornehmen. Der Effekt ist eine sehr pralle und feste Füllung. Es besteht keine Spur Empfindung in demselben. Die einleitenden Injektionen müssen gleichsam tastend gemacht werden; sollte bei dem Spritzendruck Stechen entstehen, so muß langsamer gedrückt resp. von einer anderen Stelle aus frisch injiziert werden, bis überall die Injektion schmerzlos vollzogen werden kann. Ist dies geschehen, so kann ohne Bangen tief inzidiert, exzidiert, ausgelöffelt werden. Die Wundränder werden breit auseinandergezogen und das völlig blutleere Gewebe genau inspiziert; wo noch Eiter steckt, wird in- oder exzidiert und Haut und Fettgewebe so weit gespalten, als noch Trübung und Mißfarbigkeit in ihm besteht. Dazu muß häufig zur Verlängerung des Schnittes, aufwärts von dem Wundwinkel an, die Haut, die Unterhaut, eventuell die Sehnenscheide für sich infiltriert werden. Auf diese Weise kann man präparatorisch die ganze Sehnenscheide bis in die Hohlhand und darüber hinaus freilegen, Gelenke eröffnen und in jeder Richtung und Ausdehnung Spaltungen vornehmen. Gegenöffnungen werden eventuell unter erneuter dorsaler Sprayapplikation und Infiltration in üblicher Weise angelegt, nachdem das ganze dazwischen liegende Gewebe trichterförmig durchtränkt wurde.

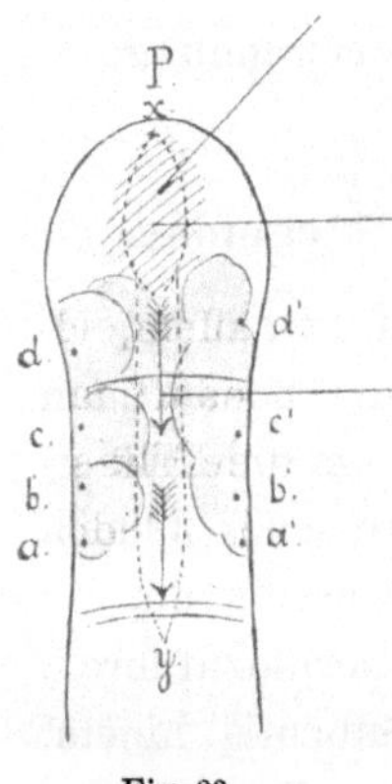

Fig. 33.

g) Transplantationen nach Thiersch.

Es gelingt leicht, eine anästhetische Quaddel flach mit dem Rasiermesser abzutrennen und das so gewonnene Hautstück zu verpflanzen. Dies Verfahren hat außer der kompletten Anästhesie den Vorzug, daß man mittels der Infiltrationsquaddeln imstande ist, den Läppchen mit Leichtigkeit eine bestimmte Form zu geben. Der Anheilung der infiltrierten Hautlappen steht die Flüssigkeit nicht im Wege, nur muß man zur Entfernung derselben die überpflanzten Läppchen etwas fester andrücken, als dies sonst zu geschehen pflegt. Dabei fließt die Infiltrationsmasse ab.

h) Applikation der Glühhitze.

Nirgends ist die Überlegenheit meiner Methode über andere und frühere Formen der lokalen Anästhesie, z. B. über die Reclussche, die Braunsche, die Manzsche, die Oberstsche, so direkt demonstrierbar als bei den Operationen unter Glühhitze. Jene Autoren geben direkt zu, daß ihre Anästhesierungsform es nicht zulasse, innerhalb der anästhesierten Gebiete zu brennen und zu sengen. Ich vermag aber jeden einmal mit meiner Lösung II aufgeblähten Hämorrhoidalknoten, jedes Ulcus, dessen Boden tief und fest infiltriert ist, jedes auf gleiche Weise behandelte Angiom, jeden Lupusfall direkt und beliebig lange zu brennen, wie mir das von v. Bergmann, Schröder, Bloch, Briegleb u. a. ausdrücklich bestätigt ist. Bloch *) geht sogar so weit, die Methode regelmäßiger Ausbrennung der Lupusknoten nach vorheriger Infiltration mit meiner Lösung als die segensreichste Seite meines Verfahrens zu bezeichnen. Er beschreibt anschaulich genug, wie seine Patienten furchtlos und früh immer wieder von neuem ihre frischen Eruptionen dem „schmerzlosen" Glühen darböten, und rühmt, so ein Mittel zu haben, welches dieser fürchterlichen Krankheit eminent sicher zu Leibe gehe. Ich selbst habe sehr viele Lupusfälle genau so behandelt wie Bloch und kann mich an einer stattlichen Zahl wirklich schöner Heilungen erfreuen.

---

*) Sborovitz, Mähren.

Wenn man nicht aus oben (S. 295) erörterten prinzipiellen Gründen vorzieht, Hämorrhoidalknoten zu exzidieren, so hindert nichts, dieselben nach Langenbeck auszubrennen, wofür ich Herrn Braun viele Kollegen als Zeugen namentlich anführen könnte. Wie kann Herr Braun so tollkühn sein, ohne vorherigen Augenschein meine ganz positiven Resultate einfach zu bestreiten? In meinen Lösungen trägt eben die Flüssigkeit per se die Anästhesie, wenn sie erst einmal durch Wirksamkeit der geringen Spuren Kokain oder Morphium schmerzlos injiziert wird, wenn selbst die Glühhitze das Alkaloid zerstört hat. In Brauns osmotisch indifferenten Flüssigkeiten — nur ein neuer Name für seine physiologische Kochsalzlösung — von 0,8 %, ich rechne 0,75 % — bleiben eben die Nerven leitungsfähig, sowie das Kokain resp. Eukain B zerstört ist. Das ist eben der Unterschied zwischen meinem Prinzip und allen anderen Formen der lokalen Anästhesie: mein Lösungsmittel ist Träger und Erhalter der Schmerzlosigkeit, in anderen Mischungsverhältnissen ist das Lösungsmittel indifferent, und nur das gelöste Mittel (der chemische Körper) bedingt die Anästhesie. Kein Mensch außer Braun ist aber auf die Idee gekommen, daß diese immense Erweiterung, welche die Anästhesie durch diese meine neuen physiologischen Entdeckungen erfahren, schleunigst wieder verlassen werden müsse, um der chemischen Theorie wieder zu Ehren zu verhelfen. Für mich handelt es sich bei diesen Bestrebungen einzig ums Wohl der Kranken, und den Kranken kümmern weder Theorie noch Wissenschaft, wenn er nur auf ungefährliche Weise gesund wird.

8. Infiltration kontra Inhalation. Theoretische Einwände gegen die Methode der Infiltrationsanästhesie.

a) Ödem und Infektion.

Wir haben in vorstehendem das, was die Infiltrationsanästhesie zu leisten imstande ist, sachlich, Theorie und Praxis des Verfahrens bis in alle Einzelheiten kontrollierbar, zu begründen versucht. Wenn wir uns nunmehr anschicken, Vorzüge und Nachteile beider Methoden, Anästhesie durch Inhalation oder durch Infiltration, gegeneinander abzuwägen, strikte Indikationen für jede einzelne der beiden aufzustellen, so fällt von vornherein gegen das neue Verfahren die Ungleichheit des Kampfes ins Gewicht. Hat doch jeder Arzt sehr deutliche, anerzogene und schon während der Studienjahre aufgenommene Überzeugungen von dem ungeheuren Segen, welchen die Inhalationsanaesthetica der leidenden Menschheit gebracht haben.

Wie viele kennen aber aus eigener Anschauung dieses mein Verfahren! Nicht der tausendste Teil aller derjenigen, welche sich vermutlich so lange ablehnend verhalten werden, bis der Augenschein sie überzeugt, wie schon so viele. Das ist aber am Ende das Schicksal jeder Neuerung. Ich kann es nicht bedauern, wenn meine Methode, anfangs scheinbar unterlegen, sich nun von unten herauf Schritt für Schritt ihre Berechtigung erobern muß. Sie wächst und stärkt sich in diesem Kampfe. Es ist natürlich niemand zu verdenken, wenn er ohne eigene Anschauung theoretisch immer wieder dieselben angeblich schwerwiegenden Einwürfe in das Feld führt, aber man möge es mir nicht übel nehmen, wenn ich im Besitze einer ausgiebigen Erfahrung, auf Grund tagtäglicher Übung und Beobachtung, solche approximativen Einwände nicht allzu schwer nehmen kann.

Immerhin habe ich die Pflicht und das Recht für mich, diesen oft gehörten theoretischen Gründen mit meiner aus dem Beobachteten gewonnenen Überzeugung zu begegnen.

Wir haben den im zweiten Teile behandelten Einwendungen von einer gesteigerten Infektionsgefahr und einer Gefährdung des Gewebsbestandes durch multiple Einstiche und diffuse Ödemisierung des Operationsgebietes wenig hinzuzufügen. Wenn an der Hand von ca. 6000 Operationen solche vermeintlichen Gefahren sich in bezug auf den Heilungsverlauf bei vorurteilsloser Beobachtung durch alle die Herren Kollegen, welche längere Zeit hintereinander meiner Sache ihr reges wissenschaftliches Interesse schenkten, überhaupt nicht herausstellten, so können diese Gefahren unmöglich in bedenklicherem Grade als sonst vorhanden sein. Immerhin will ich die logisch schwache Möglichkeit zugeben, daß meine Beobachtungen unter dem Schutze besonders glücklicher Umstände sich vollzogen haben könnten. Aber sie sind an Zahl doch stattlich genug, um gerade wegen dieses Einwandes zu einer möglichst vielseitigen Nachprüfung zu veranlassen. Der von mir gewählte Begriff des „künstlichen Ödems“ mag vielleicht dazu beigetragen haben, die Vorstellung der Schädlichkeit durch einen Anklang an pathologische Zustände etwas in den Vordergrund zu rücken. Dieser Ausdruck soll nur den mechanischen Effekt des Vorganges recht deutlich versinnlichen; denn es ist ein hohes und oft pralles Ödem, welches zur Herstellung der lokalen Leitungsausschaltung erzeugt werden muß, und es ist dieses Ödem an sich als Flüssigkeitsdepot, welches die Anästhesie übermittelt. Darin beruht vor allem der Unterschied vor anderen Methoden der lokalen Anästhesie.

Es gilt schon bei ersten Versuchen mit dieser Infiltration, durch die Bezeichnung „hohes Ödem“ vollständig mit den Anschauungen zu brechen, welche durch ältere Formen der Lokalanästhesie vielleicht der Erinnerung näher liegen. Denn nichts ist sich unähnlicher: eine Anästhesie, wie man sie z. B. nach Reclus' Vorschriften ausführt mit 1—2 %igen Lösungen, und diese meine Art, die Gewebe zu einem oft faustgroßen Tumor aufzuschwellen. Man muß das wirklich gesehen haben, um sofort den Unterschied zu begreifen, welcher zwischen alter und neuer Lokalanästhesie besteht. Rief doch bei meiner Demonstration vor dem Chirurgen-Kongreß 1894 ein sehr kompetenter Beobachter beim Anblick der hochaufgeschwollenen Maschen des Sphincter ani und des dicken Infiltrationsringes um ihn herum ganz erstaunt aus: „Ja, so habe ich mir das nicht vorgestellt!“ Haben mich doch sehr angesehene Männer der Wissenschaft angesichts des Infiltrationsvorganges versichert, daß man sich absolut keine Vorstellung von der Neuheit und Besonderheit des Verfahrens machen könne, wenn man es nicht mit eigenen Augen gesehen habe. (Rosenbach, Rochs, Langgaard, Liebreich, Goldscheider.)

b) „Nicht neu“!

Aber selbst diejenigen, welche in dem Verfahren „nur eine kleine, unbedeutende Modifikation der bisherigen Lokalanästhesie“ zu sehen gewillt sind, müssen doch zugeben, daß mit dieser unbedeutenden und „überaus einfachen“ Abänderung des Verfahrens ganz andere Dinge möglich geworden sind als mit der früheren

Lokalanästhesie. Darauf allein kommt es doch an. Man hat behauptet, daß schon Stabsarzt Albers vor mir etwas Ähnliches wie meine Methode geübt habe. Abgesehen davon, daß auch Albers ebensowenig wie ich die anästhetische Hautquaddel erfunden hat (dieselbe war ja lange bekannt, also auch Albers hat ebensowenig wie ich die endermatischen Injektionen erfunden), muß doch von allen meinen Gegnern anerkannt werden, daß die Lösung, mit der ich arbeite, absolut original ist. Wenn ich um die Sache ein bescheidenes Verdienst beanspruchen darf, so besteht es meines Glaubens nach darin, daß ich eine ungiftige Lösung zur Anästhesie verwenden lehrte. Wenn ich einen neuen ungiftigen Körper gefunden hätte, so würde niemand an der Priorität meiner Entdeckung zweifeln wollen; warum ist es aber ein geringeres und zweifelhafteres Verdienst, auf Grund wissenschaftlicher Versuche ein giftiges Mittel in unschädlicher Weise anwenden zu lehren? Warum ist es verdienstloser, dem Kokain trotz vollendeter Anästhesie seine Giftwirkung zu rauben, als irgend einen neuen Körper zu finden, welcher ungiftig wäre? — was, nebenbei gesagt, aus physiologischen Gründen sehr unwahrscheinlich, wenn nicht unmöglich ist. Die Auffindung eines solchen Körpers könnte ein glücklicher Zufall sein, meine Anästhesie ist das Resultat konsequenter Fragestellungen und bewußter Arbeit. Ist erfolggekrönte wissenschaftliche Arbeit minderwertiger als der blinde Zufall? Was auch an anästhesierenden Mitteln noch gefunden werden mag, ich hoffe, daß, solange es sich um lokale Infiltrationen dabei handelt, man nicht so bald wird die erst von mir aufgestellten Prinzipien der Anästhesie durch künstliche Ödemisierung mit unschädlichen Lösungen verlassen dürfen, abgesehen davon, daß es vor mir eine spezialisierte Technik der lokalen Anästhesie gar nicht gab, und diese fast insgesamt eigene Arbeit ist. Gerade an der Möglichkeit der Neuschaffung und absoluten Umgestaltung der gesamten Technik der lokalen Anästhesie, welche wie eine selbstverständliche Konsequenz meiner Versuche „wie die Frucht aus der Arbeit Blüte“ sich mir darbot, ergibt sich für jeden Vorurteilslosen der Schluß auf die Originalität und die Tragweite des neuen Gedankens.

Die chemischen Körper mögen wechseln, die physiologischen Grundbegriffe für eine ungefährliche Anästhesie, welche vor meinen

Arbeiten absolut fehlten resp. nachweisbar irrtümliche waren, mußten erst von Grund aus aufgebaut werden, ehe es möglich war, die lokale Narkose gegen die allgemeine erfolgreich ins Feld zu führen. Erst meine Methode darf den Anspruch auf Ungefährlichkeit erheben, wie von allen oben genannten Forschern mir bestätigt wurde, und damit ist vom Gesichtspunkte des Heils für den Patienten, welches stets unsere einzige Richtschnur sein muß, zum ersten Male etwas der Narkose wirklich Überlegenes gegen ihre Gefahren gefunden worden. Wenn diese Tatsache anerkannt wird durch allseitige Einführung der Infiltrationsmethode, so soll es mir im Interesse der Leidenden und Gefährdeten gleichgültig sein, ob man mit ihr meinen Namen verbindet oder den anderer. Man übe sie nur. Das ist die Hauptsache!

Man zeige mir den Operateur, welcher mit Hilfe einer 1 bis 5 %igen Lösung imstande ist, eine gebrochene Patella unter absoluter lokaler Schmerzlosigkeit zu nähen, fußlange Hautschnitte in jeder Richtung anzulegen, 10 Pfund große Ovarialcysten zu exstirpieren und Amputationen des Armes schmerzlos auszuführen —, dann will ich meinen Irrtum sofort bekennen. Ich bin der Meinung, daß in Berlin kaum einer unter meinen Spezialkollegen vor der Auffindung dieser Methode in so ausgedehntestem Maße Kokainanästhesie angewandt hat wie der Verfasser, und kann daher aus allerbester Sachkenntnis versichern, daß von der alten Anästhesierung nichts mehr in meiner Technik bestehen geblieben ist als die intrakutane Primärinjektion, deren Befürwortung durch Hans Schmid in Stettin und durch den Franzosen Reclus geschah, welch letzterer mit derselben Vorzügliches und von mir stets Bewundertes an genialer Technik geleistet hat. Aber, von der Applikation des Äthersprays zur Beseitigung des ersten Einstichschmerzes bis zur Herabdrängung der Lösung auf 0,01 % Kokain und 0,002 % Morphium, bis zur Hinzuziehung des letzteren und der Anwendung der $^1/_3$ %igen Na Cl-Lösung, von der Verwendung verschiedener Lösungen bis zu der willkürlichen Verschiebung der Maximaldosis, die Auffindung eines wissenschaftlichen Prinzips der Bestimmung einer anästhetischen Wirksamkeit durch die Selbstprüfung an endermatischen Quaddeln, ist alles historisch Schritt für Schritt in einer gewissen Einsamkeit durch den Verfasser und seine Assistenten ausgebaut worden. Wer das nicht wahr haben will, den muß ich schon ersuchen, mir öffentlich die Quellen anzugeben, woher ich die unberechtigte Autorschaft meiner, wie ich weiß, Originallösungen, und diese sind das Wesentliche der Infiltrationsmethode, geschöpft haben sollte. Liebreichs großes Verdienst für die prinzipielle Klärung unserer Anschauungen in bezug auf Lokalanästhesie habe ich überall hervorgehoben und nenne mich hierin mit Stolz seinen Schüler. Aber gerade dieser Forscher würde gewiß zu allerletzt behaupten wollen, daß ich unberechtigterweise bei Ausbildung meines Verfahrens irgend welche Vorschläge zur praktischen Ausführung der lokalen Anästhesie für unsere operativen Methoden von ihm mir angeeignet hätte. Im übrigen, will man mir durchaus von irgend einer Seite die Selbständigkeit bestreiten, so kann ich mich mit jedermann dahin einigen, daß ich es mit Freuden begrüßen würde, zu hören, daß auch andere schon vor mir mit dieser Art lokaler Anästhesie dasselbe erreicht und mit demselben Nachdruck empfohlen haben wie ich; denn ich würde nur um so viel fester von der Stichhaltigkeit meiner Anschauungen und von ihrem Nutzen für die Kranken überzeugt sein.

c) Umständlichkeit und Zeitverlust.

Ein weiterer Einwand betrifft die angebliche Umständlichkeit und die vermehrte Zeitdauer dieser Art zu operieren. Sind das wirklich Einwände, die von Ärzten mit Ernst erhoben werden dürften angesichts der Tatsache, daß die Infiltrationsanästhesie ungefährlich und die Narkose in bisheriger Form bedenklich für das Leben erscheint? Selbst wenn diese Umständlichkeit vorhanden wäre, was nur theoretisch so scheint, würde das gegenüber der größeren Sicherung der Operierten einen Augenblick in Frage kommen? Es ist mir aber ein Leichtes, jedesmal in meinen Operationsstunden nachzuweisen, daß ich an Zeit erheblich spare. Darauf komme ich sogleich zurück. — Ich frage, welches Hilfsmittel unserer mechanischen Heilkunde, der Chirurgie im allgemeinen, war denn beim Erlernen nicht mühe- und zeitraubend? Ist etwa das Nachahmen irgend einer kleinen, neuen plastischen Methode nicht umständlicher als jene, die man bisher gewohnt war, auszuüben? Man muß studieren, prüfen, erlernen, und es ist nicht nur kein Meister vom Himmel gefallen, sondern alle Wege zu irgend einem chirurgischen Können sind umständlich und zeitraubend. Wenn ich ein kleines Verdienst mit dem höchsten vergleichen darf — dieser Vorwurf der Umständlichkeit und des Zeitverlustes träfe eine neue Hasenscharten-Operationsmethode genau so, wie sie einst Listers unsterbliche Neuerung getroffen hat! Der Wert und die Bedeutung einer Sache sind es, welche auch das Gewicht solcher Einwürfe bestimmen. Und, wenn Lister durch seine Methoden so unendlich viele Menschen vorm Tod in Folge der Operation bewahrt hat, so war das nur möglich, weil die Umständlichkeit und Unbequemlichkeit, das Opfer an Zeit und Geduld von den Ärzten unendlich kleiner geachtet wurden als der versprochene Vorzug einer verminderten Gefahr für Leben und Gesundheit. Es liegt mir sehr ferne, meine Leistungen mit den erhabenen Großtaten unserer Führer zu vergleichen, aber in einem Punkte gleichen sie sich doch, nämlich in dem Widerstand, den sie bei erstem Anprall erfahren haben, und in der Zeitspanne, welche sie gebrauchen, um einigermaßen Beachtung zu finden.

Was aber nun ist bei der Einleitung einer Narkose etwa weniger umständlich und weniger zeitraubend? Welcher Arzt, der die Narkose ernst nimmt — und sie verdient es doch wahrlich, ernst genommen zu werden, da immer mehr und immer lauter über das Problem „Womit sollen wir narkotisieren?" diskutiert wird —, wer kann behaupten, daß dieselbe nicht umständlich, nicht zeitraubend ist? Wenn man dies der Infiltrationsanästhesie vorwirft und sie damit abtun zu müssen glaubt, so hätte man die Inhalation erst gar nicht aufkommen lassen dürfen, denn inwiefern ist es zeitraubender, Spray und Spritze zur Hand zu nehmen und innerhalb 10—15 Minuten ein Operationsgebiet zu infiltrieren, als die Maske aufzulegen und geduldig zu warten, bis in eben derselben Zeit der Schlaf eintritt? Was tut aber der Operateur während der Zeit von $^1/_2$ Stunde, innerhalb welcher eine noch dazu unvollständige Äthernarkose eingeleitet wird? Was kann er anderes auf den Kranken Bezügliches tun, als untätig in der Arbeit einzuhalten und zu warten? Gibt man uns aber Recht mit der behaupteten Verantwortlichkeit des Chefarztes auch für die Narkose, so wird er nichts anderes tun können, als der Narkoseneinleitung auf das Angespannteste zu folgen. Freilich, nur darum ist gerade dieser Einwurf erfolgt, weil die meisten Operateure für ihr ärztliches Tun die Zeit der Narkoseeinleitung gar nicht in Betracht ziehen. Diese vollzieht sich ja hinter der Szene; diese eintönige und „subalterne" Beschäftigung gehört nicht in den Arbeitsplan des „überbürdeten" Chirurgen. Ich will mich enthalten, nachzuweisen, daß das nicht immer durch schwer zu beseitigende Mißstände unserer Krankenhausorganisation bedingt ist; ich kann es ruhig der Zeit und der Öffentlichkeit überlassen, diese unberechtigten Zustände durchgreifend zu korrigieren. Als aber ein mir nahestehender Chirurg meinte, daß dies mein Verfahren zwar ganz brauchbar sei, daß es aber für sie, die Direktoren einer großen Klinik, zu umständlich wäre, da habe ich es mir nicht versagt, demselben eine allgemeine Entlastung durch die Ärzte anzubieten. Denn, wenn in den großen Zentralstätten der Chirurgie keine Zeit übrig wäre, das zu tun, was gut und brauchbar ist, so müßten eben die Ärzte insgesamt für die im Amte vielgeplagten Chirurgen eintreten. Für unseren Standpunkt handelt es sich in der Tat einzig und allein um den Kranken. Er und sein Wohl sind die alleinige Quelle aller unserer Erwägungen, und wenn ich auch gern zugeben will, daß es keinen Chirurgen gibt, der nicht ebenfalls diesen Grundsatz seinem Tun zur Basis gibt, so darf doch nicht verkannt werden, daß eine Fährlichkeit für den Chirurgen im großen Stile besteht, von der ich nicht weiß, ob alle ihr Widerstand geleistet haben: die Gefahr der Ablenkung vom persönlichen Geschick des Kranken durch die Technik und durch die Statistik der Resultate. Ich würde es mir sicher versagen, an dieser Stelle darauf einzugehen, inwieweit ein Überwiegen der Freude am rein Technischen und am summierten Resultat nicht im Sinne der Allgemeinheit liegt . . . ., wenn ich nicht der festen Überzeugung wäre, daß gerade hierin ein gut Teil von derjenigen, ich möchte sagen psychologischen Erklärung liegt, warum gerade meine Fachgenossen, die Chirurgen, sich so geschlossen gegen mich erklärt haben. Aber hat nicht — und das braucht wahrlich niemanden zu kränken, denn es ist ein allgemeines Gesetz, welches sich hier offenbart — hat nicht die dauernde Beschäftigung mit den allerkühnsten Problemen der Technik, der leidenschaftliche Wunsch, gerade auf dem Wege größter und gewagtester Operationen der leidenden Menschheit zu helfen, etwas von der Gefahr einer Verschiebung der Berufskompetenzen an sich? Der Arzt kann der öden Technik genau so verfallen wie der Künstler und hat sich um so mehr davor zu hüten, als es für andere und für ihn persönlich gefährlich ist. Und hat noch niemals jemand in unseren Tagen den Eindruck gehabt, daß sich vor den großen allgemeinen Fragen diese technisch-spezialisierende Vervollkommnung immer anspruchsvoller in den Vordergrund drängt?

d) „Kleine" und „große" Operationen.

Nun, wenn das nicht der Fall wäre, so könnte ich es nicht verstehen, warum man mir mit dem wahrhaft unbegreiflichen Einwurf immer und immer wiederkommt, daß mein Verfahren sich doch nur für „kleinere Eingriffe" eignet! Was bedeutet überhaupt der Begriff „große oder kleine Operationen"? Nichts ist relativer, subjektiver als diese Unterscheidung! Die einzige Relation, das einzige Subjekt stellt der Patient dar, der sie zu erdulden hat. Jede Operation ist so groß oder so klein, wie sie der Patient empfindet, sie wird aber von ihm taxiert nach der Größe der Schmerzen, Beschwerden, Hemmungen und Gefahren, die sie mit sich bringt.

Nun kann ein und dieselbe Frau an einer Ovarialcyste und an einem Furunkel leiden. Dann frage man sie einmal, woran sie mehr leidet, an dem Furunkel mit Fieber und heftigem Schmerz oder an der Cyste mit leisem Ziehen im Kreuz und geringen Menstruationsstörungen. Und genau genommen, welches Leiden ist gefährlicher? Wenn nun ein berühmter Gynäkolog die Laparotomie unter Narkose macht, so war das ein kleines Leiden und eine große Operation; wenn ein praktischer Arzt den Furunkel meisterlich unter Anästhesie operiert, so war das eine kleine Operation und subjektiv ein erhebliches Leiden. Von welch anderem Standpunkt aus ist denn diese Unterscheidung geschaffen, als von dem spezifisch-technischen, unpersönlichen?

Man frage, wer von beiden jenem Mann einen größeren Dienst geleistet hat, ob der, welcher ihn durch eine Zirkumzision eines Ulcus cruris, das er zehn Jahre mit sich schleppte, mittels Lokalanästhesie befreite, oder ob der, welcher demselben eine nicht inkarzerierte Umbilikalhernie radikal operierte und ihn zwei Monate ans Krankenlager fesselte. Und doch war die Hernienoperation eine sogenannte große und die Zirkumzision eine ganz kleine. Wir stehen auf dem Standpunkt, daß derselbe Arzt, welcher ein vieljähriges Ulcus cruris mit seinen schwer vorstellbaren, großen und dauernden Beschwerden zur Heilung bringt, relativ und absolut eine größere Leistung zu verzeichnen hat als ein Spezialist, welcher eine Laparotomie zur Beseitigung einer Ovarialcyste nach allen Regeln der Kunst vorgenommen hat. Wenn schon das Technische einen so unwiderstehlichen Reiz hat, nun, so finde ich: die vollendete Schmerzlosigkeit mit allem Geschick an Ort und Stelle zu erzeugen, ist künstlerisch genommen ein höheres Problem, als in Narkose eine verstümmelnde Operation, wie z. B. eine Oberarmamputation vorzunehmen. Es ist aber noch sehr die Frage, ob die gesamte bewundernswerte Technik z. B. unserer neuesten Methoden der Enteroplastik jemals in der Welt so viel Segen stiften kann als eine Methode, womit unzählige Leute auf schmerzlose Weise sicher von ihren Panaritien befreit werden! Aus diesem Grunde braucht deshalb von einem Verfahren nicht geringschätzig gesprochen und gedacht zu werden, mit welchem es zwar nicht gelingt, die recht problematische, radikale Operation der Beckeneiterungen zu bewältigen, mit welchem es aber doch möglich ist, unendlich viel mehr Gefahr und Schmerz zu beseitigen als früher.

Nun sieht aber jedermann, welcher die Technik meiner Infiltrationen aufmerksam durchliest, daß das Verfahren mich durchaus nicht nötigt, bei den sog. kleinsten und kleinen Operationen im Sinne der technischen, unpersönlichen Schematisierung, bei der fast das einzige Principium divisionis die Größe der Wunde, der Blutstrom und die Tiefe der Körperhöhle zu sein scheint, Halt zu machen.

Wenn man allerdings — selbst das ist geschehen — eine Laparotomie, eine Hydrocelenradikaloperation, eine Nierennaht, eine Gastrostomie eine kleine Operation nennt, nun, so möchte ich wissen, welcher Prozentsatz großer Operationen denn noch übrig bliebe gegenüber der erdrückenden Zahl von sogenannten kleinen Operationen.

Nein, mit der Unterscheidung von großen und kleinen Operationen ist es gewiß nicht getan; man sollte doch nicht verkennen, daß gerade in unseren Tagen die Medizin, welche nach den allerhöchsten Problemen vergeblich die Hände ausgestreckt hat (Tuberkulinära) und schon wieder bangt vor einer bevorstehenden neuen Enttäuschung des Publikums (künstliche Immunität), allen Grund hätte, auch den allerkleinsten, aber absolut positiven Erfolg zu begrüßen; denn es wird vieler solcher „geringfügigen" Taten bedürfen, wie sie die Infiltrationsanästhesie darstellt, um jene Ikarusabstürze vergessen zu machen.

Gewiß erfordert das Verfahren große Geduld und Mühe beim Erlernen. Ich will sogar zugeben, daß es technisch schwer ist, mit ihm lokal zu individualisieren. Ich will aber auch erklären, daß diejenigen, welche da glauben, nachdem sie etwas von „künstlichem Ödem" und von der „ganz dünnen Kokainlösung" haben läuten hören, nun sofort als Anästhesiekünstler funktionieren zu können, sich in einem erheblichen Irrtum befinden, dessen Empfindlichkeit wohl der Patient am deutlichsten bemerken dürfte. Dann ist natürlich die Infiltrationsanästhesie daran schuld und meiner Sache ein neuer womöglich beredter Gegner erstanden. Ich darf es ruhig eingestehen, daß ich selbst unaufhörlich daran habe lernen müssen, und daß gewiß in der ersten Zeit mancher Fall unbefriedigter verlief, als es später der Fall war. Ich bin sogar der Überzeugung, daß es nicht lange dauern wird, daß mich geschicktere Hände in dieser Kunst überbieten werden. Haben doch Chirurgen wie Mikulicz, Mehler, Noack die Grenze der Anwendbarkeit mindestens ebenso weit gezogen, wie ich selbst. Man denke, was alles sich dem Verfahren anfangs in den Weg stellte trotz der Unanfechtbarkeit seines wissenschaftlichen Prinzips: die Mangelhaftigkeit der alten Kokainanästhesie, die Ungeübtheit der Nachahmer und des Urhebers im Anfang, Mißerfolge, Angst und Scheu der Patienten, falsche Begriffe über Narkose unter Laien und Ärzten, die öffentliche Verurteilung durch den Chirurgenkongreß, — nun, das sind wohl Motive genug, der Sache ihren Eingang zu erschweren, den anfänglichen Widerstand fast aller Kollegen zu erklären; wenn trotz alledem endlich diese Methode wissenschaftliche Anerkennung gefunden hat, muß da nicht jeder wenigstens die Möglichkeit zugeben, daß an der Sache immerhin etwas sein könnte? Nun ist aber diese Methode vor allem nicht so zeitraubend, wie man es sich ohne Anschauung von der Sache gemeinhin vorstellt. Die Bildung einer Quaddellinie, etwa auf 15 cm Länge (wie bei der Hydrocele), erfordert kaum zwei Minuten, unmittelbar hinterher kann der Hautschnitt vollzogen werden; und wenn, im weiteren Verlauf, Messer und Spritze in der Hand des Operateurs dauernd wechseln, so nimmt das ja relativ mehr Zeit in Anspruch, als wenn man im Status der Narkose glatt hintereinander einschneidet. Beobachtet man aber mit der Uhr in der Hand und rechnet die Operation unter Narkose vom Beginn der letzteren bis zum Aufwachen des Patienten, so bedeutet meine Methode stets und ständig eine Zeitersparnis. Zudem könnte, wenn der zu beschäftigte Chirurg nicht Zeit hat, sich um die Narkose zu bekümmern, es vielleicht noch einmal Assistenten geben, welche auch die Infiltrationsanästhesie hinter der Szene vollenden, damit die Zeit des Chefs nicht unnötig beschränkt werde. — Ist aber erst die Operation vorüber, so gewährt mein Verfahren den großen Vorteil namentlich für Ärzte, daß die Patienten nicht noch im Nachschlaf mit Erbrechen und Katzenjammer beobachtet und dem ärztlichen Personal übergeben werden müssen. Nach meinen Grundsätzen ist aber der Chirurg ebenso wie jeder andere Arzt verpflichtet, die Narkose von Anfang bis zu Ende sorgfältig persönlich zu überwachen, und daß bei der Erfüllung dieses Postulats jede Operation dreimal so lange Zeit unter Narkose als unter Anästhesie in Anspruch nehmen würde, braucht wohl des näheren nicht ausgeführt zu werden. Solch ein Einwand also: „die Infiltrationsmethode dauert zu lange“, ist überhaupt nur möglich, weil die Chefärzte die Verantwortlichkeit für die Narkose nicht mit in Rechnung ziehen — ein Standpunkt, über den zu debattieren gewiß dankbarer wäre, als darüber, welche der beiden Methoden den Arzt mehr Zeit kostet.

Wie aber, wenn wir die Umständlichkeit und den Zeitverlust einmal nicht vom Standpunkt der Ärzte, sondern, wie das doch logisch richtiger sein dürfte, zum Teil auch von dem Standpunkte des Kranken resp. des Publikums betrachten? Was ist da, um mit dem letzteren Einwand zu beginnen, zeitraubender und unbequemer, eine halbstündige Infiltration einschl. Operation und nachherige sofortige Freiheit, zu gehen und zu stehen, wie es beliebt, oder eine viertelstündige Operation unter Narkose mit Aufnahme in ein Krankenhaus? Denn es ist doch eine recht mißliche Sache, einen Chloroformierten direkt nach Hause zu schicken. Aber gerade die zwei bis drei Stunden, während welcher den Patienten selbst eine kurze Chloroform- oder Äther-Narkose*) sicherlich unfähig macht, irgend etwas zu tun, sollten sie denn gar nicht ins Gewicht fallen gegenüber dem Einwande: „die Infiltrationsanästhesie dauert mir zu lange"? Das alles abgesehen von der Gefahr. Nun erst die Scheu des Publikums! Gewiß, so lange der Laie glaubt, die Narkose ist beinahe ein Vergnügen, solange wird von seiten des Publikums dieselbe gebieterisch verlangt werden. Man gebe aber solch sonderbarem Träumer ruhig ein paar Züge Chloroform — den meisten wird das Vergnügen schon im Beginn als kein erhebliches imponieren. Der intelligentere Teil der Bevölkerung ist es jedenfalls nicht, dem es ganz gleichgültig ist, den Raub des Bewußtseins an sich vollziehen zu lassen, obwohl auch bei bewußtem Zustand der Schmerz sich ausschließen ließe. Diejenigen, welche etwas auf die stete und ununterbrochene Ordnung in ihrem Cerebrum zu halten berechtigt sind, werden leichthin davon zu überzeugen sein, daß sie die Annehmlichkeit „von nichts etwas zu wissen" zu teuer erkaufen mit der Gefahr, nie wieder zu erwachen. Zumal man es ihnen ausdrücklich freistellt, jeden Augenblick, falls die Schmerzlosigkeit sich wirklich als nicht vorhanden erweisen sollte, immer noch die Verwendung meines Narkosegemisches wählen zu dürfen. Ich kann versichern, daß andernfalls eine nicht oft empfundene Dankbarkeit den Arzt reichlich für die Mühe aufklärender Worte entschädigt, welche er einer verständigen Person gewidmet hat. Nun, den anderen, welche so töricht sind, bei einem Panaritium, bei einer Zahnextraktion, bei einer Abszeßöffnung, bei einer Nagelexzision oder sonst, wo man irgend infiltrieren kann, Narkose von vornherein zu verlangen, diesen Leuten erkläre ich rundweg, daß es mir nicht einfallen könne, meine Operationen gegen meine Über-

*) Wir werden weiter unten berichten, daß auch nach dieser Richtung die Narkose mit adäquatem Siedegemisch einen erheblichen Fortschritt gegen frühere Formen der Narkose bedeutet. (S. 331 ff.)

zeugung für sie, die Patienten, besonders gefährlich zu gestalten. Ich verweigere, sie unter Chloroform, Äther oder sonst wie zu operieren, wenn ich die Operation nach meiner Überzeugung unter Infiltration völlig befriedigend für den Patienten zu Ende führen kann. Man glaube nicht, daß man sich damit schadet; im Gegenteil: kaum sind die Patienten irgendwo unter Narkose operiert, so ist in ihnen nichts lebendiger als der Gedanke, ob es wohl ohne Narkose genau so scheußlich gewesen wäre wie in diesem schrecklichen Zustande vor und nach stattgehabter Narkose. Würde ich hoffen können, daß viele Chirurgen sich auf meinen Standpunkt stellten, jede Narkose als unerlaubt zu betrachten, die in gar keinem Verhältnis zu der geringen allgemeinen Gefahr des Leidens steht, würde man jeden Patienten abweisen, der aus Mangel an Einsicht, Schwäche der Willenskraft oder auch aus Mißtrauen auf einer Narkose besteht, wo dieselbe mittels der ungefährlichen Lokalanästhesie zu umgehen ist, es wäre eine Kleinigkeit, die Scheu vor einer Operation, „bei der man alles sieht und hört", aus der Welt zu schaffen.

Abgesehen davon, daß es wiederum nicht starke Denker sein können, welche es als „furchtbar" empfinden, im Besitz ihrer fünf Sinne während einer nur vermeintlichen Gefahr zu sein, abgesehen davon, daß es eine Torheit ist, sich wegen ein paar Äußerlichkeiten, aus Furcht und Mißtrauen gegen den Arzt lieber in Lebensgefahr zu begeben als „nur nichts zu hören und nichts zu sehen", so ist doch dieser angebliche Vorzug der Betäubung nur eine kümmerliche Illusion. Sieht denn der Kranke nichts und hört er nichts, wenn er in den Operationssaal gebracht wird? Wenn er im Bette narkotisiert wird, wenn die Assistenten und die Wärterinnen in ihren leinenen Schürzen mit Bahre, Maske und Zungenzange zum Werke schreiten? Fühlt der Leidende vor allem nicht, daß etwas sehr Eingreifendes mit ihm geschieht, etwas, wogegen sich der Organismus instinktiv um so gewaltiger sträubt, je mehr Intelligenz ihm zur Verfügung steht? Nicht länger aber braucht sich unser Operierter zu fürchten, bis er bestimmt weiß, daß er schmerzlos und sicher ist, wenn er auch auf dem Operationstische liegt, nicht länger als jener, welchem bis zum Verlöschen seiner Urteilskraft das narkotische Mittel gereicht wird. Wir vermögen aber unseren zu

Operierenden jederzeit zu überzeugen, daß wir ihn wirklich schmerzlos operieren! Der Intelligente scheut sich nicht, mit Staunen das mit einem Augenblick zu überschauen, was ihm da ohne Schmerz gemacht wird, er bewundert die ärztliche Kunst und die Chirurgie, ist bei gutem Zureden voll Dank und Ruhe und verlacht oft sich selbst und seine Unwissenheit, einen Augenblick vor der Operation nach der Narkose verlangt zu haben. Der allzu ängstlichen Dame aber, welche um keinen Preis etwas sehen, hören, fühlen, riechen möchte und nur zu gerne in jede Form passiver Träumerei und Apathie versinkt, kann man entgegenkommen, indem man ihr ein Tuch über die Augen deckt und Watte in die Ohren stopft, oder aber, indem man ihre Gesprächigkeit so lange lebendig zu erhalten versucht, bis die Anästhesie vollendet ist und damit auch ihr Interesse für die Sache beginnt. Dann zeigen sich oft Symptome eines festen Glaubens an ihre innere Heldenhaftigkeit, die freilich ohne Anstrengung und ohne Schmerz gesiegt hat, und damit ist der Operateur der weiteren Schwierigkeiten überhoben.

Kinder aber haben wir auch oft durch ablenkende Beschäftigung, indem ein ärztlicher Zuschauer, eine Wärterin in freundlicher Weise das Köpfchen bei Seite nimmt, durch einige Süßigkeiten völlig bis zum Ende der Operation zu beruhigen gewußt. Freilich viele Kinder schreien schon unbändig, selbst beim Waschen und Desinfizieren, noch unbändiger bei leisester Druckempfindung im Gewebe; um das ruhig zu dulden, dazu gehören freilich starke Nerven — aber was Alles muß sich der Chirurg nicht angewöhnen, wenn er standhaft das tun will, was im Prinzip absolut richtig ist. Ich kann mich nicht entschließen, nur um mir eine unangenehme Sensation zu ersparen, zur Maske greifen zu lassen, wenn es auch ohne diese schmerzlos geht; weiß ich doch, daß die Angst des Kindes sich ins Ungeheuerliche vermehrt, sobald es die ersten Züge des Narcoticums einzuatmen gezwungen wird. Hingegen kann man probeweise diese Art Abschreckungsmethode mit einigen Atemzügen von gemischten Äthern zu des Kindes eigenem Besten in Anwendung ziehen, wenn es Vorstellungen und Vergleichungen schon einigermaßen zugänglich ist. Wenn ich aber 3jährigen Kindern Panaritien, Fremdkörper, Abszesse, Spinae ventosae operiert habe, ohne daß sie irgend einen Schrei ausstießen, so kann ich nicht umhin, darin den Beweis recht hoher Leistungsfähigkeit meiner Methode zu erkennen. Man muß es eben mit angesehen haben, daß ein Knabe von 5 Jahren ruhig auf dem Operationstische liegt und Kuchen kaut, während ich die Tunica vaginalis mit der Haut Stich um Stich vernähte. Man möge es mir nicht verdenken, wenn mir die Anerkennung und Verwunderung der Kollegen, welche Zeugen solcher Szenen waren, mehr gelten muß als die Tadelsucht derer, die nie etwas von meinem Verfahren gesehen haben.

e) Nachschmerz.

Was nun den erhobenen Einwand des größeren Nachschmerzes anbetrifft, so kann ich versichern, daß die Einfügung der kleinen Dosis Morphium (0,02%) in die Lösung völlig genügt, diesen sehr erheblich abzudämpfen. Es ist auch dies eine gewiß praktische Neuerung von einigem Gewicht, welche meinem Verfahren gegenüber der alten Kokainanästhesie zugesprochen werden darf. Wir können es absolut als richtig versichern, daß der Nachschmerz bei rein wäßriger Lösung stärker ist als bei Kochsalzzusatz, und daß er bei Morphiumzusatz noch geringer ist als bei Lösungen von Kokain allein in Kochsalzwasser.

Vor allem aber ist von größter Wichtigkeit für den Nachschmerz die Keimfreiheit der Lösungen. Sind Bakterien oder Pilzfäden in der Lösung, so überwindet das Gewebe diese nur unter Schmerzentwickelung, und Mehler, der konsequenterweise die fertigen Lösungen sterilisiert, hat nichts von größerem Nachschmerz berichtet, welcher sicher überall fehlt, wo sauber gearbeitet wurde. Nachschmerzen in infektiösem Gebiet fehlen aber auch nach der Narkose keineswegs, sind aber ebenso sicher nichts für die Infiltration Typisches.

Wenn die Nachschmerzen in der Narkose im allgemeinen weniger bemerkbar werden, so liegt das einzig und allein daran, daß der erbärmliche Allgemeinzustand den lokalen Schmerz während mehrerer Stunden völlig übertäubt. Würden sich die Patienten nach reiner Kokainanästhesie genau so schlecht befinden, so würde es nicht nötig sein, diesen Nachschmerz für sich zu bekämpfen. Da aber das Sensorium bei meinem Verfahren frei bleibt, so will ich gerne zugeben, daß der sensible Patient, seine Gedanken fester auf die operierte Stelle konzentrierend, in einer übrigens kleinen Zahl von Fällen über größere Schmerzen nachher klagen würde, wenn wir eben nicht Vorkehrungen gegen denselben durch die minimale Morphiumdosis getroffen hätten. Ich habe mir selbst eine bis zur ersten Phalanx des Zeigefingers reichende Sehnenscheidenphlegmone unter meinem Verfahren operiert und versichere, daß von Operationsschmerz überhaupt nicht die Rede war während und nach der Operation. Man würde nicht imstande sein, sich selbsttätig den Finger aufzublähen, ihn zu spalten, die Sehnenscheide in 6 cm Länge zu durchtrennen und mit dem scharfen Löffel periartikuläres, nekrotisches Fett wegzukratzen (während Assistenten mit scharfen Haken beiderseits die Wunde weit auseinander hielten), wenn die Teile nicht absolut empfindungslos gewesen wären. Dabei konnte ich während der ganzen Operation aufrecht stehen und kann sagen, daß ich bei mir genau so verfuhr, wie ich es bei anderen gewohnt war, zu verfahren. Die Kollegen, welche mir dabei halfen, haben mir oft den ganz eigentümlichen Eindruck geschildert, den diese Selbstoperation in einer Ausdehnung, wie sie wohl früher nicht möglich gewesen wäre, auf sie gemacht hat.

Übrigens will ich hier bemerken, daß diejenigen Operationen, welche innerhalb stark sklerotisierter Teile nötig werden, also in Narbenprozessen nervenreicher Teile, wie der Vola manus et pedis, heftiger nachschmerzen als irgend welche andere Teile, sei es, daß die Operation unter Narkose, sei es, daß sie unter Infiltration vor sich geht. Es genügt, unseren Patienten 10—15 Tropfen Opium für den Notfall, eventuell ein Zäpfchen sogleich mit zu verschreiben, falls sie nach Hause gehen. Freilich bringen sie das Rezept oft wieder zurück, weil erheblicherer Schmerz nicht aufgetreten war. Eine solche Dosis Morphium oder Opium ist bei meinem Verfahren gewiß unbedenklich, während man nach einer Narkose mit ihrem Absinken der Energie des Herzens doch wohl nicht allzu freigebig damit verfahren darf.

So, wie wir das Verfahren handhaben, besteht keine Sorge, daß dieser sekundäre Wundschmerz der Methode im geringsten Abbruch tun könnte, zumal ja der Nachschmerz ein Kapitel ist, welches beiden Methoden der Anästhesie, der allgemeinen und der lokalen, in ganz gleichem Maße angefügt zu werden verdient; nur daß ich bei meinem Verfahren im Prinzip freigebiger mit den anderen narkotischen Hilfsmitteln unserer Therapie sein würde als nach der allgemeinen Narkose, obwohl die Praxis uns nicht allzu häufig genötigt hat, dieselben in Anwendung zu ziehen.

f) Suggestion.

Dem so überaus häufig gehörten Einwurf, daß die von mir operierten Kranken unter dem Einflusse einer mir entgangenen Suggestion gestanden hätten, muß ich wegen seiner Verbreitung einige Worte widmen, obwohl durch die einfache Tatsache, daß diese Suggestionswirkung stets genau an der Grenze der Infiltration ihr Ende hat, für jeden Vorurteilslosen diese Frage erledigt sein dürfte. Wäre das in der Tat nicht eine sonderbare Suggestion, wenn ein Mensch im Banne meines Wortes soeben noch ohne leiseste Klage an einem Knochen sich meißeln läßt, dessen Hüllen infiltriert sind, und daß derselbe Kranke laut aufschreit, wenn das Messer, der scharfe Löffel, der Wundhaken in ein nicht infiltriertes Gebiet der Haut hinein versehentlich ausgleitet? Die Suggestion ist doch eine allgemeine Funktionsstörung, eine Funktionsanomalie des Zentrums, und ich will gerne zugeben, daß sie wie der hysterische Krampf auch lokal und zirkumskript zur Geltung kommen kann, daß sie aber haarscharf an die Injektionsbreite von wäßrigen Flüssigkeiten gebunden sein soll, unmittelbar darüber hinaus trotz allen Zuredens um keinen Millimeter weiter uns zu Diensten steht, das beweist eben absolut schlagend, daß die Anästhesie durch Infiltration peripherisch und nicht zentral ausgelöst wird. Den kühnen Interpreten meiner einfachen Tätigkeit möchte ich aber den Rat geben, es überall bei ihrer Suggestiv-Heilung daneben ebenfalls mit einigen lokalen Hilfsmitteln mehr realer Art zu versuchen, vielleicht zu wirksamster Unterstützung ihrer cerebralen Therapie; sie werden auf diese Weise schneller zu der Überzeugung kommen, daß Suggestion und Hypnose zwar sehr interessante Kapitel der Psychologie füllen, daß aber in Konkurrenz mit ihrer Heilkraft noch keine einzige gut bewährte chirurgische Maßnahme, kein einziger wertvoller Mechanismus überflüssig geworden ist und nie werden wird. Da aber sehr hochstehende Therapeuten meine Erfolge in der lokalen Anästhesie immer und immer wieder als einen Beweis für die Leistungsfähigkeit der Suggestion zitiert haben, so kann ich es mir doch nicht versagen, dagegen in aller Form zu protestieren. Wenn das geschehen ist in bedauernder Weise, als sei ich eben ein Beobachter, welcher Suggestionswirkung und Einspritzungseffekt absolut nicht auseinanderhielte, so kann ich nur die Unklarheit derer bedauern, welche bei absolut zureichender, mechanistischer Gesetzmäßigkeit meines Verfahrens immer lieber zu mystisch-geheimnisvollen Aktionen der Seele als zu ganz einfachen materiellen Tatsachen ihre Zuflucht nehmen. Auf der anderen Seite aber bewundere ich die Findigkeit derer, die den einfachsten Wahrheiten immer wieder sophistisch auszuweichen verstehen. Denn, daß es möglich sei, jemandem schmerzlos durch Handauflegen den Bauch zu eröffnen und den Magen anzunähen, darauf wäre ich allein niemals gekommen.

g) Veränderte Technik.

Schwerer auf den ersten Blick scheint der Einwurf zu wiegen, daß unsere chirurgische Technik eine durchgreifende Abänderung erfahren müsse. In der Tat ist das unausbleiblich: man kann nicht eine Operation unter Infiltration technisch genau so ausführen wie an der Leiche oder in Narkose, oder wie es das Lehrbuch sagt. Aber ist denn das wirklich ein so großes Unglück? Wem kommt denn dieser Zuwachs an unserem Können, diese Abänderung unserer Handgriffe zugute? Einzig und allein dem Patienten! Wenn wir ihm die Gefahr einer Narkose ersparen wollen, so dürfen wir auch nicht darüber klagen, daß wir das Messer über einem Abszeß in mehreren langsamen Zügen und nicht mit einem heroischen Schnitte anwenden. Das Ziel meiner Methode ist, unter Schmerzaufhebung und Gefahrlosigkeit die Heilung zu ermöglichen. Nun, ob das durch einen einzigen langen Schnitt oder durch vorsichtig tastende kleinere, die schließlich einen großen bilden, geschieht, ist doch genau genommen von untergeordneter Wichtigkeit. Die Methode würde erst dann gefährlich werden, wenn sie verleitete, weniger zu tun, als für das Leiden geboten erscheint, weil die Schwierigkeit der Anästhesieerzeugung die Energie der Technik beeinflussen könnte. Nun, ich kann versichern, daß nach dem Vorgange von

Riedel und Helferich bei mir alle Furunkel und Karbunkel, alle Panaritien und Phlegmonen, Tuberkulosen etc. absolut bis ins Gesunde durch Gewebsexzision, nicht nur Inzisionen behandelt werden, und daß es mir bisher in keiner Weise schwer geworden ist, die Postulate der pathologischen Anatomie und der Therapie mit denen der Analgesie in Einklang zu bringen. Freilich will auch das gelernt sein. Man würde sehr falsch handeln, wenn man nach vorgenommener Infiltration nun genau so operieren wollte, als sei der Patient narkotisiert. Da muß jeden Augenblick das Gesetz gegenwärtig sein: nur wo infiltriert ist, ist Anästhesie, und nur wo anästhesiert ist, darf inzidiert werden. Da gilt es, viel weicher und zarter die Wundhaken zu halten, sanfter zu tupfen und jede brüske Bewegung zu vermeiden, weil die gespannte Aufmerksamkeit des Patienten bei jedem Druck auf der Unterlage, bei jedem heftigen Ziehen und Zerren oberhalb und um die Wunde mit „Furcht vor Schmerz" antwortet. Darum wird eben diese Methode zu einer feinen, künstlerischen, weil sie erfordert, in ausgedehntester Weise zu individualisieren. Natürlich verändert sich dadurch manches in unserer Technik. Dem Schematismus wird entgegengestrebt, und der ganze Verkehr mit dem Kranken während der Operation erfordert mehr Schonung und Rücksicht als bei der Narkose und bedingt eine Abänderung und ein Unterlassen mancher Gepflogenheiten, die bei vollem Bewußtsein eines auf unsere Worte lauschenden Kranken wohl nicht zum Schaden der Ärzte in Fortfall kommen müßten. Darum steht auch in meinem Operationszimmer folgender selbst gewählter Richtspruch:

Praesente aegroto
Taceant colloquia
Effugiat risus
Dum Omnia dominat
Morbus.

Für die Mühe aber, welche man auf sich nimmt zur Erlernung dieser, im übrigen doch nur geringfügigen und durch Unterricht leicht zu bewältigenden Technizismen, wird man wahrlich reichlich belohnt durch die Freude, welche einem eine gelungene anästhetische Operation bereitet, durch die Achtung, welche man der

Wissenschaft in den Augen des Kranken erobert, und durch das Bewußtsein, von einem Menschen vielleicht ein dunkles Los, sicher aber viel Unannehmlichkeit, Leid und Übelbefinden abgewandt zu haben.

Denn der Laie sowohl wie der Arzt fühlen es instinktiv, daß von den beiden Methoden, der allgemeinen Betäubung und der örtlichen, die letztere, die Lokalanästhesie, die idealere ist. Nur die Furchtsamen, die Schwachen, die Mißtrauischen neigen mehr zur Narkose, weil sie das Mißlingen des anderen Verfahrens fürchten; wenn aber jemand absolut sicher überzeugt wäre, daß er bei der Operation ohne Schmerz sein wird auch ohne Betäubung — ich bin der Ansicht, kein Mensch ist so töricht, sich ohne Not in das Getriebe seines Zentralapparates so energisch eingreifen zu lassen. Furcht und Feigheit erschweren die Infiltrationsanästhesie ungeheuer. Hier kann nur die durch alle Ärzte getragene Popularisierung der Methode der lokalen Anästhesie Abhilfe schaffen. Durch die Ärzte werden jene Vorurteile einst zerstört werden.

Aber auch gerade dem praktischen Arzte wird diese Methode von Nutzen sein!

Ich hege die sehr gegründete Hoffnung, daß dieses Verfahren durchaus geeignet ist, der Chirurgie diejenige Popularität zu geben, welche auch die Antisepsis ihr noch nicht in vollem Umfange zu geben vermochte, und welcher sie bedarf; ich will diese hoffnungsreiche Aussicht zu begründen suchen.

9. Zukunft der Infiltrationsanästhesie. Frühoperationen und chirurgische Prophylaxe. Der praktische Arzt und die Chirurgie.

Die täglich dem praktischen Arzt zu Gesicht kommenden kleineren chirurgischen Leiden werden zum allergrößten Teile nur deshalb nicht sofort in operative Behandlung genommen, weil der praktische Arzt in ganz richtiger Würdigung ihrer Gefahren die Narkose scheut. Wie wir oben schon ausgeführt haben, steht er zu dem einzelnen Patienten in einem viel persönlicheren Verhältnis als der Krankenhausdirektor. Das Schicksal des Patienten eines einfachen Arztes ist viel mehr des Arztes eigenes, als das Schicksal eines Krankenhausinsassen das des Anstaltsdirektors ist. Naturgemäß scheut der Arzt in einer großen Anzahl mittlerer Eingriffe, sagen wir einmal einer Mastitis, einer Zirkumzision eines Ulcus, einer Fingerexartikulation, davor zurück, in seiner Sprechstunde einen solchen Eingriff in Narkose sofort und allein vorzunehmen. „Es kann da zu leicht etwas passieren!" Ohne Narkose aber solche Dinge auszuführen, ist er erst recht nicht geneigt, wenn er kein Barbar ist. Obwohl seine chirurgischen Kenntnisse sicher ausreichend sind, diese Dinge technisch auszuführen, und obwohl er es sich vermöge des Operationskursus und der unzähligen großen Operationen, die er „von weitem" hat mit ansehen dürfen, auch reichlich zutraut, das ebensogut zu leisten wie jeder Chirurg vom Fach, so muß er es doch unterlassen, und zwar hauptsächlich wegen des heiklen Punktes der Narkose.

Wohin soll er auch, selbst wenn es gut abging, mit dem taumeligen und vielleicht vomierenden Patienten nach vollzogener Inzision? Kann er ihn stundenlang überwachen? Kann er ihn sorglos nach Hause schicken? Nein. Er muß also beim Stande der Dinge Verzicht leisten und den Fall in andere Hände legen.

Und noch eins, was viel schlimmer ist! Gar zu menschlich wäre es, wenn der Arzt hier und da hofft, daß längeres Zuwarten die Sache vielleicht doch noch glücklicher für den Kranken und für ihn gestalten könne, so sehr auch vielleicht die innere Stimme für ein aktiveres Vorgehen spricht. Täuschen wir uns nicht, es mag sogar manchmal dies Zuwarten den Arzt belehrt haben, daß bisweilen auch wirklich die Operation überflüssig wurde, aber in einer anderen, größeren Reihe von Fällen wird der wissenschaftliche Instinkt des Arztes in schnellem chirurgischen Handeln das, was das Richtige gewesen wäre, herausfühlen, wenn auch allerhand Umstände und Unannehmlichkeiten, sowohl für den Arzt wie für den Kranken, ihn bestimmten, die Sache noch einmal abzuwarten. In der Tat, viele denken: soll denn sofort jedes kleinste Furunkelchen, jeder beginnende Karbunkel, jedes kleinste verdächtige Knötchen dem Spezialisten ausgeliefert werden? Welche Unsumme von Peinlichkeiten, welche Kosten! Welch' Aufwand an guten Worten, wenn nun der Patient in schmeichelndem Vertrauen bei ihm, dem Arzte, ausharren möchte! Und trotzdem der Arzt direkt versichert, daß die Sache besser sofort erledigt worden wäre, so kann doch, teils aus Sträuben des Patienten, teils aus verständlicher Nachgiebigkeit des Arztes, eine Kleinigkeit zur Quelle vieler, anfänglich nicht vermuteter Leiden werden. Dann kommt ein rücksichtsloser Spezialist und scheut sich nicht erstaunt auszurufen: „Ja, warum sind Sie da nicht viel eher gekommen?" Das wird gewiß nicht dazu beitragen, die Hochachtung vor dem behandelnden Arzte zu heben, und dennoch hätte der Spezialmann in gleicher Lage gewiß nicht anders gehandelt.

Es ist und bleibt die Scheu des Publikums vor einem operativen Eingriff und nicht zum mindesten die Furcht vor der Narkose, welche die eigentliche Ursache so vieler Verschleppungen chirurgischer Leiden ausmacht.

In unserer Zeit, wo wissenschaftliche Auseinandersetzungen unter der Anwesenheit von Reportern und unter Trommelwirbel und Gesellschaftsklatsch sich vollziehen, ist man im Publikum über die Gefahren der Narkose recht gut orientiert, und die leise Opposition, die schon jetzt hier und da einer überflüssigen Narkose gemacht wird, ist ein Zeichen, daß erhebliche Meinungsverschiedenheiten über diesen Segen der Menschheit bestehen. Verfasser war historisch nachweislich der erste, welcher an ernstester Stelle dem Chloroform offen zu Leibe ging, und wenn leider wenige Jahre später die Phrase von dem „tückischen Herzgift", von der „Unverantwortlichkeit, noch Chloroform zu verabfolgen" in allen öffentlichen Zeitungen wiederholt wurde, so ist es ja bezeichnend dafür, wie anfänglich höchst empört aufgenommene Angriffe, wenn sie berechtigt waren, schließlich doch dem Bewußtsein einverleibt werden, aber für die Allgemeinheit haben sie nur dann Wert, wenn neben der Negation auch die positive Besserung beigebracht werden kann.

So sollte denn der Aether sulf. an die Stelle des „tückischen Herzgiftes", des Chloroforms, treten.

Und während man noch immer mit der stolzen Konstruktion 1 : 27 000 argumentierte, waren schon 3, 4, ja 5 Äthertode auch dem aufmerksamen Publikum bekannt, und die Zahl der öffentlich von den Gegnern geschilderten Berichte über die allerunangenehmsten Nachwirkungen — Dinge, die wiederum in Tageszeitungen zu lesen waren — war gewiß nicht angetan, dem denkenden Laien und Kranken die Narkosenfrage als zu seinem Gunsten entschieden imponieren zu lassen. Wir sind in der Tat begierig, zu erfahren, warum, statt immer neue Kombinationen für eine alles ohne Sichtung narkotisierende Methode zu machen, denn nicht einmal ernstlich und öffentlich festgestellt wird, bis zu welchem Grade die Infiltrationsanästhesie geeignet ist, über dieses Dilemma, auch dem Laien gegenüber, etwas hinwegzuhelfen. Die Furcht vor dem Chloroform und der Narkose wird sicherlich zu- und nicht abnehmen, und so kommt es denn, daß der Laie angesichts einer Operation immer wieder um Aufschub bittet, wenn zu keinem andern Zweck, so doch, um sein Testament zu machen, — und diese Angst und dieses Zögern angesichts einer Operation, die viel öfter, als Laie und Arzt glaubt, mit Hilfe der Infiltrationsanästhesie in wenigen Minuten sich schmerzlos und ohne irgend welche Störungen des Allgemeinzustandes hätte vornehmen lassen! So wird aber inzwischen aus einer kleinen Nagelbetteiterung eine Phlegmone, aus einem Furunkel ein Abszeß, aus einer Mastitis circumscripta eine diffuse interstitielle Infiltration; aus einer kleinen, mit Infiltration bald schmerzlos beseitigten Schädlichkeit macht Unwissenheit und Scheu vor der Narkose durch Verzettelung eine große Operation mit Narkose, Krankenhaus und Krankenlager!

Winkt hier nicht in der Tat ein lohnendes Feld für alle Ärzte, durch Belehrung und Beweisführung von Fall zu Fall ihren Klienten durch eigenes Können ins Bewußtsein zu bringen, daß man mit dieser Methode viel leisten, aber unendlich viel mehr verhüten kann? Fällt erst die Scheu des Publikums vor den kleinen Sprechstundeneingriffen fort, und sie fällt um so eher, je mehr Ärzte ich meinem Verfahren gewinnen kann, so wird es nicht nötig sein, von Tag zu Tag den Eingriff aufzuschieben und die Krankheit wachsen zu lassen, so wird es möglich sein, unmittelbar nach geklärter Diagnose auf frischer Tat den schmerzlosen Heileffekt zu vollziehen. Warum eine beginnende lupöse Infiltration nicht im ersten Keime, gleich bei der ersten Konsultation mit dem Paquelin zerstören, wenn der Patient davon auch nicht das mindeste verspürt, keine Nebenwirkungen, selbst keine Arbeitsbehinderung hat? Warum warten, bis das Auswachsen eines anscheinend harmlosen Tumors der Zunge, der Lippe die karzinomatöse Natur außer Frage stellt? Eine sofortige Exzision unter Anästhesie, weit im Keil um die Matrix des Tumors herum, kann jeder Arzt mit Hilfe der Infiltration in absoluter Ruhe während seiner Sprechstunde vornehmen und dem Pathologen zur Sicherung der Diagnose und zur verschärften Überwachung übergeben.

Die Frühoperationen sind es, an welchen zunächst der praktische Arzt die Methode liebgewinnen wird. An ihr wird er die Technik beherrschen lernen und sich allmählich die Fähigkeit zu erwerben imstande sein, auch Größeres damit zu operieren. Er glaube aber nicht, daß es ihm prima vista gelingen wird, alles damit zu bewältigen. Auch Verfasser hat mit kleinen Dingen begonnen und hat es dennoch erreicht, unter Anästhesie zu laparotomieren.

Diese Frühoperationen aber werden dereinst von unausbleiblichem Segen sein. Die Ärzte werden, erst einmal überzeugt von der Leistungsfähigkeit meiner guten Sache, bald selbst erkennen, welchen Vorteil es ihnen gewährt, durch eigene Rührigkeit dem Überwuchern der Spezialitäten einen Damm zu setzen. Durch solch aktives Vorgehen des praktischen Arztes wird ja in willkommener Weise der Chirurg vom Fach entlastet, er hat dann völlig Zeit und Gelegenheit, sich einzig und allein den problematischen Grenzoperationen zuzuwenden, wenn sein Trieb des „αἰὲν ἀριστεύειν“ in Heilung sogenannter „kleiner“ Leiden nicht genügend Betätigung findet. Ich meine aber, dadurch, daß die schweren Phlegmonen, die vernachlässigten Karzinome und primär selten chirurgisch behandelten Lupusfälle, wenn die Folgezustände unangerührt belassener Knochencaries, wenn die Empyeme, die kalten Abszesse, die verdächtigen Fistelbildungen, wenn viele Dinge im Beginne, da wo sie zuerst der praktische Arzt zu Gesichte bekommt, operiert werden können, weil der Arzt mit Hilfe der Infiltrationsanästhesie es lernen wird, die Anfangsstadien aller chirurgischen Leiden ohne Zögern zu operieren, dann muß das chirurgische Material unserer öffentlichen Rieseninstitute erheblich geringer werden. Wem das nicht einleuchtet, der bedenke nur, wie viele Panaritien zur Nekrose und Phlegmone, wie viele Phlegmonen zur Pyämie führen! Er bedenke, wie viele Zungenulcera zum Karzinom, wie viele primäre Tuberkel zum diffusen Lupus ausreifen! Er bedenke, wie klein ein Mammakarzinom, ein Sarkom beginnt, und wie schwer es manchmal ist, die Anfangsstadien ohne Mikroskop zu beurteilen! Dann werden weniger „Endstadien" zu behandeln sein, weniger Riesenoperationen nötig, und auch die technischen Heißsporne werden am Ende wieder Vergnügen daran haben, mit aller ihrer Meisterschaft fein und subtil ein Ulcus cruris zu heilen. Denn die Freude darüber, eine Laparotomie, eine Enteroplastik ausgeführt zu haben, darf einfach nicht größer sein als die über die Befreiung eines armen Teufels von seinem Unterschenkelgeschwür!

Man erlebe es nur, daß Patienten, die früher einmal mit Zittern und Zagen daran gegangen waren, sich ein Panaritium anästhetisch operieren zu lassen, bei jeder kleinsten Verletzung, bei jedem Fremdkörper unterm Nageln selbst darum bitten, die Schädlichkeit schmerzlos zu entfernen, erst dann wird man meine Hoffnung nach dieser Richtung begreiflich finden. Es liegt hier ein sehr dankbares Feld zur Erziehung des Publikums für die Begriffe von chirurgischer Hygiene und Prophylaxe vor. Aber selbstverständlich hat des einzelnen Tun und Reden keinen oder doch nur geringen Einfluß, des einzelnen Mahnung verhallt bald, aber wenn viele, sehr viele Ärzte nach denselben Gesichtspunkten handeln, dann wird es gelingen, mit Hilfe der Infiltrationsanästhesie Herrliches zu Schutz und Schirm des leiblichen Wohles unserer Mitmenschen beizutragen.

So wird man denn in der Tat die Zahl der allgemeinen Narkosen erheblich einschränken können. Wir wollen um den Prozentsatz nicht rechten; derselbe wird abhängig sein von der individuellen Fähigkeit des einzelnen Arztes, mit der Infiltration viel oder wenig zu erreichen. Daß wenigstens jeder etwas damit gegen die Narkose zuwege bringt, das ist mein innigster Wunsch. Ich weiß es sehr wohl, es gehört eine gewisse künstlerische Disposition zu der Lokalanästhesie überhaupt, und diejenigen, die von dieser Fähigkeit gewiß mehr noch in sich verspüren als der Verfasser, werden sicherlich auch weiter in die bisherigen Gehege der Narkose eindringen. Man rechne nur nicht immer mit den großen Krankenhauserfahrungen! Die hier summierten Fälle sind durchaus kein Ausdruck dafür, was rings auf der Erde vorkommt, sie sind kein kondensiertes Spiegelbild aller Krankheitsmöglichkeiten. Wenn rings im Lande auf Hunderte und Tausende von „kleinen" Operationen, von Panaritien, Furunkeln, Abszessen etc., eine einzige Laparotomie, ein Ileus käme, so wäre das schon ungeheuer viel. Wenn also in einem Krankenhause sich mehrere Fälle von Ileus hintereinander ereignen, so entspricht dem da draußen eine Kette von vielen tausenden kleinen chirurgischen Leiden, die auch ihren Eingriff erfordern, die, wenn man nicht brutal sein wollte, bisher unter Narkose ausgeführt wurden, was einem Verlust von 1 : 1800 Menschenleben (nach Gurlts neuester Statistik 1897) an Chloroformnarkose entspricht. Nun, alle diese vielen Fälle können eben, das vermag ich zu beweisen, mit Infiltration schmerzlos und absolut ungefährlich behandelt werden, und darum habe ich ein Recht zu sagen, die Infiltration ist imstande, 90 Prozent aller Fälle der Narkose zu entreißen. Denn in derselben Zeit, während welcher zwei Gastroenterostomien hier und in Wien ausgeführt werden, operieren viele tausend Ärzte zwischen Donau und Elbe täglich ein Panaritium, einen Furunkel, einen Abszeß, die es ohne Narkose nicht möglich gewesen wäre zu beherrschen. Und wenn es in der Tat richtig ist, daß Frühexstirpationen bei Tumoren Heilung bringen, früheste Inzisionen bei Eiterungen die Phlegmonen verhüten, wenn die rechtzeitige Behandlung einer lokalen Tuberkulose von irgend welchem Nutzen ist, so wird durch die Infiltrationsmethode die Zahl der Spätoperationen, die operative Beseitigung der Folgezustände um ebensoviel vermindert, als die Zahl der Frühoperationen anwächst. Ein reiches, dankbares Feld für die Ärzte!

Sollen wir nun schließlich den Versuch wagen, direkte Indikationen aufzustellen und zu sagen, dies soll mit Infiltration, das mit Narkose behandelt werden? Dazu sind wir ganz und gar nicht in der Lage. Denn was der einzelne damit zu leisten vermag, wird eben sehr verschieden sein an Schwere des Eingriffes, so lange nicht die Arbeit sehr vieler Ärzte nach dieser Richtung diese Grenzen für die Allgemeinheit festgestellt hat. Man hat mich unendlich mißverstanden, wenn man geglaubt hat, daß ich für diese Grenzen jemals andere als für mich persönlich bindende Gesichtspunkte aufgestellt habe. Für mich allerdings ist es eine ausgemachte Sache, daß ich mich nicht für berechtigt halte, zu meiner Bequemlichkeit in einem Falle zu narkotisieren, von dem ich aus Erfahrung weiß, daß ich Schmerzlosigkeit, Diagnose und Heilung auch auf ungefährlicherem Wege erreichen kann. Der Wunsch und die Unvernunft des Patienten wird für mich darin niemals von irgend einem Einfluß sein können. Denn es ist eben meine Überzeugung, daß die Narkose gefährlich ist. Wer darüber anders denkt, dem ist es natürlich auch unbenommen, die Bedeutung dieser Methode zu negieren. Nur fürchte ich, daß die weitere Geschichte der Narkose ihm nicht beipflichten wird, und über die Leistungsfähigkeit der Infiltrationsanästhesie wird nur derjenige ein richtiges Urteil haben, welcher sich die Mühe nehmen wird, sie zu erlernen.

10. Kombinierte Anästhesie.

Für diejenigen Fälle, welche der Analgesierung durch Infiltration unzugänglich bleiben müssen, kann ich eine durchgreifende Verbesserung unserer Methoden mittels der Kombination der Infiltration mit der Narkose durch Siedegemische nicht dringend genug empfehlen. Wenn für die Narkose überhaupt mehr und mehr die Billrothsche oder Englische Mischung (Alkohol, Chloroform, Äther) in Deutschland in Anwendung gezogen ist, und wenn die diesbezüglichen überaus günstigen Resultate mehrseitig bestätigt sind, warum entschließt man sich nicht, den wissenschaftlich exakt beweisbaren und von mir bewiesenen Nutzen der Herabsetzung des Siedepunktes bis zur Adäquierung an die Körpertemperatur nach meinem, Ruges, Meyers und Noacks Vorgange konsequent anzuwenden?

Meine theoretischen Anschauungen über Narkose erlauben mir nicht, die Narkose mit meinen angepaßten Siedegemischen als absolut ungefährlich hinzustellen, aber meine Erfahrungen und Experimente erweisen zwingend, daß diese meine Form der Narkose ungefährlicher sein muß als jede bisherige. Sie muß es sein, weil unwiderlegbar feststeht, daß Siedegemische innerhalb der Breite der Körpertemperatur für den tierischen und menschlichen Organismus weniger giftig sind, und zwar weil die gemischten Gase ungleich leichter evakuiert werden als ätherische Reinsubstanzen, deren Siedepunkte erheblich unter oder über der Temperatur des Körpers liegen. Jeder Beobachter solcher Narkosen hat mir zugegeben, daß augenscheinlich der Organismus bei solchen Narkosen weniger tief affiziert erscheint als bei reiner Chloroform- oder Äthernarkose. Das spricht sich deutlich in der sehr geringen Exzitation, in der Ruhe von Atmung und Puls und in der frappanten Schnelligkeit aus, mit welcher ohne schwere Nachwirkung in einer erdrückenden Mehrzahl der Narkotisierten das Sensorium wieder frei ist. Genügen doch oft wenige freie Atemzüge, um den Patienten, der eben noch völlig intolerant war, ganz wieder erwachen zu lassen. Ich bin überzeugt, daß jeder, der mit dieser Form der Inhalationsnarkose gearbeitet hat, ihren Wert schnell erkennt. Dagegen kann die etwas längere Dauer der Einleitung der Narkose mit den Gemischen I und II gar nicht in Frage kommen. Hat doch Ruge Patienten, die eben erst narkotisiert waren, sofort nach vollzogener Operation ohne Taumeln, Erbrechen oder Übelbefinden aufstehen und ihr Bett aufsuchen gesehen und damit ebenso wie Noack die frappante Leichtigkeit, mit der die Gasevakuation gelingt, bestätigen können. Wenn man aber in Fällen, welche narkotisiert werden müssen, mit dieser an sich sehr sicheren Methode die der lokalen Infiltration verbindet, was geschehen kann, während der Assistent die Narkose einleitet, so kommt man zu Resultaten, bei welchen die Narkose nur nach Minuten zu zählen braucht, selbst bei sehr erheblichen Eingriffen wie Amputation des Oberschenkels, komplizierten Laparotomien, Plastiken etc. Immer kann dann dem Organismus ab und zu Zeit gelassen werden, sich zu erholen und durch Entgasung die Gefahr zu vermindern, weil die durch gleichzeitige lokale Infiltration gesetzte Anästhesie eine kurzdauernde und flache (Mikulicz, „Halbnarkose") Narkose gestattet.

Das kann denn um so eher geschehen, als nach Rosenbergs schönen Versuchen kleine Kokaindosen die Narkose absolut günstig beeinflussen, was ich nach vielen Erfahrungen am Menschen durchaus bestätigen konnte. Übrigens können auch umgekehrt Anwandlungen von Kokainintoxikationen spielend durch Einatmungen unserer Gemische beseitigt werden, was wir in etwa 8 Fällen zu beobachten Gelegenheit hatten. Die leichten Anwandlungen von Ohnmachtsempfindungen hören nach einigen tiefen Einatmungen des Gemisches I sofort auf.

Wir haben mit dieser Kombination fast alle größeren Operationen vollziehen können und waren stets erfreut, zu sehen, wie leicht nach eigener Aussage der Patienten auf diese Weise der Eingriff, die Narkose und ihre Nachwirkung sich gestaltet. Es ist meine Überzeugung, daß auch diese meine Reform in der Narkosenfrage einst allgemeinster Anerkennung sich wird erfreuen dürfen, denn ihr Nutzen ist ebenso augenscheinlich und ebenso überzeugend bei eventuellen Nachprüfungen wie der der Infiltrationsanästhesie, welche ja auch trotz allgemeinster Opposition sich ganz allmählich ihre verdiente Stellung zu erobern vermocht hat. Ganz mißverstehen würden mich aber diejenigen, welche den Schluß machen, daß die Resultate meiner Inhalationsmethode die Infiltration überflüssig erscheinen lassen. So günstig auch meine Resultate mit den Siedegemischen sind, die Narkose bleibt eine Giftwirkung, und als solche haben wir sie stets da zu vermeiden, aus Scheu vor der Unverletzbarkeit des Wohles unserer Kranken, wo es bei gleicher Schmerzlosigkeit auf dem ungefährlichen Wege der Infiltration möglich ist, die Heilung eines Leidens anzubahnen und zu garantieren. Das Ziel, dem ich zustrebe, ist das einer völligen Gefahrlosigkeit unserer schmerzverhütenden Methoden. Allein durch weiteste Einführung der Infiltrationsmethode wird sich der Narkosetod immer seltener ereignen, und im Verein mit der Anwendung der eingestellten Siedegemische werden vielleicht die Gefahren unserer Methoden der Schmerzbekämpfung, dieses würdigsten und schönsten Teiles ärztlicher Kunst, ganz ihrer Schrecken entkleidet werden!